叙事护理与人文素养

主编 ◎ 周宏珍　杨晓霖

中南大学出版社
www.csupress.com.cn
·长沙·

图书在版编目(CIP)数据

叙事护理与人文素养／周宏珍，杨晓霖主编. —长沙：中南大学出版社，2021.9

百校千课共享联盟护理学专业融媒体教材

ISBN 978-7-5487-4317-0

Ⅰ．①叙… Ⅱ．①周… ②杨… Ⅲ．①护理学－医学院校－教材 Ⅳ．①R47

中国版本图书馆 CIP 数据核字(2021)第 016331 号

叙事护理与人文素养
XUSHI HULI YU RENWEN SUYANG

主编 周宏珍 杨晓霖

□**责任编辑**	陈海波	
□**责任印制**	唐 曦	
□**出版发行**	中南大学出版社	
	社址：长沙市麓山南路	邮编：410083
	发行科电话：0731-88876770	传真：0731-88710482
□**印　装**	长沙市宏发印刷有限公司	

□**开　本**	787 mm×1092 mm 1/16	□**印张** 14.75	□**字数** 347 千字
□**互联网+图书**	二维码内容　字数 45 千字	视频 67 分钟	PPT 445 张
□**版　次**	2021 年 9 月第 1 版	□**印次** 2021 年 9 月第 1 次印刷	
□**书　号**	ISBN 978-7-5487-4317-0		
□**定　价**	45.00 元		

编委会

百校千课共享联盟组织结构

丛书序一

20世纪早期，熊彼特提出著名的"创造性毁灭"理论：一旦现有的技术受到竞争对手更新、效率更高的技术产品的猛烈冲击，创新就会毁灭现有的生产技术，改变传统的工作、生活和学习方式。今天，网络技术的影响波及全球，各种教育资源通过网络可以跨越时间、空间距离的限制，使学校教育成为超出校园向更广泛的地区辐射的开放式教育。而融媒体教材，正在以一种新型的出版形式影响着教育和教学。

随着社会的进步，人民大众对享有高质量的卫生保健需求日益增加，特别是目前国内外对高层次护理人才的需求增加，要求学校护理教育更快、更多地培育出高质量的护理人才。为加强高校优质课程资源共享，实现优势互补，共建共享高质量融媒体课程，推动我国护理专业教育质量的提升，针对远程教育的教学特点，我们组织全国三十余所高等院校有丰富教学经验的专家编写了这套"百校千课联盟护理专业融媒体教材"。

融媒体教材建设的实质就是将纸质图书与多媒体资源进行链接，使资源的获取变得更加容易，使读者能高效、深度地获取知识。在本套教材中，我们以纸质教材为载体和服务入口，综合利用数字化技术，将纸质教材与数字服务相融合。学生可以随时随地利用电脑和手机等多个终端进行学习。纸质教材的权威、视频的直观以及其中设计的互动内容，可以让学习更生动有效。

另外，本套教材在编写中根据《国家中长期教育改革和发展规划纲要（2010—2020年）》《全国护理事业发展规划（2016—2020年）》提出的"坚持以岗位需求为导向""大力培养临床实用型人才""注重护理实践能力的提高""增强人文关怀意识"的要求，注重理论与实践相结合、人文社科学与护理学相结合，培养学生的实践能力、独立分析问题和解决问题的评判性思维能力。各章前后分别列有"阅读音频""学习目标""预习案例""本章小结""学习检测"，便于学生掌握重点，巩固所学知识。能切实满足培养从事临床护理、社区护理、护理教育、护理科研及护理管理等人才的需求。

　　由于书中涉及内容广泛，加之编者水平有限，不当之处在所难免，恳请专家、学者和广大师生批评指正，以便再版时修订完善。

唐四元

2020 年 6 月

丛书序二

教材是学生学习一门功课最基本，也是最权威的学习资源。过去如此，"互联网+"时代的今天也不例外。国家教材委员会认为"课程教材是学校教育工作的核心内容，集中体现了教育思想和理念、人才培养的目标和内容"。习近平总书记在2016年全国高校思想政治工作会议上明确提出"教材建设是育人育才的重要依托"，在2018年全国教育大会上更是明确地指出"要把立德树人融入思想道德教育、文化知识教育、社会实践教育各环节，贯穿基础教育、职业教育、高等教育各领域，学科体系、教学体系、教材体系、管理体系要围绕这个目标来设计"。足见教材在回答教育"培养什么人""如何培养人""为谁培养人"这一根本问题中的重要根本价值。

教材之于高等教育(无论是全日制高等教育，还是非全日制高等教育，即高等学历继续教育)同样意义重大。2016年10月15日，教育部陈宝生部长在武汉高等学校工作座谈会上首次提出高等教育要实现"四个回归"，分别是"回归常识""回归本分""回归初心""回归梦想"。当谈到"回归常识"时，他首先阐述的内涵就是"教育的常识就是读书"。当然，这里的"书"不仅仅是教材，还包括其他类型的"书"，甚至"社会书""国情书""基层书"，但首选是"教材"！这是毫无疑问的。

在高等学历继续教育领域，特别是师生多处于分离状态的远程高等教育领域，教材肩负着更加重要的使命——它不仅要呈现教的内容，而且要承担部分教师教的职能，也就是让学习者通过阅读教材产生"对话"，就仿佛学习者在与教师(编者)进行双向交流。这在远程教育领域叫作"有指导的教学会谈"。过去，由于教材受到表现形式的束缚，要实现这类"对话"，只能通过编写指导性文字的方式来实现。伴随以互联网为主的现代信息技术的发展，传统印刷教材可以通过二维码、配套学习卡等方式，与网络上的在线学习平台、微信小程序、多媒体资源、在线学习服务等建立链接。这不仅打破了传统图书内容封闭、无法更新的不足，还使学习者能通过教材获得相应的资源，服务更加便捷，获取知识更加高效、个性化，且更有深度。我们称这样的教材为"融媒体教材"。

显然，融媒体教材的编写不是一件简单的事情，编者既需要掌握扎实的学科专业知识，做到深入浅出；又需要丰富的媒体技术运用能力，尤其是要掌握在线学习资源的设计能力。融媒体教材已经不是简单的图文著述，而是变成了一个相对完整的教学资源系统的开发。除了传统教材所需要的文字、图表等内容外，还需要作者配套相应的授课微视频、测试题、学习活动(如投票、讨论等)、拓展学习资料等。根据课程特点，还可以有动画、音频、VR(AR、MR)等更加富有表现力的资源。因此，开发高质量的融媒体教材，需要专业化的团队合作。

2018年，为贯彻落实党的十九大提出的"办好继续教育"要求，推动我国远程与继续教育事业健康、可持续发展，由全国高校现代远程教育协作组发起，在全国范围力邀了一大批志同道合的高水平大学、出版社，与北京网梯(技术支持)共同组建了"百校千课共享联盟"。很荣幸，我任联盟理事长。我们成立这个联盟的初心就是以开发融媒体教材为突破口，加强高校优质课程资源的共建共享，避免低水平重复建设，打破高校、出版社、企业的合作壁垒，实现优势互补，共建共享高质量课程，推动我国在线教育质量的提升。可喜的是，联盟得到了会员单位，以及各方面的大力支持，迅速发展壮大，已经有不少学科专业组建了专业编委会，成立了教材研发团队，启动了相关教材编写、资源制作工作，将传统图书与网络资源相融合成新型立体化融媒体教材。这套丛书有如下特点。

一是立德树人，育人为本。丛书注重知识、技能与价值观的综合，将学科知识与人文知识、人文精神有效融合，坚持以文化人、以文育人。丛书编写注重增进文化自信，在具体内容的取舍上，既瞄准世界前沿，又紧密结合国情，坚持古为今用，推陈出新。

二是语言活泼，对话风格。丛书改变传统教科书刻板、艰涩的语言风格，倡导使用轻松活泼的语言，以对话的方式，深入浅出地将要教给学生的知识点、技能点呈现出来，帮助图书使用者更好地学习。

三是既有内容，也有活动。丛书绝不是知识点的简单罗列，而是将要教的内容与教学的活动在技术的支持下有机组合，以实现印刷教材与网络资源、学习平台的有效结合，实现学习者"学—练—测—评"一体化。

四是版面活泼，模块设计。丛书版面设计活泼，在适应读者阅读习惯基础上，注重提升读者的阅读舒适度和使用教材的便捷度(如可以方便地做笔记、扫码等)。此外，模块化的栏目设计让读者更容易区分不同内容的价值，有利于提升阅读。

五是链接资源，开放灵活。丛书通过二维码、学习卡等方式，实现了传统教材与在线学习课程、微信学习小程序的无缝链接。通过扫描教材内页的资源码，学习者能够轻松地访问配套学习资源。

丛书是多方面共同努力的结果和集体智慧的结晶。每一本融媒体教材的诞生，都有着至少4支队伍的共同贡献。第一支队伍是由主编带领的学科专业编写团队，这支团队往往由国内同领域多个大学的老师组成，共同编写、共同审校；第二支队伍是协助完成图书配套视频、动画、测试等资源建设的多媒体资源开发团队和北京网梯科技发展有限公司的平台、小程序研发团队，他们是立体化资源的建设者和技术研发者；第三支队伍是负责教材设计和图文资源审校的出版社工作团队，他们从出版的专业角度，为丛书的每一个细节进行把关；第四支队伍是"百校千课联盟"的所有成员单位及专家委员会，他们参与了需求研判、丛书设计、标准拟定、制作开发、推广应用等全过程。在此，一并表示衷心的感谢！

是以为序。

严继昌
2018 年 12 月于清华园

前　言

　　护理是一门古老的职业，也是一门新兴的一级学科及专业。护理是以预防疾病并保持人的全人身心健康为目标，包含保护、养育、供给营养、照顾等含义，包括对患者和健康者的照顾与支持。护理学是以自然科学和社会科学为理论基础的综合性应用科学，是研究如何提高及维护人类身心健康的护理理论、知识及发展规律的学科。

　　在护理学发展的130年的时间内，护理、护理学概念随着社会的需求及环境的变化，以及护理专业的不断发展与完善而演变，经历了以疾病为中心、以患者为中心、以健康关系为中心三个阶段。这三个理念中，均体现了其人文属性的特色。在21世纪初各学科出现的叙事转向和叙事革命中，叙事理念也进入护理研究、教育与实践的范畴。叙事护理近年来在国内得到快速发展是"大健康"理念的大势所趋。

　　"叙事医学"概念最早由美国哥伦比亚大学丽塔·卡伦（Rita Charon）教授提出，2011年我国杨晓霖教授提出了"医学教育和临床实践在21世纪初启动叙事革命"，并于同年在南方医科大学率先开设叙事医学选修课程，于2016年开始在规范化培训中开设叙事医学必修课程；2018年，南方医科大学成立"叙事医学研究中心"，并于2019年在顺德医院设立全国第一家"生命健康叙事分享中心"；2021年2月，南方医科大学南方医院成立"叙事医学研究中心"；2020年10月，北京大学医学部成立"叙事医学研究中心"。在南方医科大学叙事医学团队的指导下，全国已经陆续成立多家"生命健康叙事分享中心"。

　　作为叙事医学的一个重要分支，叙事护理是一种以临床医疗语境下不同维度的叙事关系为中心，以人文实践理念作为一种后现代的"照护"理念的崭新的护理实践方法。叙事护理不单注重对患者的日常医疗照顾，还注重通过叙事理念"照亮"患者的人生。在叙事护理语境下，护患之间不是由上而下，不是施舍的关系，而是生命共同体关系。

　　叙事护理并非简单地通过聆听和再现患者故事来进行心理辅导。运用叙事护理理念向患者及其家属推荐相关的叙事作品阅读和分享，可以提升医生、护士、患者的生老病死认知素养以及对疾病的认知能力。通过叙事调节，可以实现全人身心健康，化解关系危机；通过分享不同视角的故事，可以避免不必要的医疗失误，增强医护职业身份认同感，减轻医护心身压力、消除职业倦怠和共情枯竭等不利于个人职业发展和医院整体发展的隐患，实现个人成长，助力医院发展。

总的说来，叙事护理关注患者的疾病体验和疾苦境遇，能进一步减少护患之间的沟通偏差，让医疗护理实践不仅仅是疗愈疾病，还是充满安慰、希望、温情和温暖的医疗和护理过程，满足了患者的社会、心理层面的需求，是受患者欢迎和期待的，也符合生命-文化-心理-社会医学模式的要求。叙事护理能疗愈患者，亲密家人，关爱友朋，遇见自己。

目前，在国内也有相关叙事护理的书籍出版，内容大多侧重于叙事治疗知识点和临床叙事案例的讲解，而本书的亮点是从护理学专业与学科的角度，集中了当前国内研究叙事护理的相关护理教育、护理人文专家学者的研究成果，尝试进行叙事护理基本概念、方法、实践内容、人文知识以及背景知识的展示。本书适合医学院校的学生、初学叙事护理的临床护士以及叙事护理爱好者阅读和分享。

全书分为三部分，分别概括了背景概念、基本实战技术方法、应用效果及案例。第一至第四章，介绍叙事护理的起源、发展及概念，以及文学叙事、叙事医学、人文护理、心理护理、护理伦理、叙事伦理等相关学科的概念、发展及其相互联系；第五至第七章，介绍叙事护理在护理情境中的实战技术，包括患者叙事的概念，以及患者叙事、护士引导叙事的方式、技巧、实践步骤、主要技术等；第八至第九章，介绍了叙事护理在临终关怀中的主要应用范畴与叙事效果，从叙事角度分析了 15 个临床护患故事。

21 世纪是叙事能力+X 能力人才的世纪。医护人员的叙事素养是个人和医学教育与医疗机构实现高质量可持续发展的重要保障。叙事护理的主体性、关系性和独特性，正好与循证护理所倡导的客观性、技术性以及规律性形成互补，在某种意义上，叙事护理正是实现护理人文与护理科学融合的重要理念。在国内叙事护理热潮涌现之时，期待爱讲故事、听故事、创造故事的你们，有更多人热爱叙事、践行叙事、研究叙事，为患者服务，为繁荣叙事护理研究，为发展护理学事业而奉献！期待未来开办叙事护理工作室的护士当中有你们！

张广清　　陈伶俐

2021 年 3 月 29 日

目 录

第一章

叙事护理概览：从语言、文学到叙事

叙事护理概览：
从语言、文学到叙事PPT课件

学习目标

识记：

1. 叙事医学和叙事护理的基本内涵：三个叙事视角、四个叙事维度以及四种叙事关系等；

2. 医学人文从"医学与语言""医学与艺术（文学）"到"医学与叙事"的发展进程；

3. 通过对护理叙事内涵的把握，理解如何提升叙事素养，增进伦理共情素养与护理职业认同。

理解：

1. 叙事护理的理念概述；

2. 医护职业与语言素养；

3. 医护职业与艺术素养；

4. 医护职业与叙事素养。

运用：

1. 真正的护理人文素养；

2. 叙事素养与护理职业发展之间的关系。

第一节　叙事护理的理念概述

微课：叙事护理总论

　　医学之父希波克拉底说：哪里有医学，哪里就有人文。公元一世纪罗马皇帝克劳狄乌斯（Claudius）的御医拉戈斯（Scribonius Largus）在一篇评论医学的文章里提到医学实践三大特征之一就是人文。可以说，医学从诞生的那一刻起，就与人文形影不离，但在这个科学主义与技术主义至上的时代，护理教育和实践的天平却向作为科学的护理知识与技能全面倾斜，而作为人文和艺术的护理被严重忽视。一个世纪前，现代医学的开拓者和提升者，加拿大著名人文主义医生——威廉·奥斯勒也曾说过近代医学的三大困境：第一个就是医护人员历史洞察力的贫乏；第二个就是科学与人文的隔离断裂；第三个就是技术的进步与人道主义的分道扬镳。与此同时，奥斯勒还告诫医生必须"照护"作为个体的患者，而非专注于某种形式的疾病。随着现代高科技护理技术和设备的出现，患者在部分医护人员的眼里变得越来越物化，这导致部分医护人员在工作中"人性"（主要是从医患和谐维度）的成分越来越少，这是不争的事实。

　　伟大的加拿大作家罗伯森·戴维斯（Robertson Davies）曾经在一篇为医护人员撰写的演讲稿中问道："医护人员能够成为人文主义者吗？"他最终的回答是"能"。但他强调只有医护人员从被戴维斯称为"科学知识"的界域返回"人文智慧"的领域才能真正成为人文主义护理者。泰勒（Taylor）等学者则强调目前大学护理教育与纯粹的护理技术培训的不同，前者在强调技术理性实践模式之上的"批判、分析、研究"能力的同时，也强调护理学生的通识素养。德布鲁（DeBrew）进一步阐明了通识素养包括"批判思维、有效沟通、互相合作、包容多样性以及科学与人文知识融合"等多方面能力。

　　健康照护与人文自古以来就被认为是紧密相连但又路径不同的学科。但从实验医学时代开始，尤其是循证医学时代，两者似乎越走越远，甚至背道而驰。我们在英国著名的小说家、评论家奥威尔的《穷人之死》（How the Poor Die）、美国作家克西（Ken Kesey）的《飞越疯人院》（One Flew Over the Cuckoo's Nest）、美国作家医生赛尔泽（Richard Selzer）的《掷铁饼者》（The Discus Thrower）等经典文学作品和临床现实主义叙事作品里读到医护人员冷漠无情地对待患者的故事。尽管文学作品属于虚构文类，但是文学的创作来源于现实生活，至少是现实生活的某种真实的反映。可见，医患情感疏离（医护共情枯竭）普遍存在于世界各国，积极提升医护人员的人文素养或者叙事素养就显得尤为重要。

　　随着循证医学的快速发展，精准医学时代也悄然来临。精准医学以可预测、可预防为主要特征，是体现患者个体性和参与性以及其心理认知状态的医疗模式。精准医学时代更重视患者身份、心理特征和人生境遇的多样性和差异性。精准医学模式的终极目标不是单纯的疾病治疗，而是根据个体差异性定制出最优化方案，最大化地实现全生命周期健康，因而，它是科学技术达到顶峰之后回归人文的医学新模式。如何在精准医学时代重新将两者真正融合在一起是当代护理教育者应当思考的重要问题。在医护职业的继续教育阶段一定要开展人文教育，让每一位医护人员都始终怀揣人文心和共情感。

虽然护理领域提倡对人文关怀的呼声越来越高，近年来，也有许多部委发文强调护理人文对护理教育和实践的重要性，但是目前护理人文教育的现实状况是缺乏顶层设计和体系构建的，仍然停留在技巧和技术层面，不是真正意义上的人文教育。护理人文教育的具体化、规范化和体系化仍未实现。人文"humanities"这个词由拉丁词 humanus 衍化而来，有"与人类相关的、慈善仁义的、有学问或博学的、明理有教养的"等多重意思。如何在医学教育与实践中摸索出一种内化的人文教育模式是精准医学时代到来之前医学教育者必须关注和回答的一个重要问题。

在寻找这一答案的过程中，西方教育者发现了"叙事"与医学实践的内在关联。叙事是人类存在的基本方式，故事渗透于人类生活的各个层面。他们从医学与语言、医学与艺术、医学与文学的关系中逐渐发展出医学与叙事这一人文新理念。以主体性和个人化故事为特征的叙事医学逐渐成为引领医学新时代的重要医学实践模式。在医学院校开展叙事医学人文教育，并在医学实践中遵循叙事医学理念与原则被证明是实现个人化精准医疗的必经之途。

正是基于这一背景，国内学者开始引入成熟的西方叙事人文理念，逐步构建具有中国特色的叙事医学人文培育体系。作为与故事和人打交道最多的医学领域，开展叙事医学人文研究，在此基础上对医护人员开展相关医学人文教育活动势在必行。叙事人文教育的核心关键词在于"叙事"。叙事人文教育是指将人类文明进程中的历史、哲学、地理、政治、艺术、科学发展等各种人文知识和思想以故事的形式（而非说教的形式）传递给学生，起到培养学生人文精神和伦理道德素养作用的教育模式。其中，叙事医学和叙事护理是叙事人文教育在医学院校的特殊实现模式，是从叙事人文教育高效过渡到医学专业或近医学类专业教育的必经桥梁。

美国哥伦比亚大学叙事医学项目中心的"使命陈述"里提到，叙事医学教育理念适用于所有医疗健康行业人员，包括医生、护士、社工、心理健康职业者、医学院校教育者、医学生辅导员、医学研究者等。叙事护理与叙事医学一样，是将叙事理论应用于护理临床工作的全新尝试，是强调内化的人文素养转化为自觉的人文关怀行为的护理教育与实践模式。（叙事强调视角、关系与主体，相应的，叙事护理是强调以不同视角的主体关系为中心议题的护理人文教育和实践模式。叙事是医护人员与患者、医护人员与自我、医护人员与医护人员、医护人员与社会之间的本质关系。因此，叙事护理与叙事医学一样，既是一种教育哲学，也是一种职业本领。）与之前的许多人文理念不一样的是，叙事护理理念抛弃以前浮躁功利的倾向，更强调人文的内化和自觉化，这种内化与自觉必须以潜下心来提升医护人员的内在素养为基础。

在国内，从事护理职业的人群被称作"护士"。但这一称谓并非一开始就有，100 多年前护理事业不但不受重视，护理工作者甚至连正式称谓都没有。19 世纪护理随西医一起进入中国，国内才有了专门照顾患者的职业。在西方对这一职业的称谓是"NURSE"。英文"NURSE"源于拉丁文字根 nutri-，泛指养育、维持生命、照顾老幼等。日语译为"看护"，从业人员称作"看护妇"。中国从 1888 年福建创建第一所护校开始也将之称作"看护"，1909 年成立的相应组织称作"中国看护组织联合会"。秋瑾女士翻译的护理专业书籍的书名为《看护技术》。在医院里也有人直呼英文 Nurse。

"护士"这一称谓始于中国第一位留学接受护理教育的女性钟茂芳。钟茂芳1909年毕业于英国伦敦居伊(Guy)医院，同年回国从事护士训练和管理工作。钟茂芳翻译出版的《牛津护理手册》是西方护理学传入中国的早期理论书籍，也是当时中国护士学校的专用教材。1915年钟茂芳加入国际护士学会，并当选为荣誉副理事长。在代表大会议案审理时，钟茂芳提出弃用"看护"一词，改用"护士"来称呼从事护理工作的相关人员。中文里"护"的意思是照顾、保护，"士"是指知识分子或学者。钟茂芳女士认为从事护理事业的人应是有学识的人，应称为士。从此，"护士"一词沿用至今已达百余年。

护理职业创始人南丁格尔曾言，护理是一种有智慧地管理和照顾患者之道，护理界并不缺乏人，缺的是精英；不产生护理精英，护理永远没有发展，永远是低水平。除了用生物学知识之外，还要应用人文科学知识来为患者服务，使千差万别的人在最短时间内达到治疗或者康复需求的最佳身心状态，这本身就是一项"最精细的艺术"。

古人常言：形而上谓之道，形而下谓之器。只会被动地照顾患者，为他们提供一些体力上的支持与帮助的不是护士，而是护工。

南丁格尔说："护理是熟练技术的手，冷静看出细节的头脑，爱与温暖的心。""精神护理之母"林达·理查(Linda Richards)也说："护理人员是人，患者也是人。除非对患者有正确的态度，否则一切知识与技术都无法使你成为一个真正的护理人员。患者是孤单的，这正是患者需要护理的原因，患者不只需要护理人员的双手与头脑，更需要护理人员的爱心"。护士是会思考的知识分子，他们用头、手、心为患者服务。

在科学技术飞速发展的今天，人工智能护士、机器人护士的出现是否会代替真人护士？很多专家认为要使护理职业不被人工智能护士替代，必须重视护理人文教育与实践，必须回归到"士"这一称谓所对应的素养上来。"护理不只是被动地去照顾患者，而是要主动地去思索所有人的健康之道"。护理人员的批判性反思能力、认知共情能力、医患沟通能力、生命共同体构建能力、职业发展能力的提升都与叙事素养的培养和提升息息相关。

然而，目前的护理教育与实践强调更多的是"循证护理"，叙事护理仍未获得足够重视。科学导向的护理实践，可以为护理新手提供一套有规可循的护理指引，但也容易使护理临床工作者忽略患者的主体性及特殊性。因而，护理人文与护理科学是互补的，护理工作由于其与患者接触最多的属性决定我们必须优先考虑它的人文性。目前，在各领域出现叙事人文转向的语境下，叙事进入护理范畴是专业的需求，也是时代的需求，是顺理成章、自然而然的事。

叙事护理作为一种临床人文护理的实践模式，展现了护理人员的生命智慧，它使医护人员超越生物学机制的局限，关注护理实践中的情感叙事和人际关系。

一位善于倾听的医生或护士能够跨越时空和主体经验的障碍，通过想象去体验自我和患者之间的各种相似之处，从情感上理解患者的处境与心理(焦虑、恐惧、愤怒、沮丧等)，实现与患者间的视域融合，协助患者构建完整、有逻辑、有意义的故事，达成主体间的共识。循证医学时代已去仍未去，精准医学时代已来却还未来。只有在医学教育和临床实践中大力提倡叙事医学，将个人化叙事真正融入治疗和护理过程中，精准医学时代才真正到来。简言之，在医学和护理实践中遵循叙事医学理念与原则是实现个人化精准医疗的必经之途。

人是由故事构成的生命文化主体。护士与患者是主体间的个人化叙事关系。美国高等护理教育学会于 1986 年制定、1998 年修订的"护理专业高等教育标准"明确指出，护理职业必须能够"综合行为科学、生物科学、自然科学的理论，以理解自己和他人"。也就是说，美国高等护理教育学会强调护士具备处理与自我、与他人、与社会以及与自然的各种关系，这本身就是对护士人文素质要求的具体体现。

叙事护理正是大健康语境下人文素养提升的重要落地工具。叙事护理既是一种教育哲学，也是一种职业本领，它既不能简单等同于叙事治疗，也不能简单等同于叙事教育。按照叙事医学总体框架，叙事护理的主要内容可概括为"两工具、三焦点、四要素"。

"两工具"指的是文本细读和反思性写作。文本细读是一种强调语境的文本关注能力，每一个人都可以当作一个等待我们细读的文本，当我们具备良好的文本细读能力，我们能快速建立与他人的信任关系，同时，细读训练也能大幅度提升医护人员的认知共情能力。叙事素养以文本细读训练为实现工具，以反思性写作作为检验工具。通过医护人员的创意性写作和平行叙事病历书写，提升职业认同与职业素养。

"三焦点"指的是：人与人之间的关联性；人与人之间的共情；人类的情感，特别是负面情感。

"四要素"指的是关注力、再现力、接纳力和反思力，关注作为主体的人，倾听患者的故事并予以适时的回应；对接收到的故事进行重写或重述，思考如何帮助他人开展叙事调节，通过改变故事赋予新的生命意义；接纳对方与自己的生命共同体关系，建立积极的叙事关系，并对关系、情感、生老病死或职业身份等开展反思。

总体而言，叙事护理的两个内化工具——叙事性文本细读和叙事性反思写作都会带来主体关系、主体角色、主体身份或主体视角的变化，这是一个人文内化的过程。叙事医学的"两工具""三焦点""四要素"相互交织，共同构建起一个具有实操性的有机体系。

叙事护理并非简单地通过聆听和再现患者故事来进行心理疏导。运用叙事护理理念向患者及其家属推荐、阅读和分享相关的叙事作品，可以提升医护患的生老病死素养认知以及疾病认知能力，通过叙事调节，可以实现全生命周期身心健康，化解关系危机；通过分享不同视角的故事，避免不必要的医疗失误，增强医护职业身份认同感，减轻医护身心压力、消除职业倦怠和共情枯竭等不利于个人职业发展和医院整体发展的隐患，实现个人成长，助力医院发展。

叙事护理人文教育适用范围非常广，将叙事医学引入护理教育的各个层次可达到以下多重目的：

（1）在学生当中开展叙事护理人文教育活动有利于护理专业学生加快社会化进程，起到伦理道德教化作用和心理疏导作用，多视角的叙事能引导更和谐的人际关系，能有效减少校园冲突和自杀现象。

（2）阅读、聆听、讲述和书写疾病故事是即将成为护士的学生应具备的涵养和能力。叙事护理人文教育能让护士对患者的患病经历有更具体和深刻的了解，快速建立护患信任关系，提升服务质量。

（3）能让护士更好地理解患者的故事以及患者在医疗过程中承受的个人风险，意识到自身行为的影响和后果，尽量用简单、朴素和易懂的语言与患者交流，站在患者立场上考虑问题，有效减少护患冲突。

（4）有助于提高护士叙事伦理技能，能帮助护士将医疗上最复杂的事情，运用可读性强的文字解释清楚。讲述出来和写作出来的故事有助于护理工作者进行深刻反思。

（5）有助于挑战护理研究和实践中的固化思维，让护士更具想象力、感知力和批判性思维，使护理研究发现新视角，提出新假设，推动护理事业发展进程。

（6）更好地构建护理职业身份，舒缓心理压力，减少职业倦怠感，增强职业认同感，构建和谐的同行关系以及护士社会关系。

叙事护理人文教育主要围绕以上几种关系和不同视角展开聆听、阅读、讲述和写作训练，全面提升护士的叙事素养，尤其是认知叙事能力。在教育过程中阅读和写作主要涉及的维度包括：

（1）形成护士历史洞察力的护理发展史上的科学故事和人文故事。

（2）提升护士对疾病和患者理解以及生老病死等的经典文学故事。

（3）构建护士职业身份认同和抵抗职业倦怠的临床现实主义故事。

（4）帮助患者及家属以及医护人员进行精神心理治疗的各类故事。

一句话，叙事护理人文教育模式就是以叙事医学理念为引导，围绕以上几种人际关系和四个叙事维度对护士的阅读和写作进行训练，检验这一模式是否在临床护理质量、医患生命共同体构建、护士职业身份形成以及护理创新研究四个环节中真正起到提升"人际沟通、伦理共情、护理效率与质量、人文传承能力甚至发现研究新视角"这五种综合能力的作用。

许多西方教育家都认为21世纪和未来世纪是"叙事能力+X能力"人才的世纪。科学护理知识和技能是核心竞争力的硬指标，是职业入门的必要准备，而语言叙事能力和人文涵养则是在职业发展五年后能够比其他人走得更远、走得有更好的保障。注重提升护士的叙事人文素养将是提升未来职业竞争力和发展潜力的蓝海战略和绿色生长点。

第二节　医护职业与语言素养

医学之父希波克拉底留下许多医学人文名言：

"医学的三大法宝是语言、药物和手术刀。"

"有医学艺术的地方必定有人文艺术。"

"医生更重要的是了解什么人得了某种病，而不是某个人得了什么病。"

医生特鲁多墓志铭："有时治愈，常常舒缓，总是安慰。"

以上这些名言都与语言相关，对现代医学教育与临床实践仍然具有指导作用。人类的日常生活都浸润在语言之中。根据现象学家梅洛·庞蒂的说法，人的现实生活必须通过语言得以记录，患者的生活亦是如此。通过患者的语言，我们才能了解他的世界、他的疾病和他的想法；通过医生的语言，患者才能得到安慰、得到理解、得到治疗。通过患者的语言，我们才能将护理技术和知识用于护理什么样的人。了解我们在护理什么样的人非常重要，否则，护理将变成去人性化的千篇一律的行为。

语言作为三大法宝之首的另一个原因在于医学只有用语言形式固定下来才能使医学知识得以传播。希罗菲卢斯的医学成就巨大，但更重要的是他首次用术语命名了许多人体部位，并且这些命名大部分沿用至今。他的具体成就包括对大脑的解剖和脑室的区分、神经的发现、眼膜的描述、对肝脏和十二指肠的定义、经典阐释、对胰腺的探索、对输精管、卵巢和输卵管的认识，以及对动脉和静脉的解剖学区分，发现并命名了窦汇和脉络膜等。

中世纪基督教的发展对护理概念产生了重要影响。耶稣主张人生来不是受人服侍，而是要服侍他人。总体来看，中世纪的医疗护理技术含量低，更多的是用语言安慰患者。也就是说，真正意义上的医学和护理学出现之前，照顾患者的工作起到的更多是牧师般的仪式作用，是通过医学三大法宝中的"语言"对患者进行安慰。

17世纪中期，爱尔兰有一位名叫托马斯·布朗恩（Thomas Browne）的医生，每天巡查完病房之后，他都会搬张椅子，坐在病床旁，从口袋里掏出一张纸，在患者身边朗诵，附近的患者也会侧耳倾听。布朗恩朗诵的不是患者的病危通知书，也不是手术风险告知书，而是他写给患者的一封信。每一封信的内容都非常感人，鼓励患者提起精神，不要被暂时的病痛所打垮。

希波克拉底誓言里有一段让医护人员记住的话"医学除了是科学之外，也是一门艺术，温暖的目光、同情的语言和理解的态度，带给患者的力量可能超越外科医生的手术刀和药剂师的药物"。从古希腊到中世纪，从事护理工作的女性在某种意义上是弱势群体的代言人，她们善于倾听老弱病残者讲述自己的痛苦与恐惧，主要起到的是精神安慰的作用，因而，所谓"同情的语言"显然不是那些关于血氧浓度、药物使用规程、胰岛素用量、疾病分类、疾病描述和身体部位等医学术语相关的技术性与科学性语言。

在现代医学科学和技术高度发展的语境下，这些科学语言严重阻碍了医护人员与患者之间的相互理解。语言与医护是不可分割的两个学科。作为知识的一个分支，人文探讨的是人性和人类的生存状态，因而真正意义上的护理语言也被称作灵魂的语言。我们通过各种设备检查和化验也许能够判断某个人得了什么病，但只有通过语言才能了解什么人得了某个病。语言交流的过程本身就是治疗的一部分，语言表达得当的医生更可能成为治好患者疾病的好医生。同样，语言表达能力强的患者更容易讲出帮助医生诊断和治疗的细节，从而得到更好的救治。

在21世纪的叙事医学理念的引导下，医护教育和护理实践提倡重新重视医学三大法宝之首的语言。但是，叙事医学中的"叙事"并非19世纪之前的语言传统的简单回归，而是经验医学时代医学法宝之一的语言的全新升级版本，是在传统基础之上衍生出来的一种全新概念和全新理念。

推荐阅读书目：

1. 沃森（Christie Watson）的自传叙事《善良的语言：护士的故事》（*The Language of Kindness：A Nurse's Story*）

2. 麦克拉伦（Karla McLaren）的《情绪的语言》（*The Language of Emotions*）

3. 塞加尔（Judy Z. Segal）的《健康与医学修辞》（*Health and the rhetoric of medicine*）

4. 帕内尔（Terri Ann Parnell）的《护士职业与健康语言文化素养》（*Health Literacy in*

Nursing：Providing Person-Centered Care）

5.马图西亚克（Gloria Kersey-Matusiak）的《护理文化胜任力与人文关怀》（*Delivering Culturally Competent Nursing Care*）

6.葛文（Richard Gwyn）的《健康与疾病交流》（*Communicating health and illness*）

7.博舍（Susan Dandridge Bosher）的《像护士一样讲话：沟通技巧手册》（*Talk Like a Nurse：Communication Skills Workbook*）

8.布里克利（Alan Bleakley）的《医学中的隐喻思维》（*Thinking with Metaphors in Medicine*）

9.皮尔斯（Anne Griswold Peirce）的《南丁格尔的语言》（*The Words of Florence Nightingale*）

第三节　医护职业与艺术素养

微课：什么是叙事

医学巨擘奥斯勒曾言，行医（包括医学与护理）是一种以科学为基础的艺术。德拉蒙德（John S. Drummond）引用法国哲学家德里达（Jacques Derrida）的观点时提到，"护理职业必须回归它的基本原则，也就是人类的状况，亦即人文"①。人文是指人类社会的各种文化现象，其实质是一种文化，是关于人类利益的一种总的态度、信念和精神。我们从拉丁语词源来看，狭义的"humanist"指的是教授哲学、文学和艺术的老师，或者是在哲学、文学和艺术方面有自己的见解的人。因而，医学人文主义者就应该是能够将医学理论与实践与哲学、文学和艺术结合以来的医学学者、医生或医学教育者。

1844年，出生高贵、受过高雅艺术教育和熏陶的南丁格尔决心成为一名护士。南丁格尔决意"不再做文学的女仆、音乐的差役、哲学的跟随者，不再做用生命展现艺术的浪漫主义者"，而是从此脚踏实地，在现实中"做上帝的忠实仆人"，尽全力去服侍他周围的人。南丁格尔的这句话展示的是她走进眼前现实世界并为改变这个现实世界做出实际行动的决心。但正是因为南丁格尔的艺术和人文素养，才使得世界对护士这一职业刮目相看，使其成为受人尊重的职业。

南丁格尔说："护理是一种科学，也是照顾人生命的艺术。"护理应用人文科学知识来为患者服务，使千差万别的人在很短时间内都能达到治疗或者康复需求的最佳身心状态，这本身就是一项"最精细的艺术"。由于南丁格尔的努力，昔日地位低微的护士形象大为提高，甚至成为崇高的象征。

《和善的语言：一位护士的故事》（*The Language of Kindness：A Nurse's Story*）的作者克里斯蒂·华生（Christie Watson）则用心脏修复的比喻来阐述护理工作与医生工作的互补性：面对患者心脏上的一个破洞，护理人员处在中间地带：介于外科医生修补的实际破洞和象征患者的焦虑、痛苦和失落的抽象破洞之间，如果前者更多的是一种技术的话，后者则更多的是一门艺术。

---

① 原文是"Nursing must always return to its basic principles, that of the human condition（humanitus）"。

一、医护职业与神话哲学

神话和宗教能够给护士带来多元化的批判和阐释方法，帮助其思考和解决健康护理和护理职业中遇到的各种问题，处理好各种关系（Darbyshire，1993）。医学与神话、宗教以及哲学之间的关系源远流长。中国远古神话中的医神神农氏被尊为中华民族的人文始祖。神农氏尝百草，确定各种植物的药性，为中医药发展打下基础。中国古代的药铺里常挂着腰围树叶、手执草药的神农氏的画像。除外，神农还掌管音乐艺术，作五弦琴，以乐百姓。据《世本·下篇》记载，神农发明乐器，削桐为琴，结丝为弦，谓神农琴。

古西医的三大法宝是语言、药物和手术刀，而古中医的三大法宝是音乐、针灸与中药。"药"的繁体字写作"藥"，由"艹"与"樂（乐）"构成。"樂"指有弦的木制乐器。《黄帝内经》记载"天有五音，人有五脏；天有六律，人有六腑"。杨雄也在《杨子》一书中写道：昔有神农造琴以定神。音乐则是属于不同时空的人类的共同语言，它能超越语言的限制和文化的藩篱，音乐往往都在讲述故事，具有定神、消气、去郁、舒心等作用。

西方神话与医学及护理也很有渊源。希腊神话中，宙斯与保育、哺乳女神勒托（Leto）之子阿波罗同时掌管医药与艺术，同时也是消灾解难之神；阿西娜（Athena）同时掌管战争、和平、艺术和疗愈；凯尔特神话中的大女神布里吉特（Brigit）同时是诗人、匠人和疗愈者的保护神。在伟大的浪漫主义诗人雪莱的著名诗歌《阿波罗赞歌》（*Hymn of Apollo*）里，读者也可以了解到医学和艺术之间的密切关系——医学治愈身体，艺术治愈灵魂。

虽然，医学、护理与宗教和神话的关系非常密切，但医学与护理绝不等同于宗教与神话。"护理之母"南丁格尔曾言：护理如果成为一种宣传宗教的外衣，整个护理的价值会荡然无存。护理如果依附在宗教的架构下，宗教人士的断言，会比护理的见解更早让患者接受并成为最后的权威，这是非常危险的事情。例如，当霍乱来临时，人类不能只依靠宗教的祈福避祸，而任凭污水不断地流入他们的饮用水源。霍乱是人不认识环境的结果，医学和护理就是要去认识管理好环境的法则。因而，医护事业更是一种以科学为基础的人文事业。

哲学与医护之间的共生关系源远流长。真正意义上的医学应该既关注身体又关注灵魂。许多人认为医生研究人的身体，哲学家关注人的灵魂。既是外科医生又是哲学家的古罗马医学家盖伦，对身体和灵魂同样重视。盖伦早年曾经写过一篇名为《最好的医生同时也是一位哲学家》的文章，对医生为什么必须学习哲学进行了详细阐述。在他之前几百年，希波克拉底也在其《誓言》中写道："行医者必须让自己成为离神很近的哲学家医生。"中国秦汉时期成书的《黄帝内经》是哲学和医学的集大成者。

提到医学，人们总会联想到疾病和死亡，而死亡与宗教以及哲学有着千丝万缕的联系。在医学作为科学和技术尚不发达的中世纪之前，宗教就是照料患者的护士，而牧师就是治疗患者的医生。无论是医生还是大众，作为社会的人在病重和死亡面前我们最终关注的都是人生意义、生与死的哲学问题。死亡是一个生命过程的观察点和揭示生命真相的切入点。在哲学中，疾病不是偶然事件，它是反思生命与死亡关系的内在的、恒定的和流动的维度。鉴于这层关系，医学和哲学家的实践不仅具有共同起源，也具有相同目标。

哲学一直与对生老病死的思考分不开。医护人员不仅自己需要通过哲学接受生死教育，还需要在职业实践中，对患者进行生死观的教育。蒙田说，学习哲学就是学习死亡，认识死亡正是智慧的开始。诗人里尔克写道："每个人的内心里都背负着死亡，就像水果里隐藏着果核一样"。医生诗人赛尔泽在他的文章《赞美衰老》(In Praise of Senescence)中提出，一种面对死亡的方式就是去对死亡进行思考，将其哲学化，借此，我们可以将裹在核心外面的水果皮去掉，发现生命最中心的价值。

20世纪50年代，面对医学和护理的科学与技术主义趋势，雅斯贝尔斯在《医生的理念》《医生与患者》《技术时代的医生》等专著中率先将"生存交往"和"爱的理解"置于他的医学哲学思维的核心，站在哲学的高度提出"医生的行医实践是他哲学思想的具体化行动"这一医学理念，阐明技术与医护、医护与患者、医护与人性等之间的内在关系，率先提出"医患命运共同体"这一种全新的和谐医患关系模式，重新奠定了现代医学和护理的基本理念——"医学是具体的哲学"。

二、医护职业与绘画素养

西方许多名画传递着不同时代对生老病死的故事，以及对医学和照护的思考，也展示了医学发展的历程。比较出名的有荷兰画家伦勃朗(Rembrandt van Rijn)的《杜尔医生的解剖学课》(The Anatomy Lesson of Dr. Nicolaes Tulp)、美国画家伊肯斯(Thomas Eakins)的《格罗斯医生的临床课》(The Gross Clinic)和《安格纽诊所》(The Agnew Clinic)、法国画家热尔韦(Henri Gervex)的作品《手术前》以及费尔德斯(Samuel Luke Fildes)的《医生》(The Doctor)等。

事实上，展现护士和护理的名画也不少。18世纪法国现实主义绘画大师让·夏尔丹(Jean Chardin)创作了一幅名为《体贴入微的照护者》(The Attentive Nurse)的油画(图1-1)。鉴于这幅画所创作的年代，我们可以判断画面里的护士不是经过科学训练的现代护士，而是一位仆人或家属。画中的照护者正在不慌不忙地为患者准备食物，微笑的脸上流露出真挚的爱意和关切。

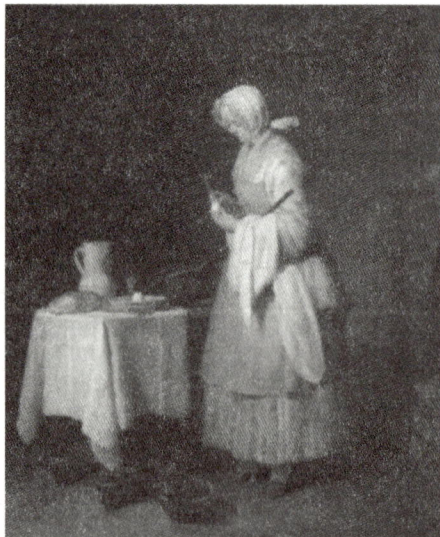

图1-1 《体贴入微的照护者》

英国维多利亚时代艺术家杰里·巴雷特（Jerry Barrett）也画了几幅医生和护士相关的画作，如《约翰·帕里医生》（*Dr John Parry*）和《路易·爱德华医生》（*Dr Lewis Edwards*）等。但他更著名的画作的主要表现人物却是南丁格尔，如《南丁格尔收治斯库台湖的伤兵》（*Florence Nightingale receiving the Wounded at Scutari*）又名《慈善使命》（*The Mission of Mercy*）（图 1-2）和《南丁格尔与查尔斯·霍尔特以及赛琳娜·布雷斯布里奇》（*Florence Nightingale with Charles Holte Bracebridge and Selina Bracebridge in a Turkish Street*）（图 1-3）。前一幅画常常被用作现代护理学专著的封面。

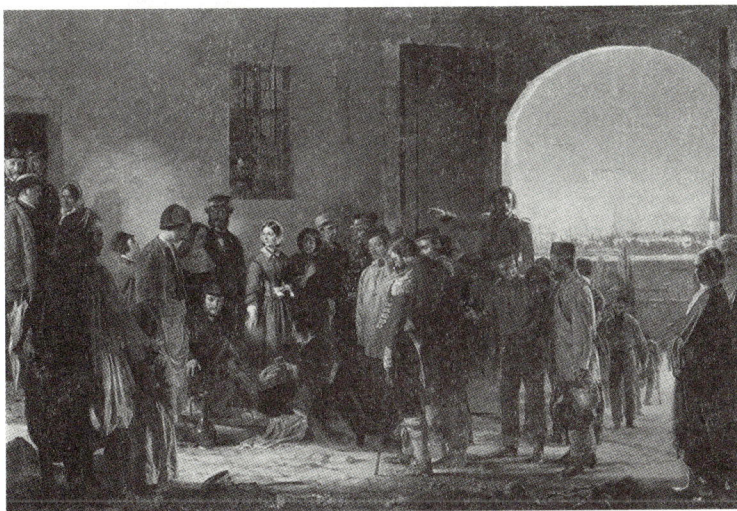

图 1-2　《南丁格尔收治斯库台湖的伤兵》

艺术史上以照护者或护理者为主角的画作也不少见。韦隆-贝勒古（Alexandre Veron-Bellecourt）的《护士》（*Nurse*）（该画家最著名的画作是《拿破仑在荣军院探视伤兵》①）、英国画家巴罗德（Francis James Barraud）的《疾病护理》（*Sick Nursing*）、英国画家莱顿（Edmund Blair Leighton）的油画《匈牙利圣伊丽莎白的仁慈》（*The Charity of St. Elizabeth of Hungary*）、印象派重要画家德加（Edgar Degas）于 1872 到 1873 年间创作了《护士》（*The Nurse*）、克洛弗德（Anne Crawford）的《护士》（*Nurses*）、20 世纪著名波普艺术家利希滕斯坦（Roy Lichtenstein）1964 年画了《护士》（*Nurse*）、拉脱维亚画家温内林纳（Iven Onnellinen）的《护士》（*Medical Nurse*）、拉脱维亚画家温内林纳（Ivan Onnellinen）的《护士》（*Medical Nurse*）等（图 1-4）。

---

① 　拿破仑还曾去探望雅法的鼠疫患者，《拿破仑视察雅法鼠疫病院》这幅画 1804 年由法国浪漫派画家安东尼-让·格罗（Antoine-Jean Baron Gros，1771—1835）绘制。拿破仑的军队在雅法（现以色列）遭遇鼠疫侵袭，土耳其部队把鼠疫传染给了法国士兵，法军被迫撤退。当时传言说拿破仑将一些染病的士兵毒死并烧掉，于是恼怒的拿破仑于 1799 年 3 月 11 日亲临雅法，看望染病的士兵。此举既鼓舞了士气，又粉碎了谣言。画面具有史诗般的气魄，细节刻画惊人地细腻。拿破仑和他的军官们位于画的中央，左右有两组鼠疫患者、前景则是隐没在暗影中的重病员。

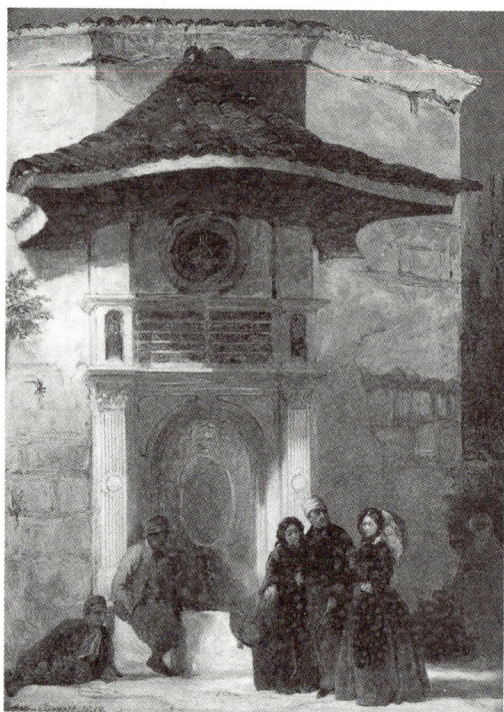

图 1-3 《南丁格尔与查尔斯·霍尔特以及赛琳娜·布雷斯布里奇》

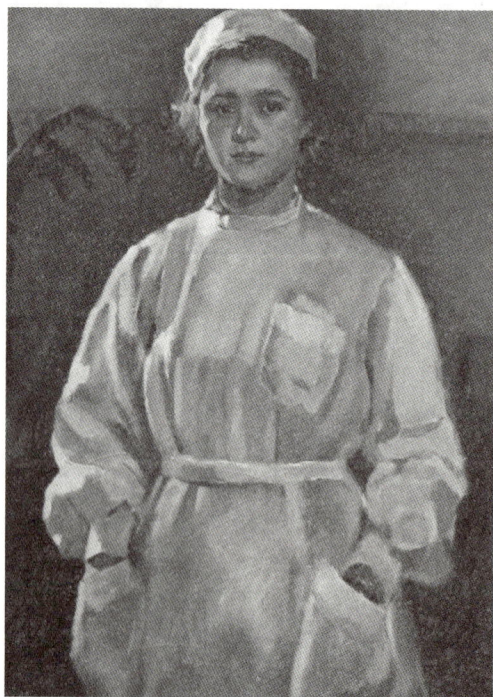

图 1-4 《护士》

美国画家贝洛斯（George Bellows）于 1918 年创作了一幅题为《护士艾迪丝·卡维尔》（*Nurse Edith Cavell*）的大型画作（图 1-5）。贝洛斯为我们所描绘的，正是卡维尔将被德军处死的前一刻。画面中，卡维尔身着白色长袍，姿态高贵而从容，正从楼梯上款款走下。她右手扶着栏杆，侧头向身体右侧凝望，在整个暗淡的背景中，洁净的脸庞闪现出圣母般的光泽。一位临终前与她会过面的修士描述说，卡维尔女士丝毫没有感到恐惧和畏缩，也没有怨恨任何人，像英雄一样从容就义。护士卡维尔被处死之后，便成为"平等对待一切伤病者"这一护理理念的典范形象和精神象征。

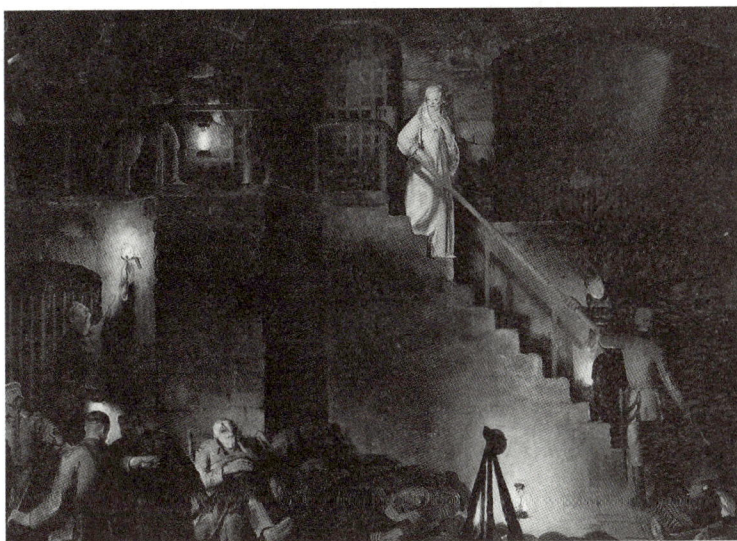

图 1-5　《护士艾迪丝·卡维尔》

加拿大画家弗兰切尔（Joseph Franchere）有一幅名为《辛斯顿医生及其手术室》（*Dr. Hingston and the Operating Room*）的画作。画面展现的是助手在给患者实施麻醉，穿着白色制服、带着白色帽子的护士们在为手术做准备的情形，旁边还有修女，阐明护士与修女的职责已经完全分离。这些画作不仅蕴含着护理的人文情怀，还通过画面讲述着护理发展的历史。

中国唐代画家、绘画理论家张彦远在《历代名画记》中言："夫画者，成教化，助人伦。穷神变，测幽微，与六籍同功，四时并运，发于天然，非由述作"。在《叙画之源流》一节中，张彦远将绘画与六经的教育功能并论，指出绘画艺术是一种重要的文化现象，绘画是形象的社会伦理教育工具。我们从东西方的各种画作中不仅可以一窥医学发展的进程，还能了解具体疾病对人的影响，帮助医学生和护理专业学生走入患者内心，更深刻地理解疾病。

三、医护职业与文学素养

生老病死一直是经典文学作品再现的重要主题，这些作品不仅具有深厚的文学价值，更重要的是它们洞察人在面对疾病和死亡时的心理状态，揭示深层次的哲学世界。中国古代典籍中提到，"文学也者，人伦之首，大教之本也"（《太平御览·叙学》）。《论语·学而》也言："君子务本，本立而道生。"这两句古语连在一起，在医学和护理教育的语境下，可以解读为"文学是伦理道德教育的最重要载体，也是一切教育的根本。医学和护理教育要培养具有高尚道德情操的医生和护士，就必须坚持文学教化之本。"

正如王辰院士所言，文学弥补了医学生社会经历、人间情感和对社会矛盾认识等方面的不足。美国医生、诗人奥利弗·温德尔·霍尔姆斯（Oliver Wendell Holmes）早在19世纪中期就提倡文学与医学的结合。然而，20世纪科学主义和技术至上主义对医学教育产生强势影响。正如斯诺（C. P. Snow）在其著名的《两种文化与科学革命》的讲话中所言，20世纪的教育和知识界被严格地分为两大阵营——"科学文化阵营"和"艺术文化阵营"，后者又被称作"文学艺术"或"人文艺术"阵营。

单纯的医学和护理科学教育只能给医学生和护理学生提供千篇一律的知识和技术，却无法让医生和护士获得在临床实践中如何与独一无二的患者个体相处的智慧。医学和护理教育如果只关注客观的疾病，而忽视主体的患者，就会陷入科学主义和技术主义的深渊。在这一背景下，奥斯勒提出，文学阅读是医学教育的必需品，而非奢侈品；一位合格的医生必须具备清晰的头脑与和善的内心。这对于护理教育也同样适用。

文学与医学（护理）学科之间，从特定的融合视角来看，在信仰、方法和目标等方面具有惊人的相似性。奥斯勒认为，清晰的头脑可以通过学习医学科学知识和技术得以实现，但培养和善内心的唯一途径是文学阅读，从托尔斯泰（Leo Tolstoy）这样的经典文学作家的作品里，我们更能感受到人性和道德的力量。因而，奥斯勒提倡医学生每天要花费半小时以上的时间阅读和讨论文学作品，并用心良苦地列出"医学生必读书单"——《医学生枕边书》（Bedside Library for Medical Students）。

奥斯勒曾在宾州大学医学院任教，因而，宾州大学医学院以及其护理学院具有很好的文学阅读传统，最早的《医学与文学》课程就从这里开始设置。宾州大学医学院创始院长海诺尔（George Harrell）说：医学院文学课可以培养伴随学生一生的阅读习惯。诗歌、小说和自传可以反映社会价值观念的变化，给一年级的医学生教授文学课有助于他们在见到第一个患者之前就形成自己的哲学和伦理方法。因而，文学在他所提倡的医学人文中占据重要的地位。

布鲁迪（Howard Brody）等医学人文倡导者认为文学与医学的结合能够弥合现代生命医学和医学教育中人文元素的缺失，抵制科学技术和知识权利对人性和人类身体的控制。范德堡大学医学院生命医学伦理中心主任拉里·R. 丘吉尔（Larry R. Churchill）在自己的实践教学中发现在让学生了解患者角色这一概念时，引导医学生阅读英国艺术批评家、作家、画家伯格（John Berger）的小说《一个幸运的人：乡村医生故事》（A Fortunate Man：The Story of a Country Doctor，1967）远比让学生阅读著名社会学家、功能主义学派代表人物帕森斯（Talcott Parsons）的学术论著《社会学视域下的疾病与医生角色》（Illness and the Role of the Physician：A Sociological Perspective）要有效得多。

从文学作品中，我们可以读到许多关于疾病的隐喻。意大利文艺复兴时期著名的诗人、作家但丁（Dante Alighieri）在《地狱篇》（The Inferno）里展现的地狱之旅隐喻的就是疾病之旅；作为他的向导的维吉尔（Virgil）对应的正是患者的医生。卡夫卡的《变形记》（Metamorphosis）中的主人公格里戈（Gregor Samsa）在一觉醒来变成甲壳虫后的遭遇是对突发的疾病、患者、家庭和诊疗人员的多层次转变的一个隐喻。变成甲虫之后的格里戈无法像之前一样用语言倾诉和情感交流。患病的人正是如此，自己的世界突然与周围的世界隔绝了，完全生活在自我的孤独和焦虑中。人与人之间是完全真空的地带，隔着一个没有语言可以沟通的空间。

医生作家或作家医生常常被称作"哲学小说家"，他们对生老病死和社会伦理的思考往往比普通作家要更深刻。

著名的医生小说家珀西（Walker Percy）是"社会灵魂的医生"，而其作品大多为哲理小说，字里行间充满对生死和人性价值的哲思。按照珀西自己的说法，小说拯救了他。珀西当时在哥伦比亚大学进行住院医师规范化培训，从未想过自己的生活会与虚构作品有什么关系。然而，这个时候他患上了肺结核，在著名的特鲁多①疗养院接受隔离治疗。整天在孤独无助中度过，珀西开始读故事。他发现自己在疾病中需要面对的问题，医学无法做出解答，但小说却给了他所有答案。因而，他成了小说家。

珀西的《影迷》（The Moviegoer）和《死亡综合征》（The Thanatos Syndrome）等小说里到处可见的医生主角，医患关系、医学困境、疾病苦痛、濒死体验和身体灵魂的双重思考都是他小说中反复强调的主题。《影迷》的叙事围绕一位年轻人纠结于是否要成为医生的内心争斗过程展开，但刻画的不仅是主人公的个人矛盾心理，还描述了影响个人决定和选择的更大的社会文化环境。《基督再临》（The Second Coming：A Novel）②里凸显了现代医学中医生与患者之间交流的中断与破裂，引发医生和医学生对"怎样最好地理解和保存作为一门艺术的医学"这一问题的思考。

克拉克（Liam Clarke）认为，文学对人类行为和情感的捕捉"超越医学、社会和心理学的科学描述"。将虚构叙事与医学洞察力这两个助剂结合起来具有很大的潜力，能够提供关于真理的更有效的配方，并通过启发式的理解提供关于真理和智慧的更具说服力的配方。契诃夫在故事讲述过程中表现出来的剖析毫厘、擘肌分理的细致与深入，与他在临床实践中所形成的入微观察的能力以及在与患者相处过程中形成真挚的共情关系的能力是直接相关的。

文学帮助年轻医护人员培养适度的敏感性，帮助医护人员找到适合的语言。文学阅读对于护理人员而言就像心理疗法之于患者：提供的是情感上的宣泄、对个体的洞见和心理上的支持，文学也是进行反思的重要载体。在西方二十多年为医学和护理学生以及在职医护人员讲授文学课程的实践中，"文学与医学"的概念框架逐步变得清晰。据美国医学课程设置联合指导委员会统计，1994 年，30%的美国医科院校开设"医学与文学"或"护理与文学"课程，1998 年则达到 80%以上。20 世纪末期，"医学与文学"的局限性被提出，许多学者认为"叙事医学"更契合医护人员医学人文教育的终极目标。

---

① "总是安慰，常常舒缓，有时治愈"（To cure sometimes, to relieve often, to comfort always）是特鲁多先生的墓志铭。
② "The Second Coming"本指《圣经》中预言的基督第二次降临。

推荐阅读书目：

1. 德拉蒙德（John Drummond）和斯坦迪什（Paul Standish）的《护理教育的哲学思维》（*The Philosophy of Nurse Education*）

2. 史密斯（Thomas Southwood Smith）的《健康哲学》（*The Philosophy of Health*）

3. 克里尼翁（Claire Crignon）和勒菲佛（David Lefebvre）合编的《医生和哲学家：一段历史》（*Médecins et philosophes：Une histoire*）

4. 雅思贝尔斯（Karl Theodor Jaspers）的《医生的理念》《医生与患者》《技术时代的医生》

5. 唐尼（Robin Downie）的《治愈的艺术》（*The healing arts*）

6. 杨晓霖的《人文与叙事：文学中的医学》（*Humanities and Narrative：Literary Medicine*）

7. 巴茨（Janie B. Butts）和里奇（Karen L. Rich）的《高级护理实践的哲学和理论》（*Philosophies and Theories for Advanced Nursing Practice*）

8. 贝克（Jean Baker）的《玛格丽特·桑格：激情的一生》（*Margaret Sanger：A Life of Passion*）

第四节　医护职业与叙事素养

微课：什么是叙事素养

福柯曾在《临床医学的诞生》一书中敏锐地指出：现代临床医学的诞生缘起于医院成为集医疗、教学与研究为一体的重要机构。自临床医学诞生以来，以专业化和科学化为特点的现代医学极大地提升了人类的生存福祉，然而在经历了黄金时期之后，现代医学遭到来自社会、患者、甚至医学专业人士的诟病。伴随着科学仪器、高效药物的开发和慢性病无法治愈的现状，医患关系危机潜藏其中。

自从临床医学诞生之后，医护人员在问诊患者时从"你怎么不舒服？"变成了径直叩问"你哪里不舒服？"。医护人员直奔作为客体的疾病，曾经作为主体的患者消失了。"你怎么不舒服？"这一问题引出的是患者的故事及其意义，而"你哪里不舒服"引出的只是患者身体的一个部位。从此以后，医学不再是医患之间的携手，更多的是从机器和图像里阅读疾病的迹象①。这种"临床的凝视"将对医生不可见的故事转换成了对医生可见的部位或数据。换一句话说，也就是临床医学的诞生是科学知识在人体身上的一种实证应用，将个体置于实证科学的目视之下，将有感情的个体看作抽离感情的客体。临床实践和教育不断去人文化、去主体化、去故事化，医学的叙事传统丧失殆尽，医学生叙事能力丧失，变成了不会交流、没有感情的机器化个体，这一恶性循环给医学实践带来严重问题，其中医患关系紧张问题尤为突出。

---

① 原文是"Medicine is no longer the laying on of hands, it is more like the reading of signals from machines"。

　　近代以前，医生和护士都将其职业行为建立在两个柱子上：一是，自然科学的知识和技能；二是，人文主义和伦理精神"。到了医学科学与技术高度发达的近现代，医学的人文与伦理精神几乎丧失殆尽。笔者认为医学教育在19世纪末20世纪初向科学与技术理性严重倾斜有一定的客观背景。在科学新观念仍然需要大力冲击旧的迷信愚昧观念时，我们需要全面系统的科学教育。

　　在医学高度发达的当下，医生不需要听取患者的主诉就能通过各种仪器设备，如喉镜、胃镜、肠镜、心电图（electrocardiogram，ECG）等，对疾病有视觉上的了解，患者的故事直接被医生关于疾病的知识所取代，医患之间的距离被拉得越来越远。如果医生只会反复查看电子病历、心电图描记、X线片等，却不去正眼瞧一下面前的患者，更不用说去倾听他们的故事，那么，真人医生与机器人医生又有什么区别呢！21世纪机器人和智能医生的出现已经引发了医学界对"AI医生是否会替代真人医生？"和"如何不被AI医生取代"等问题的思考。

　　大多数人认为人工智能不可能真正取代医生，因为医学一半是自然科学，一半是人文艺术。机器人医生模仿和超越的是医生的科学脑，但无法代替真人医生的人文心。奥斯勒曾提出，"医生必须具备清晰的头脑与和善的内心"。清晰的头脑，也就是"科学脑"，形成的主要途径是专业技能与科学知识教育，旨在培养医生的技术或科学理性，强调有规律可循的学术智慧；和善的内心，也就是"人文心"，形成的主要途径是人文精神与伦理素养教育，旨在培养医生的语言或叙事理性，强调人际间的实践智慧①，是"因人而异""随机应变"的智慧。前者是对有规律的新知识和新技术的抽象学习和研究，它是一种可以超越时空的外向型拓展。后者则是在成为医生的过程中不断积累的价值与身份构建，它与具体时空、具体情形联系在一起，是一种内在的或由内而外的人性展演。

　　科学知识和技术发展日新月异、一日千里，而人文精神逐渐衰落，是我们所处的这个时代的重要特征。护理职业先驱南丁格尔在晚年写道：我担心近代的护理，已经是太多技术性，太少神圣的呼唤。在奥斯勒的人文观念中提出半个世纪后的20世纪中期，雅斯贝尔斯接过了人文的接力棒，他认为人文衰落的结果就是，医护人员只见病不见人，"头痛医头、脚痛医脚"，只见疾病症状不见患者人格，只见具有共性的普遍意义上的群体不见拥有个性的独一无二的个体。雅斯贝尔斯强调，一个真正意义上的医护人员应不断与作为个体的、有独特人格的患者进行"生存交往"，不仅帮助患者消除肉体痛苦，还要帮助患者认识疾病，让他从精神上得到抚慰和温暖，重建生活信心，勇敢面对和战胜病魔。这种生存交往的前提就是主动关注患者过去的人生故事。

　　著名的心理学和教育学家布鲁纳（Jerome Bruner）认为："叙事思维模式与科学逻辑思维模式是人类两种并行不悖的思维模式，一种思维模式不可化约为另一种思维模式，任何一种化约都会导致我们思想丰富性的丧失。两种思维模式虽然在认知时被分离，实践中却是相互交织的"。但由于现代医学科学话语的不断膨胀，叙事的意义建构和理解

①　亚里士多德在《尼各马可伦理学》一书里，反驳了"仅凭科学知识便能掌控人类社会所有事务"的观点，他认为人类社会十分复杂，变幻莫测，确定无疑的科学知识不足以作为治理社会的依据。亚里士多德坚信，欲使人类进步，实践智慧是必需的，因其关乎"共同善"。

方式被遮蔽，这对现代生活，尤其是医疗实践造成了极大的负面影响。叙事能力的缺失可能导致医学人文的崩溃、医生自我职业认同的丧失以及医学专业实践的失败。例如，布鲁纳在其《故事的形成》中就谈到医生缺乏叙事思维，轻者会影响所开出药物的疗效，重者会使患者放弃生的希望；一个隐含恢复可能性的叙事在康复治疗中可能具有非常重要的意义。因此，布鲁纳提倡在各层次教育中发展叙事思维能力。

只重"科学脑"，而无"人文心"的医护人员与机器人或智能医生无异。从科学脑的角度出发，智能医生具有真人医护人员无法比拟的优势。但从人文心出发，真人医护人员所具有的伦理心、同情心、表达力、批判力和创造力是人工智能无法超越的。换言之，只有那些患有严重的医学人文缺乏综合征的医护人员才会被人工智能取而代之。因而，未来的医护人员的培养应该围绕叙事医学理念，致力于医学生叙事人文素养的提升。医患叙事是医学和护理实践中的一个不可或缺、不可忽视的重要组成部分。正如费城内科医学院院长、著名诗人米歇尔爵士所言，虽然牧师和医生职业在几百年前已有明确的区分，但这两种职业都与故事相关。当代医生仍然应该坚持牧师般的职业信仰。不同的是牧师只是听犯错或犯罪的人讲述在短时间（也许只是几分钟、几小时）内所犯下的愚行或罪行，而医生却总是要听患者讲述涵盖一生主要经历的故事。

许多疾病（无论慢性还是急性）可能都不是一时之错造成的，而是积累了很长时间的不良生活方式和习惯造成的，也许涉及发生在很久之前的某个错误观念。尤其是精神崩溃、神经官能症，那些情绪上的烦乱可能由来已久，可以追溯到很多年前。加拿大卡尔加里大学的弗兰克（Arthur W. Frank）教授[1]就强调说："患者需要成为讲故事的人，这样才能挽救被疾病和治疗摧毁的声音，才能找到生命的意义""将疾病转变为故事的患者能让所谓的命中注定（悲观想法）变为一种生活经历"。正如当代德国医生、心身医学家约雷斯（Arthur Jores）认为，只有当医生帮助患者实现生命的意义时，他才真正兑现了作为医生的使命。因而，兑现医生使命的医生必将重视患者的故事。

人类本质上是叙事的人。人是由故事构成的生命文化主体。"生命即叙事"这一隐喻常用以说明叙事对人类社会的重要性。故事是人在生物学意义上被赋予的一种先天倾向。故事是人类在人性进化过程中的提高物种适应性的一种生物学方式。人类不仅具有使用语言的天赋，也具有讲述和理解故事的天赋；不仅是使用语言的人，也是讲述和聆听故事的人，因此故事才能使人类能够在社会和情感世界里如鱼得水，才能找到人生的意义。

布鲁纳认为，我们无法避开叙事，叙事是我们生活的方式，没有故事就没有人类社会；叙事是活着的同义语，活着而没有故事等于没活。丹麦著名作家迪内森（Isak Dinesen）曾提到，"有故事讲才使人成为人"。世界幻想文坛女王勒吉恩（Ursula K. LeGuin）也断言，"伟大的时代未必有车轮（高科技），但却不能没有'故事'"。小说家哈里森（Jim Harrison）认为，死亡可以偷走我们的一切，但偷不走我们的故事。北美作家托马斯·金（Thomas King）提到，"我们因故事而存在，我们活在故事里。改变一个人的故事，就是改变一个人的人生意义。"

---

[1] 弗兰克撰写多部关于患者故事的著作，包括《身体的意愿》（*At the Will of the Body*）、《受伤的讲故事人》（*The Wounded Storyteller*）,《让故事呼吸》（*Letting Stories Breathe*）等。

　　交流故事才是医疗和护理实践的本质所在，对于临床技能而言，相比其他测试、生理或药学方面的知识和技术水平，引出、阐释和交流故事的能力对于医护人员而言是更重要和更基础的一项技能。讲故事是讲述者与倾听者之间传达、接收、沟通及动员周边资源的互动过程。纽约时报书评版主编博罗亚德（Anatole Broyard），创作了著名的《疾病回忆录叙事》（*Intoxicated By My Illness and Other Writings on Life and Death*），他认为讲述故事是生病之后的自然反应。当无人倾听我们的故事，或者我们无法讲述自己的故事时，我们就会在梦中梦到这些故事，我们就会出现一些疾病症状或者我们会发现自己正在做出一些连自己都无法理解的行为。

　　我们通过叙事创造和再创造自我，自我是我们讲述的产品。也就是说，人类本质上是叙事的人，叙事性和人的主体性、人际性互为表里。叙事理性正是将人类"伦理"寓于人际交往之中的一种哲学思考。如何理性地通过叙事获得对疾病、生老病死和人际关系的理解、思考与如何理性地运用科学技术知识诊断和治疗疾病同等重要。叙事关系是医患之间、医生与医生之间、医学生与导师之间、医生与社会之间的本质关系。患者不只是技术主义者眼中的身体和器官。医患不只是与机器、药物和手术刀之间的关系，更是主体间的叙事关系。叙事医学能帮助医学生构建交流策略，促进其社会化进程。医学生只有在虚构的文学作品和临床现实主义叙事作品中才能最大限度地与不同类型人物交流，从作为科学的医学课程里无法学到应对复杂情境的语言和认知策略。

　　杜伦大学的医学人文教授麦克诺顿（Jane Macnaughton）通过一个图表展示了"好医生"的主要职业特征，我们将其稍做修改，变成了"好护士"的职业特征（图1-6）。我们可以了解到，对于最终的临床照护而言，技术关怀和人文关怀都不可或缺[1]。作为技术实践的医学需要通过运用生理学知识去寻求对退化过程和受损部位的科学理解，力求缓和症状或阻止症状进一步发展；而作为人文的医学却需要认可这位正在经历这些症状的人，人文判断的基础一定离不开患者的人生故事。我们可以看到，右边人文与艺术相关的一栏里，阐释能力、洞察能力、伦理素养、个人发展、适应能力、广阔视野、良好的学识及教养都与叙事能力培养息息相关。

　　叙事医学与"医学与文学"的最大区别在于：叙事包括虚构与非虚构叙事，不仅包括音乐、绘画、哲学和文学叙事，还将医生和患者的日常故事和回忆录等非虚构叙事也包括在内，因而比文学包罗的范围更广。叙事是人类的基本存在方式，渗透于人类生活的各个层面。21世纪初开始，许多人文社会科学领域实现了叙事研究转向。

　　作为与故事和人打交道最多的医学领域，开展叙事人文研究教育和实践活动势在必行。叙事能力是一种批判性的认知共情、推理性诊断和医学伦理上的决策能力于一体的综合能力。如哲学教授所罗门（Miriam Solomon）所言，叙事医学与以往的医学人文的松散状态不一样的是，它不是简单地往作为科学的医学上加一些"人文"或"艺术"；叙事医学是有体系有理论框架的人文新模式，它帮助医护人员提升叙事素养和人文精神。

―――――――――――

① Macnaughton, Jane. 2000. "The Humanities in Medical Education: Context, Outcomes and Structures." Medical Humanities 26: 22-30.

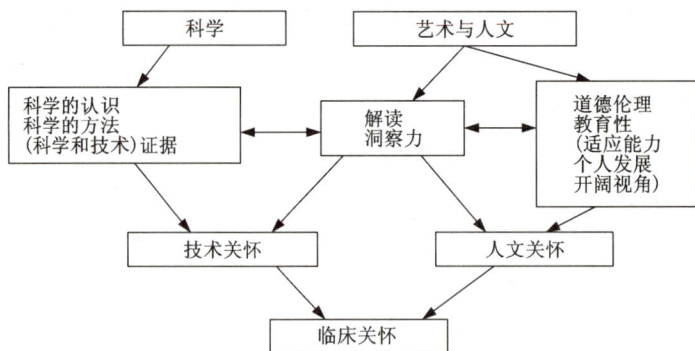

图1-6 好护士的特质

叙事具有强大的人文和人际功能，它能促使主体之间更有效地实现认知上的共识。人类不仅具有使用语言的天赋，也具有讲述和理解故事的天赋。具有一定叙事素养的人首先能够处理好主体与自我之间的关系，继而将这种良好的自我关系投射到其他关系中去，最终在社会人际关系中如鱼得水。叙事素养是人文内涵、和谐人际关系、心理调适能力、职业发展潜力和创新思维水平的综合体现。

叙事医学关注的中心议题是因疾病和医疗引起的各种叙事关系，如医护人员、患者本人、患者家属与自我的关系、医护人员与医护人员、医护人员与患者、医护人员与社会、患者本人与社会等不同主体对应的多组关系。根据社会学的镜子理论，一个人对自己的认识，必须透过"关系"，透过"他者"的映照才能获得。关于我们已经成为什么人、可以成为什么人的故事只会存在于我们与其他人的关系之中。

《周易》中言："同声相应，同气相求"，人无法脱离关系而存在。一个人在身心失衡（失神）的状态下，心中恐慌无助，亟须精神上的支持和情感上的关怀，所以作为倾听者的医生角色是不可或缺的。关系是人存在的基本现实——关怀伦理学主张道德源自关怀，而关怀源出人最深刻的感受，这种感受根植于人际间生命共同体的相互接纳（receptivity）和人际间的关系性回应（responsiveness）（杨晓霖，2020）。

挪威著名叙事文化学家约翰·麦克劳德（John McLeod）医生提出，叙事在心身全生命周期健康管理和护理中的运用不同于传统心理学，它是一种"后心理"理念。在某种意义上而言，叙事医学或叙事护理更多的是指一种对心身健康管理和疾病照护的人文或文化工作，更多的是一种以叙事为框架的实践。它包含医护人员和患者对生老病死的认知、医护人员的职业身份认同、不同主体的全生命周期心身健康管理和安宁疗护等维度，而非单纯的心理护理或者叙事心理治疗。

叙事理论引导下的疾病叙事阅读和写作在提升医生的伦理素养、叙事沟通能力和认知共情水平上作用更明显。叙事医学能力成为评价医疗护理从业者的一项重要指标。叙事医学人文课程以融合叙事学、生命伦理、文学批评、认知心理、社会语言等跨学科知识的叙事医学为理论框架，围绕（以患者、医护人员、患者家属为叙事者的）疾病叙事开展阅读,引导医学生开展平行病历书写、换视角改写和临床叙事创作。叙事医学课程涉及"聆听、阅读和书写"三个层面和以下四个实践环节:

(1)临床诊断中,叙事是患者将自己所能感知到的不健康身体状态和现象表述出来的重要途径;是医护人员和患者之间建立共情联系、增进互相信任和理解的必要形式;能够提供分析疾病构成并做出诊断的有价值线索。

(2)治疗过程中,叙事本身具有疗愈或舒缓功能;是患者重建生病的自我身份的必要途径;能让(慢性病)患者和家属更好地认识自我与疾病、自我与他人以及自我与医护之间的关系;可促进医院甚至医院间构建对患者的"全生命周期式"多方位高效管理模式。

(3)职业教育中,叙事型教育模式比说教模式更能深入人心,引起共鸣。具有医学叙事能力的医护人员能够有效地将临床实践事例传递给实习生;同时,讲述出来和写作出来的疾病故事有助于医护人员进行深刻反思。

(4)护理研究中,除建立以"患者为中心"的议题,叙事还存在生成新的护理研究假设和研究议题的可能性。叙事医学的一个维度是阅读治疗和写作治疗。叙事医学训练能构建医护人员职业身份,舒缓心理压力,增强职业认同感。

比博迪医生(Dr Frances Peabody)曾在他著名的1925年哈佛大学演讲里提到,"好的医护人员反复了解自己的患者。时间、同情心和理解必须毫无保留地留给患者,回报是与患者建立长期友好的个人关系,这也是医护人员从自己的实践工作中获得满足感的重要源泉。对于临床医护人员而言,职业的核心要义就是对人的尊重,照护患者的秘诀在于关怀患者,为患者着想。"英语中有两个关于照顾意思的短语,一是"care about",一是"care for"。比博迪医生这里用的是"care about"这一表述。

牛津字典中对于care(关怀)的定义包含两个意思。一是指"对事物的关切所产生的一种用心关注状态";其次指"基于护卫、保护、保障的目的而做的照看行为"。前者侧重主观的关切态度,后者则强调一种行为或活动。第一个关怀事实上是"关心",而第二个关怀是医生的"照顾"。

换句话说,前者是关乎情感的内心态度,是一种透过询问与倾听理解他人主观体验的能力;而后者是一种"技术"。治疗和护理的技术可以依照医护的诊断正确率、治疗成功率和护理事项对照检查等以及医疗护理过程的熟练程度来量化,能够进行考核评估,因而有好坏之分,但"关心"却没有好坏之分,只能视他人感受而定。中国古代北宋末年至金朝的著名医家刘完素在其《素问病机气宜保命集》里曾言,"夫医道者,以济世为良,以愈疾为善。盖济世者凭乎术,愈疾者仗乎法"。刘完素展现了医者的两种层次——提供帮助为良,治愈疾病为善。

通过简单的语言,比博迪提醒医生照顾患者的身体与心理两者应该同时进行。前者主要是医生考虑患者所患的具体疾病进行对症下药的循证实践,而后者则是与患者缔结圣约式关系的叙事实践。后者既应涉及对患者身体疾病的关注,也应关照患者的精神苦痛。这种叙事实践要求医护人员不要浮在患者故事的表面,而是进入故事,并从故事中有所收获。医患在一种共在关系中一起进入故事,一起编织故事,一起从故事中得到启发和收获。

曾经成为患者的瑞曼（Rachel Remen）医生描述得非常到位：在她成为患者之后，她意识到帮助、修复和照护代表三种不同的职业态度。当你帮助的时候，你看到的是患病者的求助；当你修复时，你看到的是患者破损的身体；当你照护时，你看到的是作为整体的生命。这三个层次恰好也与两千年前中国古代名医华佗的医学思想相呼应——"医病，医身与医心"①。医心才是医护人员追求的最高层次，修复（医身）和帮助（医病）追求的更多的是自我价值在职业实践中的实现，而照护（医心）追求的是与患者灵魂共同的升华。

故事交流的双方必须具备界域性和他者性——讲述故事的人带来的是一个不同于我的经验的另一个世界；而另一方面，他也要求聆听故事的人必须撤出某部分自我世界的防线。故事听说正是在差异与同一中逐渐消融转化的历程。完美的医疗行为不一定以患者的康复告终，但必定是由医生与患者共同谱出的乐章。医生不是冰冷又遥远的权威者，而是与患者在同一站线上的斗士，共同挖掘与探讨疾病、甚至生命的本质。叙事医学正是帮助医护人员实现与患者灵魂共同升华的一种医学理念。

罗素（Russell）认为："护理教育必须让学生在人文氛围浓厚的环境里接受通识和专业教育，唯如此，护士才能在将来的职业生涯里受到公众的认可，否则，护士职业将受到质疑。"我们认为在精准医学时代，在老龄化和慢性病问题严重的时代，护理教育中的个人化关怀和主体间情感照护变得尤为重要，而叙事医学的分支叙事护理正是将个人化关怀和主体间照护融入护理实践的重要理念。叙事护理不仅能够帮助患者正确认识生老病死，还能帮助护理人员形成正确的职业认同，保持职业热情，减缓职业压力，实现职业可持续发展。

课程思政

大部分护理人员给人的印象是什么？辛苦耐劳、谨小慎微、手脚麻利，有点刻板、不苟言笑，等等，不过那都是过去了，现在要想成为一名合格的护理人员不仅要在护理技术上做到精准到位，同时还需要护理人员稍稍具备一些"才艺"，至少要"能说会道"。如果一位护理人员情商很高，脾气又好，看的书也比较多，语言表达能力比较强，拥有一定的文学修养，并有极强的叙事表达能力和沟通能力，偶尔还能通过个人才艺表演逗逗患者和患者家属开心，面对病患群体总能饶有兴趣地讲一些文学作品里的有关生老病死的小故事，故事又充满趣味性，蕴含着大智慧或者具有哲理性，有深度有内涵，那么这位护理人员一定是一位品德高尚的、受人待见的、人见人爱的护理从业者；同时也体现了这位医护工作者坚守立德树人的初心和使命。

_____

① 华佗在其散落民间的遗著，后被孙思邈整理的《青囊秘箓》一书里提到："善医者，必先医其心，后医其身，再医其病"。

倘若这位护理人员通过讲故事常常能引发病患群体对生老病死的深度思考,同时也能积极引导病患群体正确认识疾病,并能正确教育病患群体坦然接受疾病和面对死亡,这就足以证明这位护理人员具有很强的叙事素养,因为这位护士更善于和患者及病患家属进行积极有效的沟通。

大量临床实践证明,医学护理从业者通过各种生动有趣的才艺展示以鼓舞那些处于人生最低落时期的病患群体及病患家属,确实能给病患群体带去一些疼痛的安抚和心灵的慰藉。事实上,正是这些多才多艺的护理人员同患者之间进行愉快而充满温馨的如家人般的沟通后,才使得一向紧张的医患关系得以舒缓。而恰恰正是通过这些护理人员从语言到文学,进而归结为叙事素养的多方面展示,才使得"不忘初心,牢记使命"在医学护理学科中得以真正体现。

2020年春季,正当新型冠状病毒肺炎疫情肆虐鱼米之乡湖北之时,这些来自祖国四面八方的、充满爱心的护理人员集结到湖北各个集中收治点,这些临危受命的、不辱使命的、带着虔诚信仰的医护人员可谓是八仙过海各显神通,有来自东北的二人转,河南人的豫剧,安徽人的黄梅戏,海南带来的小漫画,四川人带来的杂耍、广场舞、绘画、弹唱、小品等不一而足……

网友评论说,正是这些医护人员的才艺表演、竭尽所能的临场发挥,才给我们这些内心极度压抑的、精神濒临崩溃的病患群体带来了欢乐和希望,我们真的是发自肺腑地感谢这些伟大的白衣天使。与此同时,正是这些医护人员才艺的大比拼才成功化解了初始阶段由于床位少、医疗资源紧缺而导致的医患紧张局面。护理人员各方面才艺的展示也是医患之间一种良好的沟通方式,多次临床实践证明,那些语言表达能力强的、文学功底深的、叙事素养高的医护人员会很快拉近医护和与病患群体之间的距离,这对和谐医患关系、消除职业倦怠都起到了积极的促进作用,这种"守初心,担使命"的责任感值得推崇,更值得每一位医护人员的发扬和坚守。

思考: 如果您作为一名护理工作人员,您除了本身必须具备的护理技术之外,还有什么更好更接地气的想法与患者进行有效沟通呢?您有哪方面才艺可以在患者面前展示的呢?比如唱歌、跳舞、绘画、讲故事,讲笑话、弹奏各种乐器等。您认为护理人员满怀热忱地在抗疫最前线展示这些才艺的初衷是什么?

推荐阅读书目：

1.弗兰克(Arthur Frank)的《让故事呼吸》(*Letting stories breathe*)

2.凯博文(Arthur Kleinman)的《疾痛的故事》(*The Illness Narratives*)

3.歌德夏尔(Jonathan Gottschall)的《讲故事的动物：故事使我们充满人性》(*The Storytelling Animal：How Stories Make Us Human*)

4.科尔尼(Michael Kearney)的《生命垂危：灵魂疼痛、死亡与治愈的故事》(*Mortally Wounded：Stories of Soul Pain，Death and Healing*)

5.夏洛夫(Tilda Shalof)的《加护病房：死生病苦资深护士的真情叙事》(*A Nurse's Story：Life，Death，and In-Between in an Intensive Care Unit*)

6.夏洛夫(Tilda Shalof)的《平衡的人生：加护病房护士的故事》(*Lives in the Balance：Nurses' Stories from the ICU*)

7.亚历山大(Michael Alexander)的《男护士忏悔录》(*Confessions of a Male Nurse Michael*)

8.梅森(Veneta Masson)的《第九街笔记：来自一名城市护士的声音》(*Ninth Street Notebook：Voice of a Nurse in the City*)

9.布朗(Theresa Brown)的《那一年，我在重症照护病房：一个新护士的心灵省思》(*Critical Care：A New Nurse Faces Death，Life*)

客观题检测

主观题测验

第二章

护理历史叙事与经典文学叙事阅读

护理历史叙事与经典
文学叙事阅读PPT课件

学习目标

识记：

1. 文学素养对提升护理内涵的意义；
2. 利用文学叙事阅读提升护理职业素养；
3. 概述共情构建在临床护理实践中应用；
4. 掌握叙事护理过程中的五大核心技术。

理解：

1. 历史洞察力与护理职业素养之间的关系；
2. 文学素养与护理及经典护理叙事的关系；
3. 文学作品与共情建构和心理护理的关系；
4. 经典文学叙事阅读与叙事护理间的关系。

运用：

1. 文学叙事阅读与叙事护理间的内在关系；
2. 叙事护理开展过程中叙事共情构建路径。
3. 如何利用文学作品开展经典叙事护理？
4. 如何将叙事护理引入临床实践中？

第一节 护理历史叙事与职业洞察力

一、护理发展历史叙事

如第一章所述，护理叙事人文教育过程中阅读和写作主要涉及的四个维度中，第一个维度就是阅读"形成护士历史洞察力的护理发展史上的科学故事和人文故事"。历史是我们身份的源头，是我们文化的 DNA，给予对群体发展的不朽认知。对于护理职业的认识和护士身份的认同主要源自对护理历史发展进程的了解。护理历史里随处可见的是关于治愈、发展、艰难、同情、教育、研究、新发现、新创意和领导力等话题的故事。通过这一节，我们期望通过对护理发展历史上的故事的分享，能给护理人员在新时代护理语境下带来新的视角与启发。

在古代，医治与护理往往难以截然分开。古希腊和古罗马时期，护理工作通常由家庭妇女和奴隶担任，护理工作常与日常的清洁工作分不开。在医学史中，"护士"这一概念比较模糊。从现存文献记载来看，助产士和侍仆可能是最早的护士。古印度著名医书《妙闻集》和《阇罗迦集》中都留下过关于侍仆进行护理工作的记载。

在医学作为科学和技术尚不发达的中世纪之前，宗教就是照料患者的护士，而牧师就是治疗患者的医生，疾病护理和医疗救助的具体责任大多落在家庭的年长女性肩上。在各个家庭里，女性要照料生病、年老和濒死的家庭成员，并负责对跌打损伤等外伤进行紧急处理。在中世纪的基督教贫民院中，老弱病残者可以得到僧侣修女提供的照顾和护理。

12 世纪以前，护理患者与救济穷人没有截然区分。一些女性在世俗医院或在修道者创办的医院里接受基本训练，然后终其一生投入护理事业。也就是说，中世纪的一些女性医者既是护士，又是全科医生，更是弱势群体的代言人。

11 世纪，博学多才的女医生兼护士特罗图娜（Trotula de Ruggiero）与同是医学院医生的丈夫合著了医学百科全书《身体健康的萨勒诺指南》（*The Salernitan Rule of Health*）。在这部医书里，特罗图娜第一次提到了疾病预防这一理念，强调个人卫生、均衡营养和身体锻炼对人体健康的重要作用。

特罗图娜特别重视为孩子接生的助产士和相关人员的手部卫生。她认为女性参与医疗护理和医学研究有利于女性健康，自己被医学和护理事业召唤去开展临床实践工作最大的原因之一就是她常常见到许多女性因为不愿意告知男医生自己的疾病状况而只能默默承受疾病之苦。特罗图娜撰写了一本题为《中世纪女性健康指南》（*The Medieval Woman's Guide to Health*）的书，这本书在问世后的几个世纪都起到了指导女性开展护理和内外科医疗救助工作的作用。

第一位接受了英国大学教育并成为苏格兰第一位女医生的索菲亚·杰克斯-布莱克（Dr. Sophia Jex-Blake）于 19 世纪末撰写了一本《女性医者》（*Medical Women*，1872）的著作。书中提到中世纪左右不少女性在外伤护理、疼痛控制、疾病预防和照护等方面作出杰出贡献，其中少数甚至通过巡回演说和撰写论文传播护理和医学知识。索菲亚聚焦14世纪医学史上出现的两位杰出女性，一位是14世纪萨勒诺的阿贝拉（Abella of Salerno），另一位是博洛尼亚的艾莉桑德拉（Alessandra Giliani）。

阿贝拉在萨勒诺医学院（Salerno School of Medicine）学习并任教。萨勒诺医学院是第一所招收女性学生的大学。阿贝拉与同时代的丽古安纳（Rebecca de Guarna）除开展疾病护理和临床实践之外，还从事胚胎学研究。事实上，当时在护理和医学方面作出贡献的萨勒诺医学院毕业的女性医护人员还包括墨丘利德（Mercuriade），她撰写了《疠热病危机》（*Crisis in Pestilent Fever*）和《外伤疗愈》（*The Cure of Wounds*）等专著。萨勒诺医学院培养的特罗图娜、阿贝拉、丽贝卡与德罗马纳等女性护理学家和医学家都被称作"萨勒诺女士"（"Ladies of Salerno"），她们是引领欧洲"医学和护理方面的文艺复兴"的重要先驱。

在中世纪还出现了多位由王后变成的护理人员的历史人物。匈牙利的圣伊丽莎白（St. Elizabeth of Hungary）是一位从王后变成护士的真实人物。圣伊丽莎白是匈牙利国王安德烈二世（Andrew Ⅱ of Hungary）的第三个女儿，14岁时嫁给神圣罗马帝国皇亲，统治德国图林根州的20岁的伯爵路易四世。新婚的伊丽莎白就常常尽己所能救助各种患者。在旧约里，麻风病作为一种传染性极强的疾病是要被隔离的，但是圣伊丽莎白却亲自护理患者，即使因此遭到丈夫的厌弃，也没有停止对患者的照护。

文艺复兴虽然成为西方近代医学的开端，但护理工作并没有得到显著发展，甚至短暂地退回到由仆人从事护理的局面。护士的工作主要是打扫病房卫生，给患者发送食物，因此护士实际上成为了在病房工作的女工。护士几乎由社会最底层的人，甚至被释放的犯人充当。护士酗酒和虐待患者的事件时有发生。为了扭转这一局面，1600年法国教士温赛特·德·保罗（Vincet de Paul）在巴黎成立"慈善修女会"，开办居舍，专门收容女性进行护理训练，并组织妇女从事家庭访问工作，重视疾病护理和精神安慰，成为这一时期护理发展的重要事件。

19世纪德国慈善家夫利德涅（Paster Filiedner）成立教会执事学院，对护理教育与实践产生深远影响。学院要求护士统一着装，穿蓝袍，戴白帽，护士的主要工作是服侍患者和外出访问穷人。提灯女神南丁格尔（Florence Nightingale）就曾在这所学院学习。这一时期德国、英国、美国和瑞士等都出现了护士学校，但是系统化的护理教育并未形成，直到1860年南丁格尔护士学校在英国的圣·托马斯医院成立，制定出护士培养计划，标志现代护理教育的开端，为世界各国护理事业的发展打下基础。

南丁格尔不仅开创了现代护理学事业，还富有远见地提出公共卫生护理思想。由于她的努力使护理学成为一门科学，且护理逐渐成为一门崇高的职业。著名的医学史家罗伊·韦克（Roy Wake）曾写道，"历史上，有三位对减轻人类疾痛贡献最大的伟大人物的改革和发现，他们分别是：南丁格尔的护理改革，外科医生李斯特（Joseph Lister）的手术消毒法以及妇产科医生辛普森（James Sinposon）的麻醉药氯仿。李斯特与辛普森的发现，后来都被更新的方法取代，唯有南丁格尔的护理改革影响最深远。"

在传染疾病研究和护理方面，20世纪初的护士克拉拉·玛斯（Clara Maass）作出了重要贡献。黄热病是第一种被发现的人类急性病毒性传染病，也是第一个被证实由蚊类媒介传播的疾病。从 17 世纪到 19 世纪这三个世纪里，黄热病成为美、非、欧三大洲最严重的瘟疫之一，造成大量人群死亡。为了研究黄热病，美军黄热病研究委员会派出由李德上校（Walter Reed）领导的医学小组前往古巴进行实验。在缺乏现代科学的条件下，当时的验证方式就是"以身试毒"。

克拉拉护士作为志愿者参与实验，与此同时还负责照料那些黄热病患者，后在实验中因感染黄热病而离开了人世，证明了受感染蚊虫叮咬后并不能产生抗体，人们无法因此免受黄热病传染。为了纪念这位勇敢的护士，人们在她的家乡新泽西州建立了 Clara Maass 医学中心。1952 年，古巴发行了纪念克拉拉护士的邮票。1976 年，在克拉拉 100 周年诞辰之际，美国邮政也发行了一枚纪念邮票，票面上印有"She gave her life"（她献出了自己的生命）的字眼，寥寥几个字，成为对克拉拉为探索人类传染病奥秘而勇于献身的医学工作者的最大肯定。

社区护理的先驱是玛丽·卡迪娜女士（Mary Gardner）著有《公共健康护理》（*Public Health Nursing*）等书，书中提到当时护理工作者多为修女或是高阶层社会的女性基督徒，这对于护理事业的发展有倡导和催化的功能。但是在整个社区护理发展史上，可以考证到的公共卫生护理史上的第一位访视护士是圣菲比（St Phoebe）。

拉斯朋（Willian Rathbone）是"英国地段探视护理之父"。他原为英国利物浦一位企业家，由于妻子罹患慢性病在家接受专业护理人员的照顾，使他意识到居家护理可减轻患者痛苦，也可减少家庭困扰。他认为很多人都需要类似帮助，因而在 1859 年创立了第一个地段访视护理机构，并获得南丁格尔的支持，有计划地训练护理人员从事患者访视护理工作。

美国护士丽莲·沃德（Lillian Wald，1867—1940）则被认为是现代社区护理的先驱，早在 1891 年在医院中即呼吁护理人员应能单独作业，她还为社区护理人员正名为"公共卫生护士"，认为护理人员可以在社区中从事社区和家庭评估，确定社区居民的要求，并尽力提供服务，为社区居民解决问题，致力于学校卫生护理和社区护理的发展。

20 世纪公认的三位在护理教育方面做出卓越贡献的先驱是纳汀（Mary Nutting）、多克（Lavinia Dock）和罗布（Isabel Robb）。玛丽·纳汀是世界上第一位大学护理教授。1889 年夏天，美国马里兰州巴尔的摩市约翰霍普金斯医院及其附属护校开始招生，纳汀成为第一批十七位护生（护理学生）之一。1891 年，纳汀从护校毕业后留院任护士长。1893 年她与另外两位同事罗布和多克成立"护士训练学校督导组"（后来发展成为"国家护理联盟"），致力于设置护理管理的组织架构及护理训练标准。

1894 年纳汀被任命为训练学校的校长。19 世纪末，附属于医院的护理学校运营完全由医院支持，纳汀积极倡导将护理教育从学徒模式转变为学历教育模式，让护士接受大学教育。纳汀与拉维尼亚一起推动国家立法让护士自己而不是医生来掌控他们的职业教育和职业发展。1901 年纳汀为即将进入病房实习的护生设置了为期 6 个月包括保健学、基础护理操作、解剖学、生理学、药物学等在内的课程。1903 年，纳汀组建美国大学护生协会，并担任首届主席。1910 年纳汀任哥伦比亚大学护理与健康系主任。在她的领导下，该系不断发展壮大，先后开设了医院管理、护理教育、公共卫生等专业，得到了国际上的普遍认可。

纳汀在霍普金斯大学建立专门的护理图书馆。1907年至1912年纳汀与多克合作撰写四卷版《护理史》(*History of Nursing*)并创建了《美国护理期刊》(*American Journal of Nursing*)。1912年纳汀出版了被认为是具有重大历史意义的七大出版物之一的专著《护理的教育状况》(*Educational Status of Nursing*)，通过这些文字，人们可以较清晰地了解护理教育的发展轨迹。1917年纳汀领导下的课题组出版了《护理学校的标准课程》(*Standard Curriculum for Schools of Nursing*)。1922年纳汀获得耶鲁大学的荣誉文学硕士学位；1934年纳汀成为南丁格尔国际基金会荣誉主席。为了表示对她的敬意，1944年国家护理联盟专门设立"Mary Adelaide Nutting"奖章。

佩皮劳(Hildegard E. Peplau，1909—1999)是继南丁格尔之后较早提出护理理论的理论家之一，是世界上最优秀的护士之一，被尊称为"精神病护理之母"和"世纪护士"。早在1952年她就在专著《护理人际关系学》(*Interpersonal Relations in Nursing*，1952)中用人际关系理论框架分析护理行为，形成最早的护理人际关系理论。

艾伯德(Faye Abdellah)是第一位成为外科副主任医师(Deputy Surgeon General)的护士与女性。在她的努力下，护理的中心从以"疾病为中心"转到"以患者为中心"，并且将家庭护理、老年护理和安宁疗护纳入护理体系。艾伯德出版了《通过护理研究实现更好的护理》(*Better Nursing Care Through Nursing Research*)、《以患者为中心的护理方法》(*Patient-Centered Approaches to Nursing*)以及《21世纪护理研究：发展、方法与挑战》(*Preparing Nursing Research for the 21st Century*)等书；由她开发的患者照护评估体系成为了美国护理行业的标准量表。

根据艾伯德在"21条护理问题"里提出的护理理论，护理是基于艺术和科学的学科，两者融合才能切实将护理人员的职业态度、知识素养和科学技能应用到对人类，无论是健康还是生病状态的人类的帮助中去，全方位满足他们的健康需求。艾伯德的理论确定了10个锁定患者问题的步骤和11个用于治疗分类的护理技巧。

十个步骤分别是：

1. 学习如何了解患者，而非只了解疾病；
2. 梳理出与患者相关并且有意义的数据；
3. 总结其他患者提出的相似的护理问题；
4. 与医生和患者三方一起确定疗愈计划；
5. 与患者进入总结并进行其他方面总结；
6. 认可患者对护理问题提出的总结意见；
7. 继续观察和评估患者，确定影响患者行为的态度和线索；
8. 探讨患者及家庭成员对疗愈计划的反应并使其参与进来；
9. 确定护士对患者护理问题的内心感受；
10. 讨论和开发出综合性的护理照顾方案。

十一个护理技巧分别是：

1. 健康状态的观察；
2. 沟通交流的技巧；
3. 医学知识的应用；

4. 患者及家属教育；

5. 工作的计划组织；

6. 源头资料的使用；

7. 个人自愿的应用；

8. 致力于问题解决；

9. 他人工作的导向；

10. 自我疗愈的启动；

11. 护理工作的程序。

安宁疗护的开创者是英国护士桑德丝（Dame Cicely Saunders）。桑德斯提出了"整体性疼痛照顾"的概念，她的理论与实践也成了临终患者提供安宁疗护的基础。安宁疗护理念是通过由医生、护士、志愿者、社工、理疗师及心理师等人员组成的团队服务，为患者及其家庭提供帮助，在减少患者身体上的疼痛的同时，更关注患者的内心感受，给予患者"灵性照护"，让患者有尊严地走完人生最后一段旅程。一人患病，所有家人也经历一场风暴，家属也急需全方位的协助，因此，安宁疗护提供的是"全家照顾"，包括家人的咨询及协助，患者幼年子女的生命和丧亲教育和照护，以及患者去世之后家人的哀伤辅导等。

1980 年，美国护理学会将护理定义为："护理是诊断和处理人类对现存的或潜在的健康问题的反应。"护理学是一门在自然科学和社会科学理论指导下的综合性应用学科，是研究有关预防保健与疾病防治过程中的护理理论与技术的科学。随着社会的进步、科学技术的迅猛发展、人民生活水平的提高以及健康需求的增加，护理学已经由简单的医学辅助学科逐渐发展成为健康科学中的一门独立的一级学科。而现代护理学是研究如何诊断和处理人类对存在的或潜在的健康问题反应的一门科学。

护理在没有成为一门独立的学科前，指的是对老、幼、弱、病者关怀照护的一种行为。在护理发展为一门独立的学科后，其关怀、尊重和照护的核心价值更是体现了其鲜明的人文精神。护理学科是一门自然科学与社会科学相结合的综合性学科。当代护理学只有保持其科学属性和人文属性的协调发展，才能更好地造福全人类的健康事业。在专业发展过程中，众多护理专家、有识之士都将护理解读为依据人的特性所给予的身心及文化照顾。相比医学关注的中心是治疗，护理关注的中心则是照护，护理的关怀、照护的特性也使之具有医学所无法企及的功能。

护理发展历史上的人文故事阅读除了以上提及的人文故事之外，主要还涉及以下护理史上的重要里程碑式的人物（具体阅读内容请参阅南方医科大学《叙事医学课程》微信公众号）：

路易莎·梅·艾尔科特（Louisa May Alcott）

卡拉拉·巴顿（Clara Barton）

玛丽·布雷肯里奇（Mary Breckenridge）

玛丽·安·比克戴克（Mary Ann Bickerdyke）

艾迪丝·卡维尔（Edith Cavell）

露德·克里斯特曼（Luther Christman）

凯特·卡明(Kate Cumming)

多萝西雅·迪克斯(Dorothea Dix)

拉维尼亚·多克(Lavinia Dock)

简·德拉诺(Jane Delano)

安妮·古德里奇(Annie Goodrich)

弗吉尼亚·亨德森(Virginia Henderson)

玛丽·艾丽莎·马赫尼(Mary Eliza Mahoney)

露西·奥斯伯尔尼(Lucy Osburn)

玛莎·罗杰斯(Martha Rogers)

卡莉斯塔·罗伊修女(Sister Callista Roy)

琳达·理查德兹(Linda Richards)

伊莎贝尔·罗布(Isabel Hampton Robb)

玛丽·西克尔(Mary Seacole)

玛格丽特·桑格(Margaret Sanger)

玛格雷特·斯泰尔斯(Margretta Styles)

本节其他护理历史叙事推荐阅读：

1. 威尔斯(Rosemary Wells)关于布雷肯里奇(Mary Breckenridge)的传记叙事作品《马背上的玛丽：三山故事》(*Mary on Horseback：Three Mountain Stories*)

2. 怀特罗(Nancy Whitelaw)的《卡拉拉·巴顿：内战护士》(*Clara Barton：Civil War Nurse*)

3. 波尔赛(Anne Borsay)与亨特(Billie Hunter)主编的《18世纪以来的英国护士与助产士》(*Nursing and Midwifery in Britain since* 1700)

4. 卡拉威(Barbara J. Callaway)的《赫得嘉·佩皮劳：精神病护理世纪护士》(*Hildegard Peplau：Psychiatric Nurse of the Century*)

5. 丁沃尔(Robert Dingwall)、拉法提(Anne Rafferty)和韦伯斯特(Charles Webster)的《护理社会史简介》(*An Introduction to the Social History of Nursing*)

6. 奥布莱恩(Patricia O'Brien)的《光荣的斗篷：路易莎·梅·奥尔科特和克拉拉·巴顿的小说》(*The Glory Cloak：A Novel of Louisa May Alcott and Clara Barton*)

第二节　叙事护理语境下的共情建构

文学作品中的虚构叙事能使读者代入叙事者或虚构人物的视角和感情，产生认知思维上的参与和沉浸效果，进而培养和增进共情。文学作品有助于提升护理人员的共情能力，使其能够不受眼前时空和当下社会生活的限制，通过文学作品所创设的虚构世界扩展其对自我和他人以及自我与周围世界的认知。护理人员通过接触文学叙事，可进一步拓展自己的阅读技能，在聆听和阅读患者故事时，能够有效地抓住重要的文本线索，提升临床诊断和沟通能力。

共情护理主要通过换位思考，站在患者的立场去感受、理解，为患者提供更加贴心的护理服务，进而加强患者治愈的信念，加快患者的康复速度。护士掌握共情技术并灵活运用在护理过程中，能使自己站在对方的角度，正确地感知对方的情绪，准确地识别和评价对方的情感状况，更好地理解对方的价值观、想法和感受，并采取有针对性、时效性的干预措施，以满足对方心理需要和减轻心理痛苦。因此，共情能力是认同和理解别人的处境和感情的能力，是良好护患关系的关键切入点，是护士必备的人文素质之一。

《孟子》言："无恻隐之心，非人也。"恻隐之心指的就是一种同情心。医生是人类最高尚的事业，医生应该是人文素养最高的一类人，缺乏恻隐之心的人充其量只能算个高级动物。只有完备知识和技术，而无共情能力的医生绝对不是合格的医生。龙应台曾提到，动物也要学技术，动物也是不同专业的毕业生。蜘蛛学的是纺织专业，老鼠学的是隧道专业，它们都有专业，都有各自的技术。如果医学生在大学里只学习科学知识和技能，而不提升自己的人文素养和悲天悯人的情怀，那么你的追求跟动物没什么区别，顶多算个高级动物。

17世纪玄学派诗人多恩在其诗中感叹，"生病是最痛苦的，而生病最大的痛苦来自心灵的孤独。"他在病中顿悟到所有人的生活都不是互相隔绝，而是互相连接的，这样的思考最终引出了他那句著名的演讲终结语"没有人是一座孤岛"。正如现象学家梅洛-庞蒂（Merleau-Ponty）所言，"根本没有内在的人，人在世界之中，他也只在世界之中认识自身"。生病的人不是一座孤岛，生病的人仍需要在他生活的世界里，在与其他人的交往里认识自身，获得认可。然而，现代医学往往将患者当作不需要与外界交流的孤岛，将患者困在自己的内心世界里，不给他们表达情感和讲述故事的机会，因而也就无法与其建立共情连接和医患生命共同体关系。

现代医学的人文危机源于当代医护人员共情能力的缺失。按照奥斯勒的说法，就是甲状腺荷尔蒙的缺失，因而，人文的缺乏也是一种医学教育的病态，一种人文缺陷综合征。共情连接是这种内分泌失调的调节器。正如中国宋代潮州名医刘昉的医史文献《幼幼新书·自序》里言："未医彼病，先医我心"。得了人文缺陷综合征的医生或医学生先要医好自己的缺陷，才能给患者看病。那么如何治疗共情缺陷综合征呢？让我们先来了解什么是"共情"。

1904年小说家维侬·李（Vernon Lee）首次在英语背景下使用这一术语，并于1909年由英籍美国心理学家爱德华·铁钦纳（Edward Titchener）在心理学领域使用并被广为接受。同理心被心理学家巴隆·科恩（Simon Baron-Cohen）誉为"万能解方"：他认为"任何沉浸于同理心的问题，都变得可以解决。"

克拉克（K. B. Clark）说共情是"人类所拥有的感同身受地体会他人的经验、需要、欲望、挫折、悲伤、快乐、忧虑、痛苦或饥饿的独特情感推理能力"。这种"理解他人心理状态的能力"宽泛地被理解为共情或同理心。共情过程可以细分为认同、并入、回响与超脱。前两者更多类似同情——感同身受；后两者更倾向于真正意义上的同理心形成与认知共情过程。共情能力必须是超越种族、性别、年龄、身份、阶层等的情感能力。

护理人员要与患者构建共情关系，首先要打破医患之间二元对立的结构主义关系。《黄帝内经》里有言，"医患相得，其病乃治"；中国明代医学家裴一中在其著述《言医》中提到，"医何以仁术称？仁，即天之理、生之源，通物我于无间也。医以活人为心，视人之病，犹己之病。"此后，清代著名医学家喻昌也有言："医，仁术也。仁人君子，必笃于情，笃于情，则视人犹己，问其所苦，自无不到之处。"

17 世纪英国著名医生西登汉姆（Thomas Sydenham）说："善待你的患者，就像你患同样的疾病时，你希望被人善待自己一样"。《疗伤的对话》（*Healing Conversations*）的作者格尔马丁（Nance Guilmartin）说，当别人动手术时，那是个小手术；但发生在自己身上时，那可就是大手术了。这里古今中外医者提到的"医患相得""视人之病，犹己之病""笃于情""视人犹己"等讲的就是医护人员与患者之间的"共情关系"。

作为社会性物种，和谐的人际关系是人类社会平稳发展的基础。在叙事医学语境下，"关系"走到了更中心的位置，叙事医学强调的不是以医护人员为中心，也不是以患者为中心，它凸显的是"关系"——医护人员与自我，医护人员与患者、医护人员与医护人员、医护人员与社会的多向性的关系。而共情则在和谐关系构建过程中扮演着至关重要的角色。

关系是相互的，不独倚重其中任何一方，需要双方的语言参与和感情投入。对于医患关系而言，同理心是叙事能力必不可少的催化剂。在《共情问题》一书中，欧洲现象哲学家，胡塞尔的学生施泰因（Edith Stein）不仅将共情作为"主体间性经验的基础"，而且将其作为"获得外部世界存在的可能知识的条件"。

医护人员有时会受治疗和护理对象的地位和财富的影响，在托尔斯泰的《伊万·伊里奇之死》里，即使贵为大法官，却也无法从医生那里获得他所期待的那种同情与关怀，反而从照顾他的男仆那里获得了临终关怀，这说明医生共情能力的缺乏。现实生活当中，一些医护人员会选择性地给予一些社会地位较高或经济条件较好的患者更多的关照。英国著名的散文家、小说家、评论家奥威尔写过一个名为《穷人之死》（*How the Poor Die*）的自传故事，讲述他 1929 年落魄巴黎时因肺结核病在一家公立医院住院几周的经历。住在这家医院的免费病房里的穷人基本得不到治疗与护理，像在监狱里一样或者说就像动物一样过着没有尊严的生活。患者因为贫病交加，完全得不到有温情的治疗和照顾。这里的患者基本没有得到真正意义上的治疗，也不被医护人员多看一眼，除非你的病症是他们觉得可以用于指导医学生的。这里没有一位具有共情能力的医生、护士或医学生。

著名的日本护理学专家日野原重明曾经讲述过一个关于日本文坛知名短歌诗人石川啄木罹患前列腺癌住院的经历。石川啄木想上厕所但必须依靠护士协助，但石川啄木因护士在旁边感到尴尬而尿不出来，护士却认真地说："下次等到紧急一点的时候再按铃。"虽然护士不是有意羞辱他，但排尿不能控制，上厕所需要人协助本身就已经让人沮丧，这无疑是增加了患者的无尊严感。没能理解患者的痛苦与无奈，我们从护士的这一句话就可以看出医患之间已经失去共情的基础。

共情能力的缺失也可能是由于医护人员过度依赖技术和仪器所造成。在《伟大的医生》（*Great Doctors*）中，著名的医学史家和医学社会学家西格里斯（Henry Sigerist）指出：

"医患关系是一种纯粹的人与人之间的关系"。然而在科学技术高度发达的当代，医患关系看起来更像机器关系。医生哲学家雅斯贝尔斯在 20 个世纪中期就阐述了技术至上时代一个关于医患关系的悖谬现象：一方面，在大量先进技术设备的帮助下，诊断更加准确，护理得更周到，患者可以得到更好的帮助；另一方面，医护人员依赖于原本是辅助手段的技术，放弃了主体间互动，对患者进行个性化了解的机会，沦为了千人一面的技术员"。这在某种程度上折射出了现代医学和护理实践对于科学和技术理性的盲目乐观。如果医护人员在科学和技术的可能性边界上一意孤行，他们将不自觉地陷入无信仰、无目的的状态。

共情是一种主体间的情感关系。护士和患者都可以把自己和对方看作是客体或主体，或者以这一组合形式来看待双方，也就是说护患可以是"主-客"，也可以是"主-主""客-主"或"客-客"的关系。一个人可以把另一个人看作一个对象，如仅仅作为一个功能（"患者""护士""主管""医药护士""住院护士""行政管理"），或者作为一个病例或类型（"精神分裂症患者""心脏患者""门诊患者""再入院患者""卧床患者""轮椅患者""全面护理患者""临终患者"）来看待和联系对方。这种主客体关系或"我-他"关系与主客体关系或主体间的"我-你"关系本质上是不同的。

叙事护理强调的是"我-你"的主体间性关系，它意识到并认可每一个主体存在的独特性。护士对患者真实存在、经历的独特性和情感的丰富性的承认是叙事护理的基础，叙事护理关注的是护士与他人之间的主体间情感"关系"。

在叙事医学语境下，共情关系具有相互性。叙事医学提供一个框架，在这个框架内患者的人性得到全方位的尊重，同时，医生的人性也得到更好的展演；反过来，患者人性得不到尊重时，医者的人性也泯灭。尼采在《善恶的彼岸》中说，"当你凝视深渊时，深渊也在凝视你。"医护人员最大的悲哀莫过于在忙忙碌碌、浑浑噩噩中耗尽职业热情，变成一个日夜不停转的工作机器。一味地专注于疾病会剥夺医生的人性，成为只会看病的机器人。当护理人员将患者当作流水线上待修理的机器时，他们必定将自己的工作机械化，同时自己也沦为机械性工作的机械，最终将自我客体化，丧失职业热情，陷入职业倦怠。

护理本身就是人类对话的一种特殊形式。在叙事护理理念的引导下，共情构建表现在倾听患者的故事、回应患者的故事并且与患者一起讲述一个新的故事的过程。因而，共情不是简单的倾听，而是要主动去理解和阐释患者的故事。共情构建要求医护人员暂时抛弃自身的科学理性和医学语言，隐藏自己的科学语言和思维，不带偏见地倾听患者故事并帮助重构故事，进入患者故事和情感世界的能力。

叙事护理中的医患共情关系与雅思贝尔斯在《技术时代的医生》一书中提出的"医患命运共同体"理念接近。雅思贝尔斯认为，医护人员与患者在这个世界上都是生存对生存、短暂存在的主体，而作为主体的人本身，医护人员与患者是同命运、共患难的同伴。如果医护人员不能从生存体验角度出发，设身处地，重新体验患者个人化的经历，就无法全面了解和理解患者的生命，更无法减轻患者源于过去创伤经历的身心痛苦。同样，如果医护人员不能设身处地为患者着想，不能通过移情去深入理解历经童年阴影、婚姻不幸、事业失败等的人生失意者的精神痛苦，就无法提高治疗效果。

共情的缺失也可能是由于自己不是患者，无法感同身受造成的。当护士成为患者，能够更好地体会患者的感受；当护士成为患者，能够从患者的角度看待护理工作；当护士成为患者，能够促进护理工作的优质发展。然而，我们并不希望护理工作人员只有在自己成为患者之后才能建立与患者的共情连接。那么，如何无须"病吾病以及人之病"，就能形成良好的共情素养呢？叙事医学给出的答案是多阅读和聆听患者的故事，换视角思考。

此外，如果医护人员将治病和护理患者视为纯粹的技术活，将会对自己的职业产生迷茫和倦怠感。医生的职业激情一旦丧失殆尽，对患者的人文关怀，就更成了奢望。作家医生，加州大学旧金山分校临床教授，预防医学研究所的创始人，奥尼希（Dean Ornish）发现，亲密的社会关系和良好的医患关系，可以促进冠状动脉疾病的治疗，甚至可以提供生命坚强的抵抗力。他因此发出感慨："我们的心不仅是一个血泵……还是一颗情感的心，一颗心理的心，一颗精神的心。"每个人都需要一种可以打开心扉，分享故事的亲密关系，尤其在生死托付的医患之间。

共情构建的第一步是帮助患者共同构建故事。在临床背景下，共情是一个保持观察者的态势，通过间接分享个体的主观经历而理解这一个体的过程。在医患关系中，医生通过分享患者的主观经历可以让患者感觉与医生的关系在拉近。照护者专注地聆听患者的故事是建立共情关系的第一步。聆听之后才能帮助患者一起重构他的故事。文学叙事阅读能够帮助护理人员探索"科技理性和实证主义"的局限性，承认医学的不确定性和相对性，在与患者接触过程中，自觉地、主动地去了解并构建关于患者生活和患病体验的故事。

吉恩（Keen）首创"叙事共情"这个术语来描述认知叙事学探讨的阅读过程中的一种情感影响因素。吉恩的叙事共情理论阐释了真实作家如何将人类共情置于他们的故事中并唤起读者共情的机制。在吉恩看来，叙事共情的定义应该是"通过阅读、观看、聆听或想象别人的处境或状况而引发的情感和视角的融通。"叙事阅读可产生两种普遍效果：一是能够提升读者在心智理论、共情、人际感知等方面的社会能力；二是能够加强读者的自我感，改善读者的个性、情感和情绪。好的叙事作品具有感动读者、扩展我们的感知空间、转变我们的未来视野和帮助我们面对逆境的潜能。

人们在一个共享的有意义的人际空间，通过在叙事阅读或故事聆听过程中开展的模拟互动，可以想象性地去识别对方情感变化，从而实现人与人的交往，建立起相互间的关系。人类的这种主体间性，既存在于现实社会生活之中的现实个体之间，也存在于读者与叙事作品里的人物之间。这是因为，叙事世界就是对真实社会生活的"模拟"，读者对叙事作品里的人物的情感反应，与现实生活中对于他人的情感反应，实际上有同一性，是读者自身的真实的情感反应。

叙事作品与教科书和科学著作不同，虚构或非虚构的叙事作品主要聚焦于疾病的主体经验。因而阅读这样的故事，可以帮助护理人员提升共情技能。通过聆听医生患者的故事，尤其是看起来非常不起眼的个人小故事，能够拉近医生和患者之间的距离，把我们带入一个孕育着同情的更大世界里。通过故事的交换，我们治愈彼此的精神。叙事医学学科开创者卡伦曾面对一位女性年长患者进行了深刻的思考。

卡伦说，当她在检查这名老妪的足部，握在手里的不只是因糖尿病而出现溃疡症状的脚，还有老妇人风风雨雨的生活历程，她立足于世的生存状态，她几十年来的生命故事。当我们带着这样一种"共情态度"凝视我们的患者和患者的身体，倾听她的生命故事，我们就能理解她与我们一样，是一个有感情的人，而非需要我们治疗的疾病。

在卡伦看来，漠视疾病带给患者及其家属的孤独和恐惧，同样会造成临床实践上的巨大损失。"双方的隔绝令人瞩目——患者因为疾病的恐惧而被隔绝，医护工作者因为具有疾病的知识而去隔绝。医护工作者具有关于疾病的知识，但往往对患者经历的巨大痛苦一无所知，他们不知道疾病带来的痛苦和愤怒有多么深重。"

卡伦在《叙事医学：尊重疾病的故事》一书中总结道："在患者妻子和心血管医生争论治疗方法的时候，因为词汇和知识差异上的分歧，因为不信任和恐惧导致彼此隔离，而在这个过程中，丈夫可能会被心脏病夺去生命。"若不能触动对方，他们（医与患）就无法运用医学的力量救助患者；若不能找到理解彼此想法的方法，他们注定要失败。

医护人员除了想象之外，还需要一种流畅地阅读、聆听和接收患者故事的精湛叙事素养；而护理教育的科学课程里并不传授这种素养。幸运的是，我们现在已经在国内开展了叙事医学人文和叙事护理课程构建。对于医生个体而言，如果不具备这种高效接收患者叙述信息的能力，他/她将难以真正胜任护士这一职业。

通过换位思考和情感分享，共情把"我和你"的关系，变成了"我是你"，或至少是"我可以是你"的关系。这正是共情的魅力所在。在临床语境下，这种关系的转换，有助于医护人员摆脱多年习得的"冷漠"，以及"理性和技术至上"的职业反应，重拾人文精神。由此可见，叙事共情是一种医患之间的关系性故事互动过程，通过叙事共情，医护人员能够深达患者的内心，从而提供更有效的治疗。

本章小结

总结本节，即在叙事护理语境下，护理人员应该注意以下共情构建技巧：

1. 将"人文精神"与"护理精神"相结合

护理即"人文关怀"，将心理学知识"共情"拓展到护理工作中是当代护理发展所需，也是缓解紧张医患关系所需：

（1）改变临床工作模式及思维方式：用典型案例让护士充分认识共情对护理工作的重要性，培养护士的共情意识，提高换位思考、感同身受的共情能力，从而改变共情认知。同时，管理层需制定科学合理的培训方案，对护士进行心理知识的培训，培养护士提高自我满足感，提升共情能力，从而促进行为改变。

（2）传递共情技巧：如通过多媒体视频、情景表演或角色扮演、示范教学、临床带教等展示共情、人性关怀、沟通、积极倾听等理论和技巧，提升共情技能水平，从而获取良好行为效果。

(3)定期组织共情理论与技能考核：通过考核验收掌握程度，从中发现问题所在，进行深入研究分析，采取针对性强而有效的干预措施，降低共情的不良因素影响，全面提升共情能力。

2. 将共情技术引入日常护理管理中

高共情水平的护士长能够建立和谐的上下级关系，且共情能力越高越能得到较高的管理者的领导行为满意度。

(1)通过共情，在护理队伍中实施人性化管理：平等对待每位护士，充分给予其尊重与理解，不以护士的管理者、领导者自居，注重调节个人的情绪和状态，保持稳定的心理特征，更好地深入到护士的内心世界，体验护士情绪、情感，理解和包容护士的行为表现，拉近领导与护士的心理距离，提升护士长共情体验能力。

(2)通过共情，护士长要充分认识到管理与心理之间的联系：护士长管理护士的过程，也是经营人心的过程。只有不断创新管理理念和领导方式，对人深层次的心理研究和把握，才能创造出杰出的管理效益。通过共情，接纳不同护士个性倾向性，感受其心理需求，掌握其心理特点，因人而异，因时制宜的合理护理分工，充分发挥其才能，调动护士工作积极性、主动性、创造性，增强其工作成就感和满足感，避免职业倦怠产生，有助于护士体现自我价值，不仅提升了护士长护理管理能力，也提高了工作效率和护理服务质量。

(3)通过共情，护士长拥有理解和分担护士精神世界中各种负荷的能力：护士长以诚相待，主动关心护士工作、生活和学习情况，帮助解决困难和难题，建立温暖、友爱的工作氛围，采用鼓励性、激励性话语，正面肯定或表扬护士的工作，有助于护士实现自我愿望。定期组织护士谈心交心活动，双方深度思想交流，相互站在对方的角度考虑问题，接受不同观点，达成思想上的共识，构建良好的人际关系，从问题根源上缓解护士工作压力，减少负性情绪，相互之间更加信任和支持，从而夯实护理团队凝聚力，促进双方拥有良好的共情能力。

3. 护士要充分发挥一线践行者作用

将共情理论和技术落实在日常护理服务中。研究显示，高共情水平的护士自我效能感高，通过有效倾听和自我表达，能够走出自我关注，学会关注他人，更好地为对方服务。

（1）护士要学会换位思考：通过主动询问患者情况引导患者进行有效沟通和交流，激发患者释放情绪和压力，缓解焦虑、紧张不安等不良情绪，不断深入患者的内心去体验其患病后的情感、思维和痛苦，提升护患之间的信任感。例如，消化科护士在入科时，佩戴肠造口袋，体验肠癌术后肠造口患者内心感受。

（2）护士要学会耐心倾听：将言语和非言语行为有机结合起来，全神贯注倾听患者的苦恼，不打断、不做价值判断，不做出不专心的动作和姿态，用眼神、点头等适当的鼓励性信号表达自己的理解，使患者心理上获取安全感，感受到自己被尊重、被理解、被接纳，不断激发患者情感倾诉，促进患者自我表达。

（3）护士要学会关注他人：在设身处地、换位思考，积极地、关注地、认真地倾听的过程中，敏锐观察和深入了解患者的精神状态，准确识别和评估患者言行，收集和整理患者信息。通过护患之间的沟通，不断丰富自己的内心体验，克服羞怯心理，更加准确地掌握患者的内心需要，从而进行有针对性的心理护理，满足患者心理需要。

本节推荐阅读：

1. 戴维斯（Cortney Davis）的《当护士成为患者：一个用语言与意向讲述的故事》（*When The Nurse Becomes the Patient：A Story in Words and Images*）

2. 戴维斯（Cortney Davis）的《学会疗愈：以诗歌和散文形式对护理学院的反思》（*Learning to Heal：Reflections on Nursing School in Poetry and Prose*）

3. 赛琪（Paula Sergi）和格曼（Geraldine Gorman）的《护理的呼唤：护士关于挑战与使命的故事》（*A Call to Nursing：Nurses' Stories about Challenge and Commitment*）

4. 戴维斯（Cortney Davis）与沙福尔（Judy Schaefer）合编的《心跳之间：护士创作的诗歌与散文》（*Between the Heartbeats：Poetry and Prose by Nurses*）

5. 戴维斯（Cortney Davis）与沙福尔（Judy Schaefer）合编的《重症照护：更多护士创作的诗歌与散文》（*Intensive Care：More Poetry and Prose by Nurses*）

6. 马森（Veneta Masson）的《第九街笔记：城市护士的声音》（*Ninth Street Notebook：Voice of a Nurse in the City*）

7. 罗宾逊（Elizabeth Robinson）的《护理之魂》（*The Soul of the Nurse*）

第三节　叙事护理中的经典文学叙事

微课：如何创设故事

从以上对护理与人文、文学的阐述中不难发现，护理是一门将科学与艺术结合在一起的人文学科。人文是一种文化，而文学是一种语言艺术形式，是人文的重要组成部分。早在一个多世纪前，现代医学教育之父威廉·奥斯勒（William Osler）就提出"文学是医学教育的必需品，而非奢侈品"这一论断，并要求医学生每天必须至少抽出半小时来阅读文学作品。20世纪70年代宾州州立大学重新审视并实践了奥斯勒的这一重要医学教育理念，第一次在医学教育体系中增设《文学与医学》课程。自此之后，大多数西方医学院校都逐步将文学作为一种人文元素融入医学教育中。

文学文本细读是训练医护人员"关注力""再现力""互纳力"和"反思力"这四种必备能力的重要途径。这四种能力都包含双方甚至多方关系。比如，关注力是护理人员能够关注患者的身体，同时能够关注患者的故事与情感的能力；再现力主要指护理人员能够融合医患视角，再现完整的患者故事，正确表达同情与关切，并正确诊断疾病的能力；互纳力包括与临床治疗团队整体协调配合的能力、对疾病文化的理解能力、与患者融洽相处的能力以及与同事相互接纳的能力；反思力是指在疾病诊治过程中，在完整再现患者故事的基础上，对护理人员的态度、疾病的诊断和治疗的反思，提升今后医疗服务质量或发现新的治疗方案或研究方向的能力。

如何培养综合这四种能力在内的叙事素养，使护理人员胜任护士这一职业呢？许多医学和护理教育家认为叙事作品的结构与患者讲给医生的故事在很大程度上具有相似性，医患叙事能力的形成源自我们对叙事作品进行文本细读的体验。韩启德院士也提出："每一个患者都是一部文学作品，我们像读小说那样去读懂患者，我们就能与患者共情，从而在医疗实践中体现人文素养。"既然看病与读文学作品一样，那么我们认为聆听、连贯并推断故事的实践智慧（也就是亚里士多德所谓的"phronesis"）可以通过文学叙事阅读来实现。

事实上，文学包含多样化的叙事形式，如短篇/长篇小说、戏剧、电影、电视剧、诗歌等，音乐、雕塑、绘画等其他艺术形式也与文学叙事有着非常重要的联系，这些艺术媒介都能生动地呈现人类生命及社会心理状况，将它们作为阅读或观看的材料用于医学教育和临床实践，能够为研究者、医学生以及普通大众提供全面深入的理解疾病、医生和患者等的多元途径。因而，尽管这些叙事形式属于人文学科范畴，但近年来却获得了临床教育研究者越来越多的关注。文学作品潜移默化地传递着伦理道德观念，引发读者对生老病死的哲学思考，为临床医疗和医学教育带来新颖视角，也为"人的完整性"问题提供了独特的解答路径。

将文学叙事作为人文元素融入护理教育中能够起到培养学生人文精神、伦理道德素养和自我心理疏导能力三方面的作用。医学人文研究者穆雷（Rowena Murray）认为，"医学人文就是一种通过使用文学文本来提升对健康问题的讨论的方法，与疾病相关的诗歌和小说不仅能够有效地刺激我们进入医疗状况的深层次探讨之中，也能够引发我们对患者和医护人员的态度、情绪和文化价值的深度思考"。现代护理教育课程体系过分强调科学或技术理性教育，而忽视了人文和叙事理性教育。然而，医患关系等各种人际关系是医学实践中的一个不可或缺、不可忽视的重要组成部分，人文理性正是将人类"伦理"寓于人际交往之中的一种哲学思考。

如何理性地运用文学作品获得对疾病、生老病死和人际关系的理解与思考，与如何理性地运用科学技术知识诊断和治疗疾病同等重要。将文学叙事课程融入护理教育体系能够有效地加速护理学生和护理人员的社会化进程，实现自觉的内化教育，是对现有护理课程体系的补充和提升。虚构叙事能使读者代入叙事者或虚构人物的视角和感情，产生认知思维上参与和沉浸的效果，进而培养和增进共情。通过沉浸在文学叙事的虚构世界里，受到文字的熏陶和激励，临床医学生将更加善于站在不同的视角，采用新方式来对待问题作出决定，并解决个人和职业的冲突。

将文学叙事作品融入医学教育体系，教育者、医（学）生以及患者都将获益良多。书面文学作品有助于提升医学生的共情能力，使其能够不受眼前时空和当下社会生活的限制，通过文学作品所创设的虚构世界扩展其对自我、他人以及自我与周围世界的认知。此外，医学生通过接触文学叙事，可进一步拓展自己的阅读技能，在聆听和阅读患者故事时，能够有效地抓住重要的文本线索，提升临床诊断和沟通能力。按最早的医学教育传统，医护必须具备阅读复杂文本的经验和能力，教育者可以要求护理专业学生在课后主动开展小说、戏剧以及诗歌等的阅读活动，将阅读当作一种消遣的同时，也将其当作严肃的教学内容并通过一定的课程体系建构融入正规的日常教学。

护士在护理实践中，常常需要用到文学中的语言艺术对患者进行心理、社会及精神方面的护理，生老病死的护理也是文学作品的重要主题。从这个意义上说，护理也是文学叙事的重要组成部分。一个受过文学阅读、阐释训练的思维其实在一定意义上也是在接受阅读和感知患者与护士经历的思维训练，这是训练了解患者个人故事的最重要和最有效的途径。护理学是一门关于人的学问，是科学、技术和艺术的综合体，科学精神和人文精神的结合，是现代护理学成熟的标志。从事护理专业者在追求护理学真理和护理过程中，必须将人文精神渗透其中，不仅要治疗疾病，更需要对患者进行关怀和照料，成为患者信赖的健康守望者、守护人。

叙事护理人文教育中的叙事阅读主要引导护理人员阅读绘本、小说、诗歌、戏剧等不同类型叙事。逃避护理学习和职业压力、避免职业倦怠感的最好方法就是阅读一部伟大的文学作品。这些文学作品，以医护人员为主要人物，以卫生保健医疗机构为背景，为你提供亟需的乐趣和想象，同时提醒你为什么当初选择这个职业，构建护理职业认同感和身份感。所以，如果你想重新点燃你对护理的热情，或者只是度过一个美好的夜晚放松一下，那就读读这些精彩的文学作品吧！

一、绘本叙事

"变故、丧亲和死亡"是容易在护理学生中引发焦虑感的话题。然而变故与死亡却是在护理场景中天天必须面对的事实。许多研究证明了在护理人文教育中加入儿童文学叙事作品阅读，能够帮助护理专业学生提升面对这些场景的能力。儿童绘本叙事作品通常讲述非常简单的故事，但简单不代表没有深度。《绘本之力》是日本三位知名人士——纪实文学家柳田邦男、儿童文学家松居直以及临床心理学家河合隼雄——合著的一部提倡绘本阅读的散文著作，他们从各自专业领域出发阐释了绘本的力量。成人阅读绘本可以抚平伤痛、充实想象力、发现生活之美、找到真正的自己、与童年和孩子对话。

日本纪实文学家柳田邦男说绘本和童书是大人思考人生、调适心态和关爱儿童的滋养品。柳田邦男在痛失儿子之后，一次偶然的机会走进了儿童绘本区。没想到随便翻翻的绘本让他的心情得到了极大的抚慰。因而，他一口气买回许多绘本，开始慢慢读，丧子之痛的创伤也在阅读中一步步愈合。柳田邦男从绘本的一个个故事、一幅幅图画、一句句话里发现了意想不到的深刻含义。柳田邦男说："人的一辈子有三次读儿童绘本的机会，第一次是孩提时，第二次是自己抚养孩子时，第三次是生命即将落幕，面对衰老和死亡时。走到人生后半段的人，更应该重拾绘本，仔细阅读。那些因为汲汲营营于名利和工作间而被遗忘的事物——幽默、悲伤、孤独、友谊、别离、死亡、生命，将会像烙画般再次浮现。"

护理人员可以阅读罗森（Michael Rosen）的《迈克尔·罗森悲伤之书》（*Michael Rosen's Sad Book*）、格雷厄姆（Kenneth Grahame）的《柳林风声》（*The Wind in the Willows*）、内斯（Patrick Ness）的《怪物来敲门》（*A Monster Calls*）、梅洛尼（Bryan Mellonie）的《生命的开始与结束之间》（*Beginnings and Endings with Lifetimes In Between*）等绘本，也可以将绘本推荐给患者和患者家属阅读。

德国插画作家埃尔布鲁赫（Wolf Erlbruch）的作品《鸭子、死亡与郁金香》（"*Duck Death and the Tulip*"）看上去只是一本儿童读物。然而，实际上除了是一本为儿童设计的简单易懂的死亡教育读物之外，它还是一个能够引发成人对死亡进行深层次思考的暖心故事。随着绘本叙事进程的推进，我们发现"死神"的形象并没有我们想象的那么可怕。死神的任务不是在生命之火行将熄灭之时残酷地将人带走，她的任务是陪伴，并在生命行将终结时让他能有尊严地离开。

《迈克尔·罗森的悲伤之书》直面死亡和悲伤这些存在主义问题。罗森创作了这本书，向孩子们讲述自己痛失爱子后的心路历程。"一个人的心灵能承载多少的爱，就必然要承受多大的痛"——罗森以最大的真诚向孩子讲述这一人生真相。

近十年来，还有一类叫作"医学漫画叙事"的作品受到评论界关注。虽然漫画叙事一般被认为是一种针对青少年或阅读能力不强的读者创作的文类，但越来越多涉及健康和医学问题的故事采用了漫画形式，比如戴维斯（Davis B）的《癫痫》（*Epileptic*）、弗埃斯（Brian Fies）的《癌症》（*Cancer*）、斯特腾（Nicola Streeten）的《比利我和你》（*Billy, Me and You*）、盖洛维（Janice Galloway）的《继续呼吸》（*The Trick is to Keep Breathing*）等。

威廉斯(Ian Williams)在他创办的 graphicmedicine. org 网站上将"graphic medicine"定义为"漫画媒介与医学话语之间的结合界面"。格林和迈尔斯(Michael Green and Kimberly Myers)合撰发在《英国医学》杂志上的一篇文章里把"病理漫画书写"这个术语定义为"用图画形式表现的疾病叙事"。这些对疾病进行漫画讲述的非虚构叙事作品是帮助大众理解疾病和疾病状态的最佳媒介,适合不同类型读者阅读。而且它们对医护人员具有特别的价值,创作者与读者、患者与医护人员之间的共情连接通过阅读这些疾病漫画可以被建立起来。

疾病不仅侵犯和改变人的身体,还侵犯和改变人生活的各个方面。这些带有图像、故事和视角的多维度文本打开了读者仔细阅读患者和他们的家庭生活场景的一扇窗户。医护人员单从几次病房探视或几篇文字阅读无法真正了解患者的状况与心境。文字叙事有时无法深刻展现患者的感受,通过对话式地采用叙事和图像两种媒介,疾病漫画能够更好地捕捉患者的诸多生活困境,还能巧妙地全面展现患者身体、心理、社会及精神等各层面的经历。

二、小说叙事

特定的小说叙事作品可以帮助教育者处理整个护理课程中需要阐释的概念和需要解决的问题。以下具体叙事阐释可以说明小说叙事在护理教育中的价值。在这一小节里,我们分享一些著名作家创作的与疾病相关的小说作品,提升我们从不同角度去理解主体的疾病、死亡、心理、治疗和护理的素养。

葡萄牙作家何塞(José Rodrigues Miguéis)二战时流放至美国,在纽约的贝尔维尤医院治疗期间与该医院一些医生有过接触。在他的元病理叙事《半张脸面对死神微笑的男人》(A Man Smiles at Death with Half a Face)中提到,"我与这些陌生人(医生)在一起,他们对我一无所知,跟我更没有什么关系可言。对于他们而言我只是一个来医院的病例,引起他们临床好奇心的一个对象。我作为一个人是不存在的,我只是一连串的症状。"

美国护士艾格尼丝·冯·库洛夫斯基(Agnes von Kurowsky Stanfield)是海明威(Ernest Hemingway)的《永别了,武器》(A Farewell to Arms)中的人物"凯瑟琳·巴克利"在现实生活中的原型。海明威参加过第一次、第二次世界大战。在战争中受伤后,海明威在意大利的战时医院里认识了护士艾格尼丝,海明威差点面临截肢,在艾格尼丝的悉心照护下,他的腿得以保留。艾格尼丝的护士形象同时也出现在海明威的短篇小说《乞力马扎罗的雪》和《一个非常短篇小说》中,是女英雄形象。

《在异乡》(In Another Country)是海明威的尼克系列短篇叙事小说中的一篇,主要是一部表现死亡主题的自传体小说,很多评论者从战争的角度分析小说,然而,我们认为这篇小说也在阐明海明威关于身体治疗与心理护理关系的思考,故事主人公通过描述他朋友的遭遇表明了死亡与空虚无处不在,并有着不可抗拒的威力,它影响到故事中的每一个人。

事实上,按照叙事医学理念,故事里的主要人物在战争中遭受的创伤都是个人化的,用一台冰冷的机器可能连身体伤痛都治愈不了,更不用说治疗他们遭受过的个人化的心理创伤。然而，真正的希望在于医护人员对心理创伤的重视与护理。海明威主要是想要通过《在异乡》这个故事探讨两种治疗：身体治疗，以医生对机器疗法的推崇为特点；心理护理，但故事里的医院、医生都没有意识到心理护理的必要性，只有故事里的伤残军人深切地感到身体治疗的无效性，并隐约表现出对心理重建的需求。故事里笃信新技术的医生给患者进行的机器式治疗显然不可能满足患者的心理护理需求。

塞尔维亚人日夫科维奇（Zoran Zivkovic）的短篇小说《小提琴手》（Violinist）涉及临终关怀、护理关怀、医护关系、医患关系和叙事沟通交流等维度。在这个故事里，一位名叫罗泽尔的护士在护理工作中投入了最大的同情和关爱。在患者入睡前，她给了教授一颗蓝色药丸来缓解他胃部的反复疼痛，也能给他沉重的身体带去愉悦的轻飘感，患者听到了不知从何处传来的悠扬小提琴乐曲。罗泽尔女士却几乎听不到，也感觉不到乐曲声。教授年轻时是一位小提琴手，这乐曲声带着他回到了过去。我们无法判断这是一种死前的内心觉悟还是心脏的最后搏动引发的幻觉。他醒过来，看见了一位牧师盘旋在他身体上方。他将罗泽尔护士叫到身边，试图将自己所见到的一切景象告诉她，尽管教授的语言已经变得含混难懂，罗泽尔护士仍然倾尽全力仔细聆听。

"脑神经文学家"与"医学桂冠诗人"萨克斯（Oliver Sacks）的认知文学经典作品——《错把妻子当帽子》（The Man Who Mistook His Wife for a Hat）、《火星上的人类学家》（An Anthropologist on Mars）和《脑袋里装了2000出歌剧的人》（Musicophilia）等——让读者能够进入脑部神经受损者的世界，了解各种常见和不常见的脑神经患者的疾病现象和状态，如幻肢感、各种癫痫、失语症、失忆症、偏头疼、失明等。萨克斯的作品兼具医学科学与文学浪漫的情怀，一个患者的故事就构成一个短篇小说，叙事风格简洁，但不失深度，让学员有时间充分阅读并感受文字带来的医学理解。

布朗斯坦（Karen Brownstein）的《头脑风暴》（Brainstorm：A Personal Story）讲述作者罹患脑瘤的经历。布朗斯坦关于诊断和治疗的个人观点和感受尤其发人深省，能帮助学员提升对此类患者的理解和同理心。在冈瑟尔（John Gunther）的《死神，你莫骄傲》（Death Be Not Proud）这部经典作品中，作者的儿子小约翰高中时得了脑瘤，作品主要讲述了儿子对疾病和治疗的理解，以及面对绝症时的个人力量；《心脏的声音》（Heartsounds）叙述泌尿外科医生李尔（Harold Lear）在心肌梗死后的经历。对于护理专业学生而言，这本小说涵盖心肌梗死对患者及其配偶的心理社会影响，并详细地阐述了心脏病的临床特征。

在对一些文学作品进行回顾时，我们可以发现许多与婴儿或儿童护理问题相关的文学作品标题。安德森（Peggy Anderson）的《儿童医院》（Children's Hospital）讨论了婴儿和儿童的临床护理。在高科技日益发达的医疗保健系统中凸显出来的法律、道德和伦理困境也在文学作品中被提出。罗伯特和佩吉·斯蒂森（Robert and Peggy Stinson）的《安德鲁婴儿之死》（The Long Dying of Baby Andrew）主要讨论医学手段维持早产婴儿的生命的法律和道德后果。

以下几部小说有助于提高护理人员对某些特定的身体残疾的理解力。墨菲（Robert Francis Murphy）的《身体保持沉默》（The Body Silent）从一个突然变成残疾人的人类学家的视角描述了四肢瘫痪人士的生活及内心世界及其丧失劳动力的体验。赛维罗（Richard

Severo)的《莉莎·H：一个非凡且勇敢的女人的真实故事》(*Lisa H：The True Story of an Extraordinary and Courageous Woman*)，讲述一个一出生便患有严重面部神经纤维瘤的"象面女孩"如何在21年里经受11次手术，如何从婴孩时代开始遭受身体畸形和社会偏见给她带去的痛苦。

在护理老年人和痴呆症患者时，阅读与这些疾病相关的小说能够帮助医护人员更好地理解患者处境。比如，吉诺瓦(Lisa Genova)的《依然爱丽丝》(*Still Alice*)、华顿(William Wharton)的《爸爸》(*Dad*)和芒罗(Alice Munro)的中篇小说《熊从山那边来》(*The Bear Came Over the Mountain*)关注的都是痴呆症患者的经历。另外几部主要人物患有痴呆症的小说包括：米勒(Sue Miller)的《纵火犯》(*The Arsonist*)、布朗(Carrie Brown)的《最后的第一天》(*The Last First Day：A Novel*)和布莱克(Robin Black)《生活画图》(*Life Drawing*)等。文学角色可以帮助护士理解经历痴呆的感觉，反过来，可以使其有更加细致和深度的护理。

除了创作给成人阅读的短篇小说之外，有时儿童短篇故事也会被纳入护理课程。具有儿科临床经验的学员可能会发现雷和玛格丽特(H. A. Rey & Margret)夫妇的经典绘本《好奇的乔治去医院》(*Curious George Goes to the Hospital*)有助于护理专业学生了解孩子眼里的医院和医护人员，也可以了解如何处置儿童误吞异物。绘本讲述了因为调皮误食了一片拼图的乔治被他的朋友送到医院，医生帮助他转危为安的故事。

护理教育者可以引导护理学员和患有绝症的儿童阅读帕斯卡尔力(Leo Buscaglia)的短篇小说《叶子弗雷迪的凋落》(*The Fall of Freddie the Leaf*)。这篇像诗歌一样的短篇小说用初夏秋冬四季来隐喻人的生命的各个阶段，通过叶子弗雷迪的故事引导读者来理解生死枯荣以及生存的目的和死亡的去处等。

在护理课程中所涉及的诸多其他主题，如死亡和濒死经历、儿童护理与青春期以及护理在医疗系统中的作用等，都可以通过人文教育，尤其是小说叙事阅读来增强护理学员的人文关怀意识。文学作品是作者思想、感情和认知的表达。通过作者的视角，读者能够感知人类情感和力量，感知人物的心理活动以及人类的精神实质。

三、影视剧叙事

希腊哲学家亚里士多德相信戏剧等文学形式具有疗愈功能。古希腊的医院或健康庇护所一般会设在剧院或医药之神阿斯克勒庇俄斯的神庙附近，正是体现了古希腊人认为戏剧表演对治疗有益的观念。作为一种文学形式，戏剧可为护理教育者所用，具有深远的教育意义。许多经典小说都在出版后被改编成戏剧或电影形式，作为一种文学叙事形式，影视剧可为护理人文教育所用，具有深远教益，被称作"影视医学教育"。

观看一些以医护人员为主人公的戏剧、电影或电视剧能够帮助护士了解医学和护理发展史、疾病症状描述，也有利于形成职业认同感。护理人员可以围绕电影、戏剧等叙事形式从临床实践的人文维度开展讨论、反思活动，获取沟通交流的技巧，也可以思考健康服务中的生命伦理和道德困境。

护理电影叙事首推的当然是凯西的《飞越疯人院》。这部经典电影展现了残暴护士拉奇德(Ratched)的形象。该影片是对护理机构现状的一个坦率的看法，也是任何从事精神护理工作的人的必读看影片。

埃德森(Margaret Edson)的戏剧《心灵病房》(*Wit*)不仅获得了普利策奖，还获得2002年的美国国家医学教育改革奖。埃德森本人曾经在医院做过护工。这部戏剧讲述一位晚期卵巢癌患者从确诊到死亡之间的医疗经历的个人故事，许多医学院校，如大洛杉矶地区健康系统的多个医学部、加州大学洛杉矶分校戴卫·格芬医学院都将这部戏剧用作对医学生和医护人员等如何开展临终关怀和临终患者是否需要开展最后紧急救治这类问题的人文教育素材。

主人公薇薇安是一位学识渊博、不近人情的英国文学教授，她父母已故，未婚未育，独自一人生活，对诗歌，尤其对多恩(John Donne)关于死亡的十四行诗有深入研究。在被诊断为Ⅳ期转移性卵巢癌之后，她的生活发生了巨大改变，她从一位有名的学者变成了一个无名的患者，每天躺在病床上毫无尊严地接受各种检查与治疗，还要承受化疗带来的各种痛苦。

著名的教学医院肿瘤学家科勒奇安让她尝试最新的化疗实验。在第一次与薇薇安进行交流的过程中，科勒奇安说了一堆高深的医学术语，如浸润性上皮癌、靶细胞特异性、抗恶性增生等词汇，徒增了薇薇安的恐惧感。这些难以理解的词语让薇薇安感到自己被隔离到了一个非生活世界，而让她有隔离感的不是她的癌症，而是癌症治疗所要面对的、似乎隔着厚厚高墙的医患沟通。

多恩在他的《突发事件的祷告》(*Devotions upon Emergent Occasions*)里说："如果说生病是一种极大的痛苦，那么生病的最大痛苦是孤独""与整个世界隔离开来"。也许小说中薇薇安的隔离与多恩说的孤独有相似之处。临床语言的深涩让她想起自己在诗歌研究中所使用的那些晦涩高深的学科语言以及她对研究的热情和对学生的冷漠态度，似乎这些研究性的语言都不是为了给出明确的信息，而是故意为难那些前来了解的人们。也就是说，这些语言不仅没有增进理解，反而成了交流的障碍。

随着病情的加重，薇薇安不得不鼓起勇气去接受更多试验性的治疗方式，即使她已经意识到肿瘤专家科勒奇安医生和修过她的诗歌课程的学生杰森医生，不是将她视为一个需要拯救和照顾的人，而是将她视为试验动物和数据。他们关心的似乎只是研究，完全没有人文关怀可言。事实上，沉迷于医学研究的科勒奇安和杰森医生都不喜欢查房之类的与患者有接触交流的工作，认为这些工作让他们无法专心做研究。

医务人员当中，只有一位叫苏西的护士将她视为一个人。苏西称薇薇安为"甜心"，跟她谈论情感，为她涂抹润肤露，戴正遮住化疗秃头的棒球帽，凌晨四点为了让薇薇安的胃肠道舒服点，苏西去给她买了根冰棍，一边折断冰棍与薇薇安分享，一边与其讨论"不施行心肺复苏术"，拒绝紧急救治的决定。

在薇薇安即将离开之际，杰森医生奋力施以抢救，即使护士苏西出面阻止，抢救组成员仍将苏西的话当耳边风。几番争执之后，苏西最终从这些"医学工程师"手里夺回了薇薇安最后的尊严。杰森最终意识到一直以来对待生命和医学的这种观点是错误的，把决定生死，是否需要最后的抢救的决定权还给患者，才是一件意义重大的事情。薇薇安在护士苏西怀中停止了呼吸，这一刻她收获的是"友情医学"。

如果苏西是人文心的象征，那么杰森就是科学脑的代表。医学只有将两者有机地结合起来，才能给予患者理想的照护。戏剧最后一幕里是，薇薇安赤身裸体地走下病床，走出医院，走向"光亮"。正如多恩对死亡的描述："所有人类都存在于由一个作者统一书写的鸿篇巨制里。当一个人逝去，属于他的那一章并没有从书中被撕离，而是被转化成了一种更好的语言，每一章都必须被转化"，薇薇安通过死亡的过程将自己的那一篇章转化成了更好的语言。

埃德森通过戏剧化的表现手法描述了弗雷科斯纳式的医学如何让处于人生最脆弱、最低落时期的患者感觉自己就像被置于组装流水线上的机器。同时从更高的社会层面，埃德森也揭露了只照顾身体的医学如何将其天平倾向越来越细分的专科、越来越精密的技术介入和越来越难以负担的巨额开销。这部戏剧也告诉我们，许多医院和医生在对待临终患者仍然维持着与普通患者同样的一套标准和流程，并把他们用在每一位病患身上，却不明白作为独一无二的个体，生命末期患者需要自主的生命权。

在当代医疗语境下，绝大多数的死亡都发生在医院。在医院里死亡和在家中过世，有什么差别？前者是一条线，后者则是一幅画。医院里的临终场面，经常是这样的：心肺复苏、急救插管、送 ICU 特护病房、发布病危通知、和家属沟通是否放弃治疗、选择拔管时间、戴上氧气面罩……最后，当监视器上的所有数值归零，心跳变成一条线。

医生确认死者已无脉搏、呼吸，正式宣告死亡。而在家中发生的死亡，则是截然不同的另一番景象。临终者身处温馨熟悉的家里，躺在平日睡觉的床上，墙上挂着他喜欢的画作，家人就在房间里讲述过去的故事或者安静做自己的事。每隔一段时间，家人会摸摸临终者的手，感受他的温度与脉搏，直到热度与鼓动都慢慢消失为止。没有任何医疗介入的"自然死"场景就像一幅 17 世纪的油画。死亡，可以是生活里的一幅风景。

面临死亡的老者或绝症患者就像枯萎的花朵，等待的只是最后的凋零。如果我们强行送到医院，给他们插管子、上呼吸机、做手术、切气管，就如同给即将枯萎的植物拼命浇水、施肥，不会唤回生机，只会让植物长虫、发霉、变黑、腐烂。但是，假如我们能让他们回到家里，也许他们能够像樱花凋零前会先绽放一样，能够享受到生命中最后一段花开的时间。当我们选择自然离去，我们会发现死亡并不如我们想象中骇人，甚至可以是死者传承给生者的礼物。当往生者安详、舒服地离开时，活着的人会体悟到：原来这就是人生，这就是死亡。

四、诗歌叙事

诗歌叙事是最古老、最具特色的艺术形式之一，也是文学在叙事医学人文教学中发挥作用的又一重要叙事文类。它试图用高度浓缩并富有想象力的方式表达行动、感知或思想，是一种以韵律或节奏推动情感向前发展的文类。从最原始到最复杂的社会都认为诗歌具有不可思议的价值，每个人心中都流淌着一条生生不息的情感之流。诗歌是灵魂的语言，一旦内心的能量被诗歌点燃，它会带给人们健康和平静，人们相信，理解歌词和节奏的力量使人类能够理解支配自然和宇宙的法则。

　　中国古代也有关于诗歌能够增强情感沟通，促进人际关系的经典名言，如"诗可以群"。这四个字用现代语言来讲，就是阐明诗歌的沟通功能，通过诗歌，可以增加人与人之间的相互沟通。当然，这里的"诗"，就像亚里士多德的《诗学》中的"诗"一样，并不限于诗歌，它泛指任何文学作品。"夫文学也者，人伦之首，大教之本也""德行文学者，君子之本也"，这些古代名言都说明了文学对于伦理价值构建以及教育的重要作用。

　　诗歌作为一种有效的教学方式，很容易被纳入护理课程。著名诗人奥登（W. H. Auden）曾说："诗人的使命是留意事物"，而留意事物细节也是护理人员的日常工作。许多护士都有从自己的临床护理经历中觅得诗歌创作灵感来源的习惯。20 世纪 80 年代开始，美国佛罗里达州立大学学者尼古拉斯·玛札（Nicholas Mazza）着手系统性地研究诗歌与健康之间的关系，撰写了《诗歌疗法：理论与实践》（Poetry Therapy Theory and Practice）。根据玛札的观点，诗歌既是艺术又是科学，它不仅可以治疗精神和心理创伤，而且还成为那些找寻生命出路和生活灵感的人们的领航和灯塔。

　　根据著名意识流派小说家伍尔芙（Virginia Woolf）的说法，生病之后有了时间去阅读诗人的诗作，诗歌里的文字对于生病状态的人而言，具有一种神秘的力量、神秘的特质。诗歌阅读能够帮助医学生构建共情想象空间，促进医学生感受故事，尤其是感受患者情绪能力的增强，最终与患者形成生命共同体关系。阅读叙事诗歌或抒情诗歌所获得的共识不是经由推理而来，而是经由感同身受的认同和想象得来。

　　由于诗歌一般比较简短，我们可以在引入某个与临床护理实践或理论相关的主题之前，让护理学员们阅读和欣赏一首诗。梅·斯温森（May Swenson）的诗歌《女性》（Women）可以在探讨 19 世纪初的护理或护理管理历史这一主题时，作为引入的文本材料选取给学生进行阅读，向他们展现当时社会对女性的态度。

　　作为儿童医院的一名医生，萨拉·弗里贝特（Sarah Friebert）已经将诗歌整合到阿克伦儿童医院（Akron's Children Hospital）的临床治疗中。她经常邀请诗人造访她所主管的儿科姑息治疗中心，帮助孩子们创作诗歌和故事。住院医师兼诗人埃里克·埃尔施泰（Eric Elshtain）在伊利诺伊大学儿童医院查房时也会用诗歌来教孩子们自我表达的力量。

　　诗歌当中往往包含有关于生老病死的深刻哲理，经常读诗的医学生更容易在诗中找到适合的表达，也可以鼓励患者写诗，宣泄和反思在生病状态下的情感。医学生如果具备欣赏一些经典的疾病叙事诗歌的能力，那么，在临床实践中，他们可以将相关诗歌推荐给具有鉴赏力的患者阅读。如许多人都认为英国玄学派诗人约翰·多恩（John Donne）很善于借由诗歌传达疾病之痛。多恩有一篇由 23 部分组成的长诗《突发事件的祷告》（Devotions upon Emergent Occasions and Severall Steps in my Sickness）详细描述了他生病的每一个阶段。

　　多恩的诗歌具有时间穿透力，虽然过去了 400 年，但仍然能与当代甚至未来的患者产生共鸣。多恩在诗中提到，"生病是最痛苦的，而生病最大的痛苦来自孤独。"他在病中顿悟到所有人的生活都不是互相隔绝的，而是互相连接的，这样的思考最终引出了他那句著名的演讲终结语"没有人是一座孤岛"。

　　正如英国著名的生存论心理学家莱恩（R. D. Laing）所指出的，传统临床精神医学是将精神病患从生活中孤立开来，视其为单个人、单个生物或简单的机器；然而不管是患有身体疾病还是心理疾病的人，他们都不是简单的生物系统，个体从一出生即处于与他人的关系之中。无论以何种方式将患者与所处的世界隔绝起来都是不人性的，医生应该帮助患者继续建立与周围世界的联系，不让患者变成一座孤岛。

多恩同时认为疾病"要么同时摧毁身体和灵魂，要么既不能打败身体，也打不败灵魂""在生病状态下，身体与灵魂是合二为一，不可分割的"。多恩的病中之歌教导我们在临床语境下必须重视患者的精神和心理状态，要治愈身体，必须治愈灵魂，只重视客体的身体器官，不关注主体的情感与语言诉求，不是完整的、真正意义上的治疗。这里蕴含的理念与当代医学中的"共病"有相似之处。共病指的是各临床科室住院患者的躯体疾病同时伴发精神卫生问题的现象。

阿诺德（Matthew Arnold）的《衰亡之赋》（*Growing Old*）以诗歌的形式隐喻地表达了人在衰老过程中的各种体验、恐惧与悲叹，阅读这类文本可以唤起护理人员对老年人的同情，更好地处理老年人对自己衰老身体的敏感情绪。此外，阿灵顿（Edwin Arlington）的《理查德·科里》（*Richard Cory*）以名人和社区成功人士的自杀现象为主题，借流浪汉的视角描述一位白手起家、富甲一方的年轻人的心理肖像、精神状况和自杀动机。这首诗写出了现代人的心灵孤独、情感迷茫与心理疲惫，告诫读者财富并不能让人心安和精神富足。

在护理教育中，诗歌作为一种教学材料，可以扩展到学生的课外阅读之中。教育者可以列出诗歌阅读目录，引导学生开展相关阅读活动。护理教育研究者博伊德（Oiler Boyd）甚至认为护士可以创作诗歌，通过诗歌来反思护理实践，将自己对护理工作的反思用诗意的形式表达出来。她的研究论文《护理诗歌中的护理现实》（*Nursing Reality as Reflected in Nurses' Poetry*）探讨了护士通过诗歌表达个人经历的价值。

叙事医学人文教育提倡医学生广泛阅读与生老病死、疾病和疗愈相关的诗歌，在必要的时候，能够向不同的患者推荐针对其情况的诗歌进行阅读。诗歌不仅能够帮助连接医护人员与患者之间的鸿沟，而且对患者的心理上的治愈具有重要的作用。已有许多研究证实诗歌、音乐等其他非药理性辅助疗法能够缓解疼痛、减少阿片类药物的给药量。真正关心患者的医生不仅有义务治疗疾病，更有责任治愈心灵，而诗歌可以帮助治愈心灵。

课程思政

中国从事高等护理教育领导工作的第一人——聂毓禅女士，是值得我们广大护理人员学习的典范，聂毓禅是护理教育家，更是中国护理行政管理专家。尽管中国护理专业的历史很短，聂毓禅女士所处年代（20世纪初期）封建意识的影响还很深，也缺少正规的教育制度，一般人都会把护理看成低等工作，从事者很少，社会人士也大多轻视护士。新生入学人数也少，学校重视度力度也不够，加之入学前护士文化程度参差不齐，也缺少自尊自重和力求上进的精神，致使护理工作不时出现滑坡现象，但是聂毓禅女士为了执着的梦想毅然决然弃医转护，因为聂毓禅女士坚持认为，护理是卫生保健事业的一个重要环节，学护士并没有违背自己治"弱"的初衷，护士同样可以为提高人们的身体素质、为患者的康复作出贡献。

后来的事实证明，聂毓禅女士为中国培养了一批又一批优秀的护理师资和护理行政管理人才，建立了完整的护理管理制度。聂毓禅女士坚持高标准、严要求，以学以致用、学用一致为治学理念，树立了高等护士教育和教学医院护理工作的典范。她重视公共卫生护理，又强调卫生知识普及的重要性。后期聂毓禅女士虽历经坎坷，但仍矢志不渝；只要有机会工作，就会全力以赴。聂毓禅女士处处身体力行，无论顺境逆境均以卓越的工作成绩和坦诚的态度予人以深刻的印象。

我国明朝裴一中先生在《言医·序》里就清晰阐明一个观点："学不贯今古，不通天人，才不近仙，心不近佛者，宁耕田织布取衣食耳，断不可作医以误世！"聂毓禅女士正是拥有这种大爱、大义和奉献的崇高精神，她一生刻苦钻研、勤学苦练、精益求精、鞠躬尽瘁、敬畏生命、感恩回报、无私奉献，也为之后的实践操作奠定了情感基础。聂毓禅女士为后来的医护人员树立了一个真正的白衣战士的形象，在医学护理史上留下美名，赢得了广大医务工作者的尊敬和爱戴，非常值得我们广大护理人员学习。

思考：从聂毓婵身上我们能学习到哪些精神？作为一名优秀的护理人才或者护理教育者需要具有哪些卓越的品质和能力？您个人的职业规划是什么？您也想成为聂毓禅女士一样的护理学专家而永留青史吗？

推荐阅读书目:

1. 吉尔曼(Charlotte Perkins Gilman)的《黄色墙纸》(*Yellow Wallpaper*)

2. 卡夫卡(Franz Kafka)的中篇小说《变形记》(*Metamorphosis*)

3. 毛姆(W. Somerset Maugham)的《疗养院》(*Sanatorium*)

4. 厄普代克(John Updike)的《变形记》(*Metamorphosis*)、《仙教父》(*The Fairy Godfathers*)、《我的爱情里有脏指甲》(*My Love Has Dirty Fingernails*)

5. 罗宾逊(Roxana Robinson)的《治疗》(*The Treatment*)

6. 海明威(Ernest Hemingway)的《一天的等待》(*A Day's Wait*)

7. 日本作家渡边淳一的短篇小说集《光和影》

8. 奥威尔(George Owell)的《穷人之死》(*The Death of the Poor*)

9. 华顿(Edith Wharton)的《树的果》(*The Fruit of the Tree*)

10. 翁达杰(Michael Ondaatje)的《英国患者》(*The English Patient*)

客观题检测

主观题测验

第三章

叙事护理素养与护理人文的伦理构建

叙事护理素养与护理人文的
伦理构建PPT课件

学习目标

识记：
1. 文学作品与叙事护理的关系；
2. 中西方叙事护理的发展历程；
3. 掌握开展经典叙事教育的方法；
4. 掌握叙事护埋的核心技术。

理解：
1. 护理伦理与文学作品；
2. 中西方叙事护理的发展现状；
3. 叙事护理教育的开展方式与意义；
4. 叙事护理与职业素养的培养；
5. 现实主义经典叙事护理故事；
6. 叙事护理的核心技术。

运用：
1. 叙事护理在临床护理管理中的开展；
2. 叙事护理在临床工作中的应用；
3. 如何将经典文学叙事方式应用到叙事护理中；
4. 通过文献查阅及临床实践，培养叙事护理的能力。

> **课程思政1**
>
> 我国早在春秋战国时期就确立了"伦理"观念，如"天地君亲师"为五天伦；"君臣、父子、兄弟、夫妻、朋友"为五人伦。"忠、孝、悌、忍、信"为处理人伦的规则。"三纲五常"作为中国宗法社会最基本的伦理道德，也是维护宗法等级秩序的重要支柱。对塑造中华民族性格发挥了积极作用。如重视主观意志力量，注重气节、品德，自我节制、发奋立志，强调人的社会责任和历史使命等，在当今社会仍有非常积极的意义，是值得进一步弘扬的正能量。

第一节　文学叙事与伦理建构

一、伦理及护理伦理的概念

(一)伦理

伦理是一门探讨什么是好、什么是坏，以及讨论道德责任与义务的学科。伦理一词在中国最早见于《乐纪》："乐者，通伦理者也"。伦理是指在处理人与人，人与社会相互关系时应遵循的道理和准则，它不仅包含着对人与人、人与社会和人与自然之间关系处理中的行为规范，而且也深刻地蕴含着依照一定原则来规范行为的深刻道理。

(二)护理伦理

护理工作应遵循的道理和准则要求护理人员保持护理专业的荣誉和责任感，在护理工作中对所有人实行高质量的人道主义服务保护患者及一切服务对象的权利及尊严，为人类的健康事业做出贡献。

护理伦理的特殊性：

(1)护理实践工作的广泛性、社会性与护理道德关系的多维性；

(2)护理工作的严格性与道德的进取性；

(3)护理工作的整体性：良好的道德修养和丰富的护理学知识；

(4)护理工作的艺术性：护理道德与护理实践的统一。

人道主义

(三)护理伦理学

护理伦理学是以一般的伦理学基本原理为指导，研究护理道德的一门新的独立学科。从广义上讲，护理伦理学是研究护理学在为患者、为社会服务中应遵循的道德原则的科学。

(四)护理伦理学的主要研究对象

(1)护理人员与护理的对象之间的关系;

(2)护理人员与其他医务人员间的关系;

(3)护理人员与护理学以及医学的关系;

(4)护理人员与所处社会环境间的关系。

我们不难看出,护理伦理与叙事护理在研究对象方面具有相似之处,都是以关系为中心,处理好各种维度的关系。不同的是,叙事护理认为对于护理人员而言,首要的关系是护理人员与自我之间的关系,只有当我们能够处理好与自我的关系,其他关系也就迎刃而解了。形成与自我之间和谐关系的最根本途径是叙事性阅读。

(五)护理伦理学的研究内容

(1)护理道德的基本理论;

(2)护理道德规范;

(3)护理道德的培养、教育及评价。

课程思政 2

我国历来重视伦理的作用,倡导"君臣义""父子亲""夫妇顺",其中的和谐理念与当今的和谐社会建设是一脉相承的,是我们的老祖宗留给我们的宝贵财富。将伦理观念融入护理实践中,可以进一步拉近医护人员与患者的距离,也将进一步丰富医护坚持"以人为本"的内涵。

二、文学叙事与护理伦理学

(一)文学叙事的护理伦理

《塔木德》有一则古老的故事:犹大去世的那天,拉比们(犹太教教士)宣布斋戒并祷告上帝赐福。他们还明令任何传言犹大已死的人都将受剑刑惩罚。犹大的婢女爬上屋顶,祈祷说:"神灵期待犹大加入神的行列,世人希望犹大永远与他们同在。愿上帝保佑世人的意愿战胜神灵。"然而,当她在屋顶上看到犹大频繁如厕,每次需要反复地除下经文匣(犹太人在祈祷时分别佩戴在胳膊上和顶在头上的小盒,盒内放有手抄圣经经文)再戴上的痛苦情形时,她再次祈祷:"愿上帝保佑神灵的意愿战胜世人。"拉比还在继续祈求上天保佑犹大永生,而这个婢女当机立断,举起一个罐子,从屋顶向下扔去。那一刻,拉比停止祷告,犹大的灵魂得以安息。

《塔木德》里记载的这则著名的故事发人深省。故事谴责拉比在犹大弥留之际置其痛苦于不顾,赞扬体恤犹大痛苦的婢女表现出来的果敢,结束这场被拉比们延长的死亡过程。《塔木德》里的许多故事可读性非常强，能给读者带去非常有价值的启示，因而，经常被当作经典文学作品来阅读。具备一定的叙事阅读能力的医护人员在阅读这则故事时，会将自己代入这个伦理情境之中去思考：工作人员和急诊室的医护人员是不是就像故事里的拉比？自己应该扮演的是婢女的角色，抑或是拉比的角色？拉比代表的神的法力和护佑不正是医学作为科学所展现出来的延长垂死之人的生命的能力吗？掌握患者全面情况的医护人员是否比婢女更加了解患者的痛苦和需求，我们应该如何站在患者而非医学的立场上，帮助没有自决能力的病患作出正确的伦理决定？

（二）文学叙事与护理伦理学

文学作品潜移默化地传递着伦理道德观念，引发读者对生老病死的哲学思考，为临床医疗和护理带来新颖视角，也为"人的完整性"问题提供了独特的解答路径。通过文学作品理解与思考疾病、生老病死和人际关系，与如何理性地运用科学技术知识诊断和治疗疾病同等重要。

护理伦理学是一门研究护理职业道德的学科，是护理学与伦理学的交叉学科，护生通过对护理伦理学知识的学习，对提高护士的护理道德品质，增强其分析能力、解决临床护理伦理问题的能力，促进专业自身发展有着重要的意义。

三、如何构建护理伦理

（一）构建尊患伦理体系

"患者"一直被视为医院的弱势群体，医护工作者在行医及进行临床护理时，需充分尊重患者的知情同意权和注意患者的隐私权。

（二）构建尊医伦理体系

医患矛盾被认为是医患关系紧张的问题所在，构建和谐医患关系，首先应从化解医患矛盾入手。在过去，我们一直强调的"尊患"伦理，但要缓解医患矛盾，"尊医"伦理也同样重要。如加大医疗卫生投入，兼顾医者利益公正的同时，保证患者的医疗公平；强调以患者为中心的服务，也不可忽略以医者为中心的诊疗；强调医者医德的同时，也要重视培育患者的素养等。

（三）构建和谐医患关系

在强调医者义务的同时，保障医者权利；维护患者权利的同时，强化患者义务。做到医患义利均衡，筑牢理想医患关系的义利基础。如此，化解医患矛盾，减少医疗纠纷，构建和谐医患关系就有了希望。

四、文学作品与心理护理

(一)心理护理的概念

心理护理是在指临床护理实践中,以心理学的理论为指导,以良好的人际关系为基础,运用心理学的方法和技术,改变护理对象的不良心理状态和行为,促进其康复或保持健康的护理过程。

心理护理是护理心理学最主要的任务。它研究护理过程中护士应用心理学的理论和技能,影响患者的心理活动,解决护理中的心理问题,使护理对象获得最有利于疾病康复和心身保健的最佳状态。

(二)心理护理的意义

心理护理强调对有心理疾病、躯体疾病而无明显精神障碍患者或健康人提供心理健康的指导和干预。从短期效果来看,它能够帮助护士和患者建立良好的护患关系,实现有效沟通,使患者在认知、情感和行为方面逐步发生有益健康的改变。从长期效果来看,心理护理能促进患者自我接受,提高自信心和完善个人水平,增强建立和谐人际关系和满足需要的能力,从而适应现实生活环境。

(三)文学作品与心理护理的关系

文学就是依靠语言和文字,借助于想象力表达人们体验过的思想情感的艺术品,文学的核心是言志和抒情文学作品是呈现文学的形式,是文学的外包装,是真善美的统一,其意义就是读者视点和作品意义的交叉、融合。因此文学作品不仅能提高人的认识能力,而且能够教育人、感化人、培养人。

患者由于个人健康状况的改变、家庭与社会支持不足等原因,常常产生各类心理问题。在临床护理过程中,如果能够恰当运用文学作品及时开展心理疏导、情绪宣泄、伦理教化等心理护理工作,可以很好地起到舒缓情绪、调节心理等作用,通过文学作品的艺术力量为患者营造良好的心理氛围,改善患者的心理状态,消除患者的不良情绪,激发患者战胜疾病的信心,进而提高患者的适应能力和康复能力。

(四)如何将文学作品应用到心理护理中

1.基本方法

(1)阅读:结合患者的心理状况,推荐文学作品给患者进行阅读。阅读过程中要保证患者阅读自由性、独立性以及思维发散性。

(2)评价:我们以作者体验与感受为主要研究对象,把文学作品作为一个素材,协助患者构建出一个概念框架,引导患者对素材中的各个角色进行批判评价。

(3)代入:引导患者选择一个自己欣赏的角色或者事件,说出喜欢的原因,指导将患者带入其中,从而引起患者对自我的思考。

(4)回归:回归目前现状,宣泄出不良情绪,引导患者思考,以积极的心态面对一切困难。

2. 注意事项

(1)根据患者的文化背景选择不同形式的文学作品：患者不同的生活经历、社会地位、文化程度、职业、兴趣爱好等都会影响患者对作品的理解和感受。合理的文学作品选择能够帮助患者更好地理解文学作品内涵，使其产生浓厚的兴趣并与作品产生共鸣，从而改善患者的心理状态。

(2)根据患者不同的心理问题选择不同风格的文学作品：不同的文学风格体现不同的内在精神气质。比如，雄浑刚健的风格可以壮人胸怀；清新俏丽的风格可以舒人心脾；飘逸疏野的风格可以养人性情；沉着含蓄的风格可以使人深思……护理人员要在准确把握患者心理状态的前提下，针对患者存在的心理问题，有针对性选择相应的文学作品，做到"对症选文"。

课程思政 3

中医传统的"望、闻、问、切"四部曲中，闻和问其实就是与患者互动交流的过程。闻，就是听声息和嗅气味，倾听患者述说病情和感受；问，就是结合患者的情况有针对性地问一些问题。从这个角度来说，就治病这件事，我们的祖先早就明白了要有比较全面的互动交流，与我们今天要强调的开展叙事护理其实是一个意思。说不定外国学者就是受到了中医的启发呢。

五、经典叙事护理

(一)叙事护理

1. 叙事护理的含义

近年来，叙事医疗迅速发展，叙事护理应运而生。由于叙事护理是在叙事医学的基础上，结合护理学的专业特点逐渐发展起来的，国内对于叙事护理的研究才刚刚起步，因此其概念目前仍无统一界定。总结国外学者的观点，将叙事护理定义为：护士通过访谈方式听取患者讲述疾病故事，对故事进行反思总结，帮助患者重新构建生活或疾病故事的意义，并发现护理要点，继而为患者提供科学有效的护理措施。

叙事护理是人文护理的延续，需要患者通过叙事的方式讲述生活故事情节，护士对其进行倾听、分析，从护理的角度出发帮助患者重建生活故事，从而实现临床干预。护士是叙事护理的关键所在，而护士的专科知识、叙事能力、人文素质尤为重要。

2. 开展叙事护理的基本要素

(1)主观性。叙事护理在引导患者讲述故事时，首先应从对患者主体性的尊重开始。我们一方面要求护士作为思考和情感的主体出现，另一方面，要求护士将患者也看作在思考、有情感需求的主体。这与传统观念形成了鲜明的对比，传统观念认为护士的个人和专业是分开的，当护士自己感觉自己是客体时，就会倾向于保持距离，临床客观化，并客观地对待接受护理的患者。

（2）讲述和倾听。讲述不容易，倾听也不容易。首先，作为护理人员，我们必须给面前的患者提供安全的环境，让他们讲述自己的经历，要完全尊重并倾听他或她在那一刻选择说什么，要改变权力方向，这时的护士不是领导的角色，而是跟随患者故事的倾听者。

（3）开放性。叙事护理要求在护患互动中保持开放性，开放地接受和制定叙事方法的基本概念。如前所述，叙事方法是让护患之间产生信任的重要途径。

护士的叙事能力，更多在于"开启"，而不是"输出信息"。护士不必像个演说家一样巧舌如簧、口若悬河，但需要通过非常简明而到位的提问，引导患者讲述关键故事，引出关键信息：详细的症状、家人的身体状况、病因的蛛丝马迹。

（4）反思。产生良好效果的叙事护理实践有时需要护士暂停下来，进行片刻富有同情心的自我反思，承认一个人在互动中可能带来的信念、价值观、偏见和其他心理活动变化。我们必须批判性地辨别哪些是有益的，哪些是无益的，哪些可能无意中造成伤害，哪些会有效提升互动。护理人员需要时常反问你自己："我能不加评判地倾听吗？我能把正确的信念抛诸脑后，克制自己不去纠正错误吗？"这样的反思会将我们推向全方位的关注和更深层次的参与中。

（5）主动邀请与阐明意图。在叙事护理实践中，护士邀请患者讲述关于疾病经历的故事。护理人员必须懂得如何创造一个语境和空间，并邀请患者讲述故事："这对你来说是什么样子的呢""能否帮助我理解你的状况"和"能不能告诉我更多呢"。

唯有如此，医护人员才能从一开始的倾听逐渐转向再现，也就是说护理人员应邀将患者讲述的信息重新整理理解变成一个故事。当护理人员变得善于倾听，患者变成可被护士观察和描述的对象，护理过程就变成了具有治愈作用的对话。

（6）专注与参与。告诉你自己，一直以来，你都是一个专注的自我。从我们每个人拥有的最伟大的工具开始，利用自我，并朝着建立良好关系的方向前进。护理人员必须保持愿意以建立关系的姿态与另一个人一起进入可以分享的生活空间。身体上，你可以向前倾，保持眼神交流，或者做个手势；也要真诚地参与到语言反应中来，帮助讲故事的人理解故事：提出一个问题，要求患者详细说明，并反思你听到的内容，培养同情心和同理心。

当患者把疾病变成故事时，患者发现他们的疾病症状得以治愈，当医护人员认真地倾听患者的叙述，尊重患者疾病的故事，医生就能成为陪伴患者走过疾病旅程的可以信赖的伙伴。

（7）叙事写作。叙事性写作也就是所谓的"平行病历"，它要求医护人员在书写临床标准病历之外，还要用非专业性语言和技术性语言书写患者的疾苦和体验。平行病历侧重于医护人员对患者疾苦的关注，通过医护人员的共情将患者的经历与感受再现出来，进而把医护人员接纳到患者的共情语境里，构建医患生命共同体，携手共抗疾病。

平行病历中有感情的注入，再现了医患心灵的碰撞，体现了医学的人文价值。临床医护人员可用于与患者和同事分享，作为一种模式，"更充分地认识到他们的患者所承受的，并明确反思自己的行医和护理过程"。护士重写患者故事的行为本身就是一种共同创造，这种写作行为可协助护理人员在实践中培养叙事知识。

(二)经理叙事护理

目前,叙事护理已经在全国范围内开展,其核心是以"关系为中心",实施人文关怀。叙事护理是人文护理的一部分,是现代护理的重要组成部分,其将人文关怀具体化,构建了良好的护患关系,有效缓解医患关系及提高护理质量。

经典叙事护理,是在叙事护理的实践中,根据不同类型、不同人群的病例,总结具有典型代表意义的叙事护理经验,形成可借鉴的护理方法或程序,使之成为具有临床指导意义的叙事护理案例。经典叙事护理对护士的专业知识、沟通表达能力、人文素养等提出了更高的要求,护士在开展叙事护理过程中,不仅要善于倾听患者的诉说、善于分析患者存在的问题,还要善于归纳、总结相同类型的病例的典型性并形成有借鉴和指导意义的经验,护士的人文素养和语言表达能力显得更为重要。

注重培养护士的人文精神及素质,开展优质护理服务,重视对患者诉说的倾听,注重患者的心理护理,引导患者摒弃不美好的过往情节,重新构建疾病与现实生活的意义。在纷繁复杂的叙事护理实践中,如何尽快形成具有临床指导意义的经典叙事护理,是摆在广大护理工作者面前的一个重要课题,也是推进叙事护理健康、有效发展的客观要求。

人文关怀

(三)叙事护理和经典叙事护理在临床开展的意义

(1)对患者而言:叙事护理有机会让患者敞开心扉叙述自己的故事和充分表达自己的感情,让护士更深入地了解患者身、心、社、灵,不但有助于对患者采取及时有效的心理护理和调动患者的积极性,而且有助于护士发现患者的护理问题最终促进救治和康复的效果,改善患者的临床结局。

(2)对护士而言:护士以经典案例作为参照,可以更针对性地与患者进行沟通,通过倾听、交流,更好地体会患者和家属的遭遇和难处,采取更加快速、有效的护理干预措施;叙事护理过程中护士通过倾听、理解、感悟、共情和回应,不但可以更好体会患者和家属的遭遇和难处,帮助护士消除内心的不满情绪;而且能够为护士营造一个人文唤醒和自我修炼的环境,最终提升护士的人文修养和人文情怀。

(3)对医院而言:叙事护理体现"以人为本"的护理内涵,并且有效弥补护理过程中护士和患者沟通不足的缺陷,通过叙事构建良好护患关系,改善患者就医体验,有效提高患者满意度,提升医院社会效益。

课程思政 4

关于经典叙事,我国古代的典籍上很早就有相关的案例。比如《扁鹊见蔡桓公》一文,就是一个经典叙事,并由此产生了"讳疾忌医"这个成语。我国历代的医学著作中,其实有很多有关治疗和护理的经典叙事案例值得我们去学习和体会。

六、经典叙事与护理职业素养

(一)经典叙事与护理管理

1.护理管理的概念和任务

护理管理是把提高护理服务质量作为主要目标的过程。世界卫生组织(WHO)给护理管理的定义是："为了提高人民的健康水平,系统地利用护士的潜在能力和有关其他人员、设备、环境和社会活动的过程。"该定义强调了以下几个要素:

(1)护理管理的最高目标是提高人民的健康水平。

(2)护理管理是一个系统过程,管理的对象处于一个系统之中。

(3)护理管理的要素包括以护士为主的有关人力资源、物资设备资源、环境和社会资源。

我们给予护理管理的定义是:护理管理者运用管理学的原理和方法,通过计划、组织、人员管理、领导和控制的管理过程,协调人及其他资源,提高护理质量的工作过程。

2.护理管理的意义

护理管理是现代医院管理的重要组成部分。护理管理的水平是医院管理水平的重要体现。科学有效的护理管理是提高护理质量的保证。在提高护理质量方面,管理与技术是相辅相成的,二者缺一不可。科学有效的护理管理,可以为学科发展指明方向,加快学科发展的进程。

3.应用经典叙事护理进行护理管理的意义

研究显示,采用叙事护理干预的护理管理效果显著,值得临床推广应用。如前所述,经典叙事护理是在叙事护理的实践中,根据不同类型、不同人群的病例总结形成的可资借鉴的护理方法或程序,是具有临床指导意义的叙事护理案例。应用经典叙事护理进行护理管理,不仅可以进一步提高临床护理工作效率,促进患者的康复,更重要的是,作为一种新兴而又接地气的护理管理方式,它可以进一步拉近医护人员和患者的距离,改善医患护患关系,为全面提升护理管理质量和效率提供了新的思路。

4.如何将经典叙事护理应用到护理管理中

(1)成立干预管理小组:小组成员主要由对叙事护理模式有丰富经验的专家组成,主要负责制定科学合理的策略,护理工作的开展,以及定期对护理干预管理的应用效果进行评价。

(2)倾听:对于护士而言,最重要的就是护士与自我、护士与护士、护士与患者、护士与社会之间的关系。最关键的是护士与自我之间的关系。我们需要听取护士的故事,通过故事对护士的压力源进行了解,包括学习、工作以及家庭。加强与护士之间的沟通,引导其倾诉发生在自己身边的故事,在倾听护士讲故事后,小组成员应对护士有价值有意义的地方给以肯定,同时关注其面对问题时的处理态度和相关的应对措施,在护士迷茫的地方给予针对性的解答分析。

(3)正向引导:在倾听护士讲完故事后,对其叙事中处理事情的态度和方法进行总结,从中找出正确、有价值、有意义的地方进行表扬,肯定护士在临床护理工作中的付出，引导护士树立正确的人生观、生活观和价值观。

（4）开办讲座：定期开展心理疏导讲座，主要以集中授课的方式，对护士在工作中各方面积累的不良情绪进行疏解，达到为护士减压的目的，同时让护士掌握护患沟通的技巧，从而尽可能避免发生护患纠纷。

（5）心理疗法：对个别心理压力大的护士进行一对一的心理疗法，鼓励其倾诉宣泄自身在工作或生活中积累的不良情绪，对自身的真实情感加以倾诉，进一步缓解护士内心多方面的压力，培养护士的健全人格。

（6）榜样性疗法：对于工作表现积极的护士加以肯定及奖励，用其成功事迹影响别的护士，树立榜样作用，其他护士模拟其处事方法和得体的工作方式，并全身心地投入工作。

（二）经典叙事与护理教育

1. 教育及护理教育的概念

广义的教育泛指影响人们知识、技能、身心健康、思想品德的形成及发展的各种活动。而狭义的教育指的是学校教育：有专门机构和专职人员承担，根据社会需求和受教育者发展的需要，有目的、有计划、有组织地对受教育者施加影响，以培养社会需要的人才的社会活动。

护理教育指的是为护理学科培养具有宽厚的医学、人文、护理等知识，并能为人类健康服务的护理专业人才的活动。护理教育学是一门研究护理领域内教育活动及其规律的应用性学科，是教育学中的一个分支学科，既具有护理学的属性，也具有教育学的属性。

2. 叙事教育的概念

叙事教育，即在对以前的经验和经历进行总结的基础上，重新叙述、阐释、重构教学双方发生的事例，用以改进教育方式，提升教学效率。这种方式对改进我国传统的教育模式，提高教学的有效性，促进学生的全面发展具有重要意义。

在倡导人文素质教育的今天，培养护生的人文关怀能力，提高护生的综合素质就显得尤为重要。叙事教育的出现弥补了传统教学模式的不足，通过丰富的教学形式带给老师和学生不一样的教学体验，使所学内容更加深入人心，达到教学相长的目的。

3. 叙事教育的意义

叙事教育改变了传统教学模式中以教师讲授知识为主的单向教学，强调细节的描述和自我体验，在教学过程中让护生主动体验到教师所表达的意图，鼓励护生真实的换位思考、感同身受。另外，叙事教育也强调护生的主观体验，有利于护生对理论抽象概念的表达及对教学内容的把握和理解，从而促进护生人文关怀品质的培养。

经研究，在护理教育中使用叙事教育可有效提高护生对抽象概念的理解，可以提高护生的人文关怀能力，有利于护生换位思考、感同身受患者的不适，而且学生可以更直观、更感性、更快捷地体会到生命的意义与情感的重要性，还能高效地学习到前辈和他人的宝贵工作经验，对于增进教学效率，提升专业价值感、自豪感，都有重要的意义。

4. 开展经典叙事教育的方法

（1）创造情境：教师利用收集到的典型的人文关怀故事、蕴含人文关怀情愫的诗歌、音乐、图片等丰富的艺术表现形式，为护生感知、体验人文关怀创设可视可感的审美、体验情境。利用课余时间组织护生观看有关课程题材的电影、录像等，通过观看剧中患者疾病发作时的情感和行为表现，让护生更加直观地了解患者的内心世界，增进对患者的理解，激发学生对日常护理实践的反思。

（2）激发情感：教师通过对情境中的典型人文故事进行的解读、分析、讨论和引导性的提问激发护生对所观看的人文故事展开讨论，让护生对故事感同身受。

（3）躬行实践：教师充分利用每一次实践的机会，包括临床见习、实习等，让护生置身于与护士、患者间的关怀互动中，以护生的亲身实践、临床典型范例为叙事素材，让护生在实践中体验，在实践中学习。

（4）引导感悟：将护生优化分组，每组6人或7人，各组成员根据自己对影片人物和情节的理解和医院见习案例的了解设计不同的情景，查阅相关资料，编成情景模拟剧本，最后由全体学生、临床带教老师、学校老师一同讨论对护理学抽象概念的表达和理解，分析照护对患者产生的影响，引导学生在反思中感悟关怀。

（三）经典叙事与护理人文

1. 人文与护理人文的概念

人文，即人的精神文化，亦即人性与教养，包括知识、文化、道德、信仰、文学、艺术等人类精神活动的内容。人文的核心是人，要以人为本，关心人、爱护人和尊重人。人文精神所追求的是真、善、美的统一与人类生存价值的提高。如果说科技是社会发展的动力，人文则是当前社会发展的主题。

人文精神是一种普遍的、对人类关爱的精神，其具体表现为对人类的尊严、人生的价值、个人命运的维护与关怀，核心要点是让优秀精神文化得以保存并发扬光大。人文精神所追求的是真善美的统一与人类生存价值的提高。医学人文精神是人文精神的一个分支，主要研究的是医学领域上人文精神的存在于发展方式。

护理人文是指以人为主题的护理参与，是人文精神在工作中的体现。作为护士，用自己的生命、生活和言行，把自己的职业道德体现出来就是护理人文。

2. 经典叙事护理对护理人文的意义

（1）缓解紧张的护患关系。在临床护理中开展经典叙事护理，其关注的重点之一是患者的心理护理，增加患者与护士之间的信任感，这将从根本上缓解当前紧张的护患关系，进一步丰富人文护理的内涵。

（2）提高优质护理服务质量：只有具备了人文素质的护士，才会把对生命的敬畏和尊重当作是自己的信仰之本；才会怀着一种人道主义的博爱态度去同情、关心、帮助患者；才会积极主动地为患者提供高质量的护理服务。在临床护理中开展经典叙事护理，进一步突出了护理人员关怀、关爱、关心患者的职能，让护理人员用优质护理对护理人文作出更加生动、全面的诠释。

3. 提高护士的护理人文精神的方法

（1）营造温馨舒适的就医环境：改善患者的就医环境，可以根据科室特色进行营造，比如儿科营造可爱的粉色、蓝色；老年专科在地板增加防滑垫、走廊增加扶手；肿瘤科室营造一种家的温馨感，等等。通过营造温馨舒适的就医环境改善患者初始接触感，改善护患关系。

（2）加强护患之间的沟通：护士除了日常护理工作外，还需注重患者的心理护理，加强与患者之间的沟通。感同身受，了解患者的心理社会需求。

（3）合理使用语言技巧：在护理人文中，合理使用语言技巧，深入患者的心灵，了解发生在患者身边的故事。

（4）加强护理人文教育：护生在校时就培养了护理人文精神，到临床护理工作中才有可能实践护理人文；护生在校就接触了护理人文精神，在临床工作中实施人文护理的时候才会端正态度。

（四）经典叙事与临床护理

1. 现代护理学的发展史

现代护理学发展的三个阶段：

（1）以疾病为中心的护理阶段：护理从属于医疗，护士是医生的助手。护理工作的主要内容是执行医嘱和各项护理技术操作，护理教育雷同于医学教育课程。

（2）以患者为中心的护理阶段：强调护理是一个专业，医护双方为合作伙伴。护士按护理程序对患者实施整体护理。护理工作局限于患者，局限于医院。护理教育开始摆脱医学教育。

整体护理

（3）以人的健康为中心的护理阶段：护士将成为为社会提供初级卫生保健的主要力量。护理工作扩展到对人的生命的全过程的护理，从个体到群体的护理。护理工作场所扩展到社会和家庭。护理教育逐渐发展完善。

2. 开展经典叙事护理的意义

（1）进一步提高护理质量：叙事医学提倡"以关系为中心"的护理理念。经典叙事护理符合现代护理学的目前发展阶段的要求，为更有效开展患者的心理护理、重建患者对生活的信心提供了借鉴，有重要的临床指导和实践意义。

（2）有效缓解紧张的护患关系：护患关系紧张的根本原因是护患之间沟通减少，叙事护理要求护士注重对患者的人文关怀，注意倾听患者的诉说，从而增加护患之间的信任感，缓解紧张的护患关系。经典叙事护理在归纳总结的基础上，形成了可借鉴的临床叙事护理案例，可为有效化解临床护患紧张关系提供有针对性的指引，进一步提高患者的满意度。

（3）有效缓解护士的工作压力：叙事护理缓解了护患关系，增加护患之间的信任感，可从根本上减少伤医辱医行为的发生，提高护士的执业安全感。经典叙事护理是叙事护理的升级版，它在进一步提升临床护理效能的同时，进一步拉近了护理人员和患者的距

离，营造更加和谐的护患关系，在缓解护士工作压力方面的效果也更加显著。

3.临床护理采用经典叙事护理的方法

（1）积极支持开展经典叙事护理：由于叙事护理是在叙事医学的基础上，结合护理学的专业特点逐渐发展起来的，在国内并未广泛应用到临床。因而需要管理层的大力支持，叙事护理才有机会在临床中开展起来。经典叙事护理源于丰富的叙事护理实践，更需要强有力的支持才能顺利开展，取得实效。

（2）注重护士的人文精神及素质的培养：护士是叙事护理的关键所在，而护士的专科知识、叙事能力、人文精神及素质尤为重要。要充分调动护士的情感，提高护士的沟通能力和综合素养，结合科学精神与人文精神，使叙事护理更加有效，为经典叙事护理奠定更加坚实的基础。

（3）注重叙事护理的落实：护士是叙事护理的执行者。在临床工作中，护士需注意倾听患者的诉说，注重患者的心理护理，引导患者摒弃不美好的过往情节，重新构建疾病与现实生活的意义。

（4）动态评估叙事护理的效果：在临床工作中，需动态收集叙事护理开展后的效果及不足之处，从中收集整理形成具有代表性的典型案例。为达到经典叙事护理的目的，可自行制定护士及患者/家属的满意度调查表。根据调查结果对不足之处进行改进。

课程思政 5

研究发现，优美的文学作品对患者治疗和康复有非常积极的作用。我国在几千年的文明发展历程中，产生了许多流传千古的经典文学作品，从《诗经》《离骚》到唐诗、宋词，我们完全可以从这个丰富的宝库中挖掘适合临床护理的资源，为患者提供更有内涵、更有品位的护理服务，进一步提升护理工作的成效。

第二节　护理实践的经典叙事

一、经典文学叙事展现的叙事护理发展

（一）叙事护理的概念

叙事护理是指护理人员通过对患者的故事倾听、吸收，帮助患者实现生活、疾病故事意义重构，并发现护理要点，继而对患者实施护理干预的护理实践。

（二）叙事护理分类

当前叙事护理的起源与方法并未统一，主要有以下三类：叙事医学、叙事研究和叙事疗法。

1. 叙事医学

叙事医学是由丽塔·卡伦(Rita Charon)教授有感于文学的人文精神而提出,是指具备叙事能力的医生开展的、能够提供人道且有效诊疗活动的医疗模式要求医务人员具备倾听患者的故事、与患者共情、理解患者所感,并以此协助诊疗过程的能力。

2. 叙事研究

叙事研究是教育学领域常用的研究方法,又称为"故事研究",属于质性研究方法的一种,是运用或者分析叙事资料的研究,这些叙事资料可以是访谈或生活故事等形式,也可以是田野笔记或信件等其他形式收集而成。

3. 叙事疗法

叙事疗法起源于 20 世纪 80 年代,由澳大利亚临床心理学家 Michael White 及新西兰的 David Epston 创立,是咨询者通过倾听他人的故事,运用适当的方法,使问题外化,帮助当事人找出遗漏的片段,从而引导来访者重构积极故事,以唤起当事人发生改变的内在力量的过程。

(三)叙事护理的发展

随着对医学人文的不断倡导,叙事医学在国外蓬勃发展,临床医务人员通过"吸收、解释、回应患者的故事和困境",来为其提供充满尊重、共情和生机的医疗照护,在此背景下叙事护理渐成体系。

国外研究发现,学历问题很大程度上是导致叙事护理满意度较低的原因,与本科室中其他叙事护理相比,学历低于大学水平的叙事护理通常具有较差的经典文学叙事建构的叙事护理形象,而且专业知识相对较弱,这就导致了叙事护理的满意度降低。

(四)国内叙事护理现状

目前我国叙事护理人员短缺且叙事护理经典文学叙事建构的叙事护理形象有待加强,急诊科叙事护理的经典文学叙事建构的叙事护理形象又比其他科室的叙事护理经典文学叙事建构的叙事护理形象大很多。急诊科叙事护理经典文学叙事建构的叙事护理形象来源各种各样,主要包括工作环境、社会、家庭、和自身原因。而关于叙事护理与社会人群的对比发现,急诊科叙事护理满意度指数明显低于一般人群,研究发现,急诊室叙事护理的满意度指数最低。因此,医院在制定经典文学叙事建构的叙事护理形象激励改善管理体系的过程中,需要全面性、系统性地从职工的角度出发。

目前国外相关研究对于医院叙事护理满意度的关注相对较少。而急诊科叙事护理相对于其他的科室来说压力更大,因而满意度也会相对较低,有研究表明,经典文学叙事建构的叙事护理形象对个人的经典文学叙事建构的叙事护理形象状态影响很大,通常情况下,高压力会严重影响个人满意度。近年来随着人们的自我保护意识不断增强,以及患者和社会对医疗行业的要求的提高,医患纠纷、护患纠纷时常发生,叙事护理人员的压力与日增加,而在这种高强度的压力状态下,极易出现生理和经典文学叙事建构的叙事护理形象方面的问题,产生职业倦怠,催化叙事护理的负性情绪,影响叙事护理正常生活与工作,从而导致大量的叙事护理人员流失。

国内研究中，重点关注了服务行业中叙事护理满意度不足给医院服务的提供者和接受者之间关系所造成的影响，研究者针对工作带来的精神压力访问了众多医疗服务领域的工作者，发现应对方式在极大程度上影响了人们的职业定位和工作行为。在当今社会，人们对叙事护理往往存在着误区，认为医生的功劳比叙事护理大很多，从而忽视了叙事护理在工作中付出的努力，尤其对于急诊科来说更严重，因此，找到急诊科叙事护理经典文学叙事建构的叙事护理形象感来源并提高她们的满意度已经迫在眉睫。

二、经典文学叙事建构的叙事护理形象

(一)护士职业形象

护士的职业形象美是护士内在美与外在美交相辉映的整体美。外在美是通过人的相貌、体态、语言、行为、仪表、风度等表现出来的给人以美的享受，内在美是护理人员本身蕴涵的美，主要是指美好的心灵、善良的行为以及高尚的情操。护理工作是与人打交道、与生命健康相关的工作，护士自身形象的好坏在护理工作中起着至关重要的作用，良好的护士职业形象给人一种安全可靠、可亲可敬的感觉，它体现了护士的生命活力及良好的精力与精神状态，是建立良好护患关系及其他人际关系的需要，它不仅能使患者产生良好的第一印象，使其配合治疗，而且还有助于护理人员自身操作技能的发挥，直接影响着医院的整体形象。

(二)叙事护理形象

经典文学叙事建构的叙事护理形象感是指工作负担过重、变换生产岗位、工作责任过大或改变等对人产生的压力，经典文学叙事建构的叙事护理形象感是当前全球性的热点话题，压力既是一种强大的推动力，也是一个影响工作绩效和职业健康的消极因素。而满意度是指个人对生活满意程度的主观感受，在一定程度上可以综合反映个人在一段时间内的经典文学叙事建构的叙事护理形象状态。医院叙事护理作为健康的守护者，往往要付出更多的时间和精力在自身的工作岗位上，由于工作特殊，要经常面对具有患病、疼痛、焦虑等特质的一类群体，所以经典文学叙事建构的叙事护理形象压力相对较大。

(三)叙事护理形象的意义

玛丽·L.谭克在《医院人力资源管理》中认为，经典文学叙事建构的叙事护理形象激励改善管理对于医院发展而言至关重要，是影响医院未来走向的关键因素。对于医院而言，经典文学叙事建构的叙事护理形象激励改善管理是能够留住人才，完善医院制度的重要部分。

美国精神病学家 Freudenberger 在 1974 年正式从经典文学叙事建构的叙事护理形象学的角度使用了这个词，Maslach 等人并于 20 世纪 70 年代开展了时至今日的长期持续性研究，并对叙事护理满意度不足下了一个被广泛引用的操作定义：在以人为服务对象的职业领域中，个体由于长期遭受到情绪和人际关系紧张而产生的反应，主要表现为情

感耗竭、去人性化、个人成就感低落三个维度的症状。而对于职工而言，经典文学叙事建构的叙事护理形象激励改善是医院给予自身的认可，是自身劳动的回报，是工作归属感的决定性因素。

目前在解决急诊科叙事护理经典文学叙事建构的叙事护理形象健康问题，缓解经典文学叙事建构的叙事护理形象压力的方法上：日本的叙事护理最常采取的应对策略为自我控制，韩国叙事护理更倾向于采取正面的方式重新评估所面临的压力，美国叙事护理更喜欢采用解决问题的办法应对压力。

（四）加强叙事护理事业的措施

1. 加大投入

基于此，建议医院管理层应增加对叙事护理事业的人力和物力的投入，尽可能地解决叙事护理少、工作量大、非叙事护理性工作太多、仪器设备不足等普遍存在的问题，把叙事护理从非叙事护理性质的杂事中解脱出来，这样才能确保叙事护理为患者提供优质的叙事护理服务，提高聘用制和民营医院叙事护理的精神和物质待遇，使叙事护理在工作中产生安全感和满足感，从而提高工作积极性。同时，还应该根据每个叙事护理的自身特点，发挥每个人的优势和长处，比如培养专科叙事护理、社区叙事护理等，加强专科理论和技能的学习，把所学应用出来，能够得到患者和医生的一致认同，使叙事护理自身的目标和期望能够得以满足，有助于提高叙事护理的主观幸福感。就目前而言，该方面还有待加强。

2. 实行人性化管理

医院领导要改变"重医轻护"的观念，医生与叙事护理的工作是相互协作、相互补充、共同完成医疗活动的，他们之间只是分工不同而已，不应有高低贵贱之分。叙事护理长作为最基层领导者，是叙事护理在工作中重要的社会支持资源，直接影响叙事护理对叙事护理工作的忠诚度和团队归属感，这就要求作为叙事护理管理者的叙事护理长要理解叙事护理，善于同叙事护理沟通，为叙事护理营造一个能够友好合作、沟通良好的工作氛围，使叙事护理能够在一个轻松自如的环境中工作，从而减轻叙事护理的压力。

3. 加强护患的沟通与协调

沟通是传递与交流信息的润滑剂，良好的护患沟通是改善护患关系的重要措施之一。学习一定的沟通技巧，了解人与人之间传达思想，交流感情，交换信息的一般方式及注意事项，灵活运用，搞好周围人际关系，处理好医患关系。应以积极的态度认识和看到国家对医疗工作的投入，提高人际沟通的行为技巧，作为社会人，要学会尊重叙事护理，尊重叙事护理的工作价值。急诊叙事护理的宽容大度，患者的理解与包容，构建和谐的护患关系，产生的互动效应达到了急诊叙事护理的经典文学叙事建构的叙事护理形象优化的目的。

沟通技巧

三、护理现实主义叙事

(一)叙事护理与故事

人类一直是一个说故事的叙说者,他一直活在他自身和他人的故事中。他总是透过这些故事来看一切的事情,并且以好像不断地重新叙说这些故事的方式生活下去。可以说故事创造一种世界观,一种人生价值。

好的故事不仅可以治愈心理疾病和精神扭曲,而且我们可以从中寻找自信和认同,透过令人愉悦、感动的隐喻故事,我们可以重新找到面对烦恼的现实状况的方法,正视我们的过去,并且找到继续努力,正向发展未来的深层动机和强大动力。

叙事护理不是人说话,而是话说人,通过语音描述来复活我们的经验,使经验、感受重现。更大化地发挥以"人本位"为中心的护理理念,注重人文关怀。尽力做好优质护理服务链,做到及时、到位、专业、规范、安全、舒适的护理。

(二)护理现实主义叙事中的经典故事

人生,就像连续不断的抛物线,有高峰也有低谷,不断的循环往复,直至生命的结束。所以,我们说:人生,是一个苏醒的过程,而生命,就是一次历练。我们是患者生命的"摆渡人",因为,我们是护士,我们希望所有的患者在生命的终点都能安然离世,此生无憾。然而,在这条历练的旅途中,荆棘满布,有些患者会绝望、会放弃,我们要勇于成为患者的陪伴者、倾听者及灵魂交流者,去"渗透"他们的生命过程,帮助化解生命的痛苦,让他们虽踏着荆棘,却不觉痛苦,有泪可流,但不觉悲凉!

【案例1】每个人都是自己生命的作者

小陈,23岁,长相帅气,是父母眼中的宝,家里就他一个孩子,父母的一切希望都在他身上,刚毕业参加工作,可是上天偏偏嫉妒这个幸福的家庭,小陈在学校打球的时候突然晕倒,不省人事,紧急送往医院后,查头颅CT,发现是血管畸形导致的脑出血。在当地医院治疗一个多星期后,转来创伤救治中心。入院的时候人是清醒的,右侧下肢偏瘫。

我见到小陈时,正值夜班,陈妈正着急忙慌地帮他擦浴,因为小陈又开始发烧了(38.5℃)。陈妈身形娇小,满脸沧桑,披散的头发和憔悴的面容,眼睛里布满了红血丝,看得出她很多天没有休息过了,我们护士看到都觉得心痛。小陈一直不肯吃东西,陈妈很着急地来找我们帮忙。

我来到病房,让陈妈先去休息,决定和小陈聊聊。我在他病床旁坐下,问他发生了什么事。

我:"帅哥,为什么不吃东西,你不饿吗?"他欲言又止,眼中泛起了泪花。我拿了块面包给他。

我:"没事的,你要是想哭就哭出来吧,男人流泪不丢脸。"听我说完这句话,他小声抽泣了起来。

他:"护士姐姐,我没有哪里不舒服了,就是不想吃东西,心里好压抑,夜晚偷偷哭了好多次了，不想让我妈看到。"

我拍拍他的肩膀，安慰道："你目前最担忧的是什么？"

他长叹一口气，低声说道："我现在的心情，就是绝望和自责。"

我："对什么感到绝望了？"

他："唉，害怕好不了啊，突然得这样的病，一边脚还动不了，你说我还能好吗？我的人生才刚开始。"

落寞的神情又回到了他脸上，抹了一下眼泪。

我："你对自己的未来是怎样规划的？以前有什么特别的兴趣爱好吗？"

他："我以前最喜欢摄影了，我之前在大学参加摄影比赛还得过二等奖呢。我未来还想去远方看看，把美好的事情拍下来给世人分享。还想以后好好孝顺我妈妈。"

我："二等奖是拍了什么作品？可以给我看看吗？"

他不再哭泣，兴奋地拿出手机，给我看了他的作品，作品就是他的母亲，慈祥安宁。

我："这个作品有灵魂，看得出你很爱你的妈妈，也让我也想念我的母亲了。"

他："是啊，我妈太不容易了。其实我还想找个女朋友，成家好好过小日子。"他突然有点害羞地说。

我："这个想法很好。那你为什么会自责呢？"

他："我爸很早就过世了，是我妈一个人把我带大的，眼看熬出头，我参加工作了，可是厄运居然降临了。我觉得很自责，是我拖累了我妈，家里的钱都被我花光了。"

我："你想弥补对你妈妈的亏欠吗？"

他："特别想，可是我还能好吗？我想以后好好孝顺她，不能让她再这么累了，她都五十多了，身体也不是很好。"

我："跟你说个故事，半年前，有个跟你差不多年纪的小伙子因车祸导致脑出血，眼睛还没了一个，身上多处骨折，在我们科躺了大半年，当时人还是昏迷的，但家属都比较乐观，积极配合医院的治疗，日复一日地照顾他。终于上天不负有心人，小伙子醒来了，当时很多同病房的家属，包括我们有些姑娘也认为他不可能醒来了，可是奇迹出现了。再后来，小伙子出院了，恢复得很好，现在在康复医院锻炼，能扶着拐杖走路了。"

他听了我说的话，紧皱的眉头开始舒展了。

我："接班前我向你的管床医生了解过情况，他说只要你配合治疗，加上后期康复，恢复到正常人水平是没有问题的。前提是你要配合，饭一定要吃，把体质调理好，你要是孝顺，就好好吃饭，不能让你妈担心才是。"

他点点头说："真的很感谢你，你真好，我这些话憋在心里好久了，都不知道跟谁说，现在说出来后，我舒服多了，而且更加有信心。"他再次感谢地握了握我的手，眼中透着无限的活力。吃完了手上的面包。

再次看到他，是两天后的白班，他不再是垂头丧气的模样，胡子也刮了，正在网上下载音乐，还让家人把他的摄影机拿来了，每天都会抓拍一些画面，在我们科室展览。看到他朝气蓬勃的样子，我心里很欣慰。

就是通过这样一次深夜谈话，引导患者说出内心的感受，通过聆听他们的故事，帮助他们分析问题并给予实际的建议，有助于他们卸下心中的重担。

通过这一次叙事，我知道了我们不只是肉体上的治愈者，更是心灵的医生和护理者。而这种心理上的治愈我们也是有章可循的，通过叙事，我知道我们本可以做得更好。

【案例2】不听话的血糖

豆豆是一个8岁的女孩，因1型糖尿病酮症酸中毒入住我院儿科。她刚来的时候头发凌乱，眼神涣散，穿的衣服有些脏兮兮，对医护人员不理不睬。

我："你叫什么名字？"

她："我叫糖尿病。"

我："你不是叫豆豆吗？怎么叫糖尿病？"

她："我妈说我有糖尿病，一辈子都治不好。"

我："你喜欢糖尿病吗？"

她瞪了我一眼说："我不喜欢。你喜欢啊？"

我："我也不喜欢，我们可以商量着把糖尿病赶走。"豆豆的眼神一下就亮了，说："真的呀？"我说："真的！"

当天下午，我就拿了一张纸去跟豆豆聊天。她们认为豆豆会得糖尿病，是因为她体内有一个不听话的血糖。豆豆说，在她少吃饭、不吃糖、多走路、打针的时候，血糖是听话的。在她吃得多、吃糖、光睡觉不走路也不打针的时候，血糖就是不听话的。

聊完天的第二天，豆豆的行为居然就发生了变化。她把偷藏的糖果、糕点交给了妈妈，饭后开始围着儿科的坏形走廊转圈儿。

后来，我又了解到豆豆有一个梦想——当老师。我说："你不仅未来可以当老师，你现在也可以当老师，也可以教会不听话的血糖听话。"于是，我跟豆豆有一个约定：如果前一天的血糖是正常的，我就会奖励她两个小贴片，一张奖励给豆豆这个好老师，另一张奖励给听话的血糖。而且这个行为是在护士站全体护士的见证下进行的。豆豆的行为继续发生变化，她从以前拒绝测血糖变成主动找护士测血糖。

随着血糖值正常天数的增加，我跟豆豆又有了一个新约定：如果每周的血糖都是正常的，就奖励她一支红蓝铅笔。当豆豆拿到三支红蓝铅笔后，她出院了。

一个月后电话随访。豆豆的妈妈说豆豆发生了巨大的变化：豆豆已经收拾好书包，准备开学就去上学了；也爱美了，开始学着梳小辫儿，要穿干净整洁的衣服。她不仅能管控自己的行为，同时也开始管理父母的行为。豆豆的妈妈边讲边哭，说："谢谢你，护士，如果不是遇到你，豆豆不会是今天这个样子。"

（三）护理现实主义叙事中的教育成长故事

【案例3】貌合神离的夫妇

患者刘某，男，64岁，因突发意识障碍、肢体活动不利5小时，CT示左侧基底节区脑出血，收住入院。入院时血压较高（186/115 mmHg），意识模糊，右侧上下肢肌力为1级。

经过治疗,老刘的病情逐渐平稳,入院第二天意识逐渐清醒,之后血压在降压药的控制下也达到正常水平,一周后,患者右侧上下肢肌力达到2~3级,说话有点含糊不清,耐心听才能明白患者想表达的意思,此时,患者已进入康复阶段。但是,护士们却发现老刘和他的老伴儿张阿姨,相处得并不融洽,张阿姨常常坐在离病床较远的位置,就连老刘吃饭时,张阿姨也是坐得远远的,任凭着老刘笨拙地用左手缓慢地进餐,也不过去搭把手,就连正眼也不看老刘一眼,眉间深深的"川"字从未消失过,而老刘呢,像个做错事的孩子,躺在床上不说话,也是皱着眉头。护士们聊天时都说,这对夫妻这辈子不知道怎么过下来的,竟然到了"相看两厌"的境地。

事情的爆发是在一天夜里,老刘大便没控制住,弄得床上、衣服和被单上到处都是,老刘的妻子张阿姨一边发脾气大骂,一边收拾,把同病房的患者都吵醒了,夜班护士听到动静,立即过来协助患者更换污染被服,并劝张阿姨不要发火,张阿姨依然骂骂咧咧,折腾了很久。早晨上班后,夜班护士将这一情况向护士长汇报了。

上午九点,我遇到了来病房给老刘做康复的治疗师张医生,询问了一下老刘最近康复的情况,治疗师表示,患者的肌力、肢体功能还是挺好的,通过治疗有希望能够康复到一个较好的水平。边说边和康复治疗师一起进了病房,康复治疗师给老刘做康复,我就和他的老伴儿张阿姨聊了起来,"张阿姨,最近看您的心情不太好,有什么可以帮到您吗?"

张阿姨说:"护士长,您看老头子都这个样子了,我心情能好吗?您不知道,其实我也是个患者,在他住院之前,我才住了一段时间医院,刚出院,他就发病了,我现在还要定时到门诊去看病,拿药,给你看看我的病历。"我看了一下病历,原来是慢性肾盂肾炎。

我:"您这个病需要休息,不能太劳累。"

张阿姨:"我就在你们医院肾内科主任那看的,主任也说叫我不能太劳累,但是你看,现在我要照顾老头子,又没人能帮我,我自己也是患者呀。我都不知道该怎么办?"说着眼圈都红了。

我问道:"有没有想过请人来照顾呢?"

张阿姨:"我们俩就拿一点退休工资,请不起护工。孩子要上班,还有自己的家庭,而且老头子生病前脾气很不好,经常对我和孩子发脾气,孩子都不愿意来看他。"

我拉着张阿姨的手,一边安慰她,一边问:"张阿姨,可以用一个词来形容您现在的心情吗?"

张阿姨思索了一会儿说:"是'无助'吧"。

我又问:"那个'无助'是从什么时候出现的?"

张阿姨:"从老头子病倒住院开始的"。

我:"那个'无助'什么时候离您近呢?"

张阿姨:"当看到老头子在床上坐都坐不稳时,当给他吃顿饭都那么费力时,当每天给他擦身弄大便时,还有白天晚上都在这里陪着,真的很累,还有,老头子脾气不好,跟他说不了几句话他就冲我吼,以前在家就是这个毛病。昨天我自己去肾内科复查,有几项指标不太好,医生让我最好再去住院,可我哪能离开啊?这些都让我很无助。"

我:"那您觉得您现在的状态是好还是不好?"

张阿姨："当然不好啦！"

我："为什么不好呢？"

张阿姨："我和老头子都是患者，整天这样心情糟糕，对我们俩的身体恢复都不好，可是这种日子什么时候能熬到头啊？看不到希望啊！"

我轻轻拍了拍张阿姨的手，示意她看看正在做康复的老刘："阿姨，您看老刘现在的身体状况比一个多星期前好多了吧？"

张阿姨："是好了不少，医生说过几天就可以转康复医院了。"

我："一周前，老刘病情最重的那段时间，夜里不听话，经常坐起来，甚至赤着脚下床，您怕他摔倒，整夜都不敢睡觉，您是怎么熬过来的呢？"

张阿姨："我就是想别人指望不上，只能靠自己，老头子要是起床摔倒了，麻烦的还是我。而且，前一阵子我住院的时候，老头子也是每天从桥北赶到医院给我送饭，还陪我跑这跑那地做检查，也挺不容易的。"

我："明白了，你们两位虽然都不善于用语言表达对对方的关心，但却用行动表达了相互的关爱。阿姨，老刘现在的情况越来越好，您应该看到希望了呀。"

张阿姨："但他活动还是不方便，难道让我一直这样照顾他？"

我转身问正在给老刘做康复治疗的康复师："张医师，您看叔叔的肌力如何？预后情况怎么样？"康复师小张很有信心地回答："肌力不错，坚持康复运动，有望恢复到接近正常的状态"。

"阿姨，您听到了？只要老刘积极配合康复治疗，一定可以逐渐地恢复自理能力的。"老刘和张阿姨听到康复师的回答，深锁的眉头都舒展了开来。"再告诉您一件事，我们科曾经住过一个患者，也是脑出血，昏迷了4个月才醒过来，这4个月里，他的夫人特别着急，天天问我们她老头子什么时候能醒啊？这个患者在脑出血之前，家里所有的存折和炒股票的密码都没有告诉他老伴儿。昏迷4个月，他的老伴儿，对他又急又恨，但始终不放弃，每天都精心做食物送来，到处找最好的营养品给患者用，4个月后患者终于醒了，又转到康复医院做高压氧和康复治疗，一年以后，他们两人还一起来科里给我看他们外出旅行的照片呢！那个幸福呀，简直不敢相信，一年前老爷子还昏迷在床呢。时间是最好的试金石，不经一事，不懂一人。"

张阿姨眼中放着光："真的啊？"

我点点头："嗯！阿姨，其实呀，老刘这次生病也有好处呢。"张阿姨疑惑地看着我说："怎么会有好处呢？""您说老刘脾气一直不好，经常会对您发脾气，可我只在老刘入院前几天看见他发过脾气，经过开导后就不怎么发火了，通过护士的宣教，老刘知道发脾气会让他的血压升高，有发生再次出血的风险，为了早点好起来，老刘在努力改掉自己的坏脾气，您有没有发现生病后老刘的性格发生了一些变化呢？"

张阿姨："好像是的哦，最近不朝我发火了，我对他抱怨，他也不说什么，跟以前是不一样了。""阿姨，你们目前的境况只是暂时的，几个月以后，你们俩都会对现在的自己感到满意，因为你们俩克服了重重困难，互相搀扶着，度过了这最困难的时期。"这时张阿姨微笑着对我说："护士长，我现在有点看到了希望，我会好好照顾他，我还指望他快点好起来，我们互相照顾呢！""对呀，如果您和老刘一起携手面对那个'无助'，一定可以消灭它。"

之后的几天，张阿姨发生了很大的变化，首先，张阿姨主动向护士提出把导尿管拔了，说老刘插着难过(之前护士与张阿姨沟通拔尿管的事，张阿姨都不肯，担心小便弄到床上又增加麻烦)，现在张阿姨听护士的话，买了尿壶和护理垫，尝试让老刘在床上解小便，拔了尿管以后，护士跟张阿姨说，如果不小心把小便弄到床上时不要担心，叫我们帮忙一起更换，插尿管时间久了，排尿感觉需要一段时间恢复，别着急，会逐渐适应的。

还有，护士们巡视病房能够看见康复师给老刘做康复手法时，老刘更加努力地配合，而张阿姨也在旁边鼓励老刘。

吃饭时，张阿姨站在床边，不时地夹菜放在老刘的勺子上……

5天后，老刘出院了，出院前夫妇俩愉快地跟我打招呼。

半个月后，我打回访电话询问老刘的状况，老刘在电话那头用稍稍清晰一些的言语努力而又激动地说："护士长，我跟您说，我在你们那儿出院一个星期就下床走路了，现在扶着东西自己可以走起来，吃饭、上厕所我自己都可以!"电话好像开的是免提，我听见张阿姨在电话那头开心地说："护士长，太感谢您了!"我在电话里问："张阿姨，您最近身体怎么样?"张阿姨："按时吃药，休息得好，已经好多了! 谢谢护士长关心!"我接着询问有没有监测血压，按时服药，老刘和张阿姨抢着回答："听了护士的话，买了血压计，每天测血压，也按时吃药，现在血压控制得很好。"我又嘱咐了一些康复和安全的相关事项，告诉他们如有不适及时来医院就诊，还将我的手机号码留给了他们，让他们有需要可以给我打电话。回访是在过年前几天做的，提前给老刘夫妇拜个早年，祝他们平安顺遂。电话那头的回复洋溢着感谢、幸福和满足。

尽管神经外科的护理工作非常繁忙，但是，人文关怀一直是我们科护理的主流文化，护士们再忙再辛苦，也不忘给患者和家属一声问候，一个微笑，在他们最需要我们时，第一时间冲到病床边帮助解决困难，护士们也因此获得了患者和家属的尊重和好感，但是，大家在工作中遇到难缠的患者或家属时，还是会显得束手无策，只能回避锋芒，谨慎小心地沟通。通过学习叙事护理，我深深地体会到，故事就是生命，只有生命才能进入生命，通过叙事，尝试着进入被叙事者的生命，了解他们的家庭文化脉络，探索人性最温暖和柔软的一面。

叙事护理，让我体会到，作为护理人，我们可以同时拥有"工程师"和"艺术家"的两种能力。作为"工程师"，我们与医生共同发现患者身体的问题，运用技术手段来解决它，而作为"艺术家"，我们可以理解患者何时需要一位忠诚的倾听者，何时需要一个温暖的微笑，何时需要一句鼓励的话语，何时需要一个温柔的抚触。

【案例4】找回自己

三月，春回大地，草长莺飞。午阳披上了一层薄纱，悄然褪去几分光华，春风按捺不住心中喜悦，轻轻拂过柳枝嫩芽。闲庭老树静观其变，几片枯叶木然悬挂，隐隐约约摆首相望，春息春意已然萌发。春日是茫茫心壤的牧马人，为满怀的希望扬鞭策马。

春是最美好的季节，人们也总是期待心情如春风一样和煦，人生如春光一样美好。但人生的起伏、情绪的跌宕就像春夏秋冬四季更替，不可能一成不变，风平浪静。重要的是我们要学会寻找自己的春天，让人生的每一天都拥抱着幸福，活在"春天"里。

春日的美好让我不禁又想起了她——我照顾过的一位小姑娘。

初见秀秀(化名)是在护理心理门诊，一双漆黑清澈的大眼睛，粉嘟嘟的嘴唇，娇俏玲珑的小鼻子秀气地生在她那美丽清纯、文静典雅的脸庞上，俏皮可爱的发卡，干净整洁的衣服，亭亭玉立，恰似一朵栀子花。圆滚滚的双手托着一部手机，指尖灵巧的在屏幕上滑动，低着头，很少和我有目光的交流，问她问题时，也只回答"嗯、是、还行吧"这类的词语。整个咨询的过程，她眼睛都盯着手机屏幕，没有主动说过一句话，全部的心思都在她的手机上，似乎那里有她的全部。再后来她直接习惯性地戴上耳机，沉溺在自己的小世界，只留我和她妈妈两个人对话，自己却置身事外。

秀秀是我们病区的一位患者，女，13岁，初中学生，被诊断为"网络成瘾"。

由于门诊初见时对秀秀的深刻印象，来到我们病区后我对她格外关注，更想通过自己的努力，了解秀秀的内心世界。

一天午饭后，我拉着秀秀的手，想尝试用叙事护理的方法和她谈一谈，后来我们在病区大厅休息区闲聊了起来。

我："小美女，大姐姐想知道你的手机里有什么好玩的呢？我看你一直在认真地看手机，一刻不舍得离手的样子。大姐姐手机里面有好多软件，也有好玩的游戏，要不然咱们两个比一比看看谁的更好？"

秀秀："那好吧！就给你看看，你看最多的就是游戏了，最喜欢的就是这个"第五人格"，其他玩得少。你也喜欢吗？我玩这个很厉害的，我可以教你。"

我："你一直玩游戏是你特别喜欢它吗？还是用来消磨时间？"

秀秀："特别喜欢也谈不上，就是想玩一玩，除了玩手机啥也不想干，感觉和人交流太困难，也麻烦，还不如玩手机快乐。"

我："那你觉得你现在状态怎么样呢？"

秀秀："很无聊，心情很差，只想玩手机，不想去上学，恰当来说叫颓废吧！"

我："你以前是这样的吗？"

秀秀："有一年不想去上学了，每天在家里拿着手机玩游戏，一天能玩十多个小时。"

我："你每天这样家人不管你吗？"

秀秀："一开始妈妈没收了我的手机，逼我去上学，后来我用自己的零花钱偷偷地买了一个。妈妈和老师都说我就应该去上学，小孩子不能玩手机，可是为啥大人可以玩，我就不可以？"

我："那你为什么不想去上学呢？是学习成绩不好，老师不喜欢你，还是有同学欺负你呢？"

秀秀："老师和同学对我都特别好，我的成绩也挺好的，总是班级第一，就因为那次我感冒生病了几天，期末考了班级第五。我接受不了这个成绩，就不想去上学了，更不想考试，怕自己的成绩再下降，更怕老师不喜欢我，同学嘲笑我。我一个人躲在家里，不想学习，就玩起手机来。"

我："那你用手机都干些什么呢？"

秀秀："用得最多的就是玩游戏，消磨时间，偶尔也聊天、听音乐。"

我："那你不玩手机可以吗？"

秀秀："手机不在手里我就会心慌，手机被父母抢了我就会特别烦躁，想发脾气、想打人甚至想自杀。"

我："那你认为你是个好学生，好女儿吗？"

秀秀："我以前在学校是个好学生，在家里是个乖女儿。现在不敢说了，大家都觉得我是个坏孩子，不爱学习了。如果不沉迷于玩手机，能回到校园，好好学习，应该还是一个好孩子吧！"

我："那你愿不愿意改变这种状态呢，找回以前的自己，重拾属于自己的"春天"？"

秀秀："当然想啦！但是不知道怎么做，我自控力比较差，大姐姐你愿意帮帮我吗？"

我："当然愿意啦！但是大姐姐要先告诉你一个道理：你因为生病学习成绩下降是很正常的事情，考了第5名你也很优秀，在某种程度上60分就是100分，60分也算有个成绩，总比一味逃避，没有成绩要好。在爸爸妈妈眼中你一直都是他们最好最棒的女儿，在老师眼中只要你肯努力，你就是最好的学生。"

秀秀："我以前比较喜欢成为焦点，感觉不是第一名老师就会不喜欢我，如果老师没有不喜欢我，那就太好了。"

我："人生是一条漫长的路，你会经历这样或那样的小坎坷，生病了，没能按时上课，还考那么好的成绩，同学们都在羡慕你，老师都觉得你很棒呢！这个小坎坷你已经处理得很好啦，我们都应该向你学习。"

秀秀："那好吧！不想那么多了，虽然落下来好多课程，我觉得我还是挺聪明的，多用些时间，肯定还能赶上来。"

我："这就对啦！学习只是你人生的一小阶段，咱允许别人进步，也要看到自己的优点，自己跟自己比较就好，你应该找到属于你的自信！"

秀秀："对，我要找回以前的自己，重拾自信。"

我："我们两个一起做个计划怎么样？来帮助你控制玩手机的时间，比如每玩一个小时就要休息十分钟，然后休息时间慢慢地增加到十五分钟，三十分钟……你愿意这样坚持吗？"

秀秀："这听起来也不难，要不然我试一试。"

我："你以前经常考第一名，游戏也打得这么好，克服困难的能力也一定不差。"

秀秀："我想我还是可以的，我尽量坚持，不尝试，怎么知道我不行。"

我："那我们一言为定，如果你能坚持完成我们的计划，我就送你一个惊喜，一套日本动漫邮票，具体要哪种，还可以自己选哦！"

秀秀："真的吗？那我们拉钩……我一定管理好自己，拿到奖品。"

后来了解到，秀秀就是一位才女。在我们的鼓励下，她参加了我们病区的诗词比赛，她锦心绣口、出口成章，轻而易举地获得了冠军。在后来的几次活动中，她还自告奋勇地当起了主持人，活动组织得非常出色，最后我们给她颁发了一个"最佳才女奖"。病区的患者和家属都夸赞她漂亮、懂礼貌、有才气，称她为"小神童"，大家还建议她报名"中华好诗词"节目……

时光如细指流沙，一个多月的时间飞逝，冬渐渐走远，春悄然来临。秀秀也驱走了寒冬，找到了自己的春天。在药物、心理治疗，医生护士的帮助下，秀秀玩手机的时间明显减少，基本上可以控制了，更是找到了自信，找回了原来的自己，重拾原本属于她的幸福"春天"。

出院时秀秀来找我道别，她告诉我，这里虽然是精神科病房，但在她内心这里就像晴朗的春天，让她看到了希望，她不舍得这里的小伙伴，也不舍得我，她有空就会来看看我们，将她的喜怒哀乐讲与我们听。

一次尝试性的应用叙事护理，让我收获了许多许多……

从疾病角度看是我们帮助了秀秀，但其实在这个过程中我也受益匪浅。参与了"秀秀找回自我"的整个故事，看到了人性的脆弱和坚强，无论故事的好与坏，我们总能有所触动，以此共勉，在叙事的过程中我们成长，感恩在精神卫生科学习到了心理护理，感恩叙事护理给我别样的生活体验。

走过的路，一花一叶都是生命的写意，一草一木都是风景，"叙事护理似远实近，只有起点，没有终点，我们一直行走在诗意的路上！"多一次用心叙事，人生就多一点诗意与浪漫，多一点春天！

(三)叙事护理核心技术

1. 叙事护理内涵

在这些故事中，我们运用的方法是叙事护理。所谓叙事护理是指在叙事医学尊重、倾听、共情的人文关怀基础上，把后现代心理学当中的叙事治疗的模式、理念和方法，与临床护理相结合，所产生的这种新的心理护理的模式和方法。

2. 叙事护理核核心理念

叙事护理的核心理念包括 5 点：

(1)人不等于疾病，疾病才是疾病。

(2)每个人都是自己疾病的专家。

(3)每个人都有资源和能力。

(4)每个人都是自己生命的作者。

(5)疾病不会百分百地操纵人。

3. 叙事护理核心技术

叙事护理有五大核心技术：外化、解构、改写、外部见证人和治疗文件。

(1)外化：即把人和疾病分开。在豆豆的故事当中，豆豆患糖尿病的原因是她体内有一个不听话的血糖。好像血糖是一个小孩子，他可以听话，也可以不听话。采用这种拟人化的方式，把豆豆和糖尿病进行了分离。外化的作用有两个方面，第一是对患者的作用，可以让患者聚焦在他的疾病或问题上，能够明确状态，增加患者对疾病或问题的掌控感。另一方面是对护士的作用，让护士从关注疾病和护理行为到关注这个活生生的人。

(2)解构：即探索问题或行为背后的社会文化脉络。就豆豆而言，她反复入院，表面上看是因为她不遵医嘱，拿自己的生命不当回事儿。当我们去探索她的家庭文化的时候，得知豆豆的妈妈对她说过这样的话："你有糖尿病，你一辈子都治不好。"家庭文化把豆豆塑造成一个活着无望的人。一个活着无望的人，一定会及时行乐。我们再看豆豆的那些让父母和医护人员讨厌的行为，发现她其实是在抓紧时间享受生命的欢愉。于是，我们对豆豆的行为就多了一份理解和尊重。

（3）改写：即根据"外化对话"所发现的那些被遗漏的片段和例外，让故事的走向发生改变。豆豆入院的时候，她身上正在上演着一个故事——一个偷吃糖果、不运动、不测血糖的豆豆的故事。后来，我们发现豆豆有个当老师的梦想，于是我们抓住这个"例外"，引导豆豆去实现当"不听话的血糖"的老师，从而构建起了另外一个支线故事。这个支线故事的主题是控制饮食、主动运动、管理血糖的豆豆的故事。

（4）外部见证人：即借助别人的"眼光"和"说法"增长自己的力量。通过我们所在乎的人的眼睛，看到自己好的一面或新特征，并且以某种方式向我们"证明"，就会增强我们对这个"新"特征的理解和认同。奖励豆豆的贴片是在全体护士的见证下进行的，那么全体护士和护士长就变成了这种行为的外部见证人。外部见证的作用是：使改变真实化，对行为能起到强化的作用。

（5）治疗文件：即借助某种工具强化信念，实现真正的治疗。在豆豆的这个故事当中，贴片、纸张、红蓝铅笔都是治疗文件。治疗文件的力量非常强大，当豆豆拿到一支红蓝铅笔的时候，实际上是豆豆握住了掌控自己命运的权利。当豆豆拿到三支红蓝铅笔的时候，她能够掌控自己命运权利的信念就不断地被强化，豆豆就从一个无望的人，变成了一个可以掌控自己命运权利的人。她活着有了希望，也爱美了。

（四）自我疾病书写叙事

作为一名护理人员，工作中时常会遇到疾病、创伤和死亡。心里难免会害怕、恐惧和不知所措。如果你有一双发现美的眼睛，你会从那些患者及家属身上体会到真正的爱与伟大。从而获得对生命的敬畏与呵护。

【案例5】永不消失的爱

去年10月份，病房里住了一位16岁的小男孩，诊断为脑肌瘤。来医院的时候已经是朦胧状态，第二天医生就为他做了手术。结果因为来得比较晚，发生了脑疝导致术后恢复不是很好。住院期间一直由他的父母照顾。夫妻俩每天定时给儿子擦身、喂饭、听音乐。妈妈有时候急了会趴在儿子床前，抚摸着儿子的脸轻声说："儿子你快醒来吧，爸爸妈妈会一直等你。"5个月的时间，我和他们朝夕相处，使我真正地认识到即使命运给了父母忧愁，父母的爱也不会因此而减半。

【案例6】哥哥的守护

一个25岁的男生在和同事聚会期间，去洗手间的时候不小心摔倒，头部着地，当场就昏迷不醒，被同事叫救护车送到了医院，诊断为重型颅脑损伤，医生为其做了急诊手术。照顾他的是两位个子高高的男子，我本来以为是同事，后来才了解到男的父母已经去世，这是他的两位哥哥。哥哥们每天都是早上去工作，晚上在医院里陪夜，为弟弟擦身、按摩、喂饭，无微不至，从无怨言。有时候男孩会因为神经损伤，导致手脚抽搐，每当这个时候哥哥们都会紧握着男孩的手，温柔地喊道："别害怕，哥哥永远会陪着你"。

我也不知道男孩什么时候醒来，但我知道他的床前永远有两位哥哥在为他守护。

【案例7】等待

患者，男，38岁，入院时被诊断为肾衰竭，脑梗性昏迷，照顾他的是他的妻子。妻子个子不高，身体又很纤弱，并且怀有几个月的身孕。你很难相信，就这样一副身子，每天三次端水给又高又大的丈夫，为其翻身、擦洗、喂饭。女子很是贴心，把男子照顾得很是干净。住了那么久，皮肤一处压疮都没有。有时候女子实在累了，就依偎在男子的肩膀上，嘴里嘟囔一句，你太累了，休息一下，我和孩子等你醒来。

病房里像他们这样"可爱"的人还有很多，他们既可能是父母，也可能是子女、夫妻、兄弟姐妹、朋友甚至是同事。从他们身上我们不仅体会到了父母之爱，手足之情，夫妻之恩，更重要的是，我们成为患者家属这一角色时，当面对死亡、疾病时，如何调整好自己的心态，给予患者最真正的需要与对生命的尊重。

随着医学技术的发展，技术正在逐渐让医生，护士离病房越来越远，技术让医护人员逐渐丢失了"人心"。我们不仅要注重患者身体的疾病，更加不能忽视了心理的问题和人文关怀。

【案例8】健康教育的力量

中午刚吃完饭从值班房出来，就听到同事喊道："我们科有个患者在楼上科室垃圾桶里翻东西吃，你赶快去看一下吧。"我乍一听吓了一跳，反应过来，脚下生风慌忙跑到楼上。在走廊的尽头只见一个佝偻着身子手不停地在垃圾桶里翻找着，不时抓一把剩饭就疯狂地往嘴里塞，一边塞，一边吐。我和同事跑到她身边将她拉起来，原来是9床患者小丽。这时候她老公一边跑，嘴里也一边喊："你这是在干嘛？医生不是告诉你等检查结果出来就可以手术了吗？"小丽冲她老公撇了一眼，喊道："我太饿了。我也不想啊。"你一句他一句，越吵越凶，走廊里也围观了不少其他患者，我和同事走上前把小丽带回了病房，安顿在床上躺下。

小丽是前几天入院的一名食管腐蚀伤的患者。人看起来非常消瘦，不能进食，从鼻子经过胃插了一根管子，每天就用针筒打些汤水、米糊之类的。小丽自己描述最瘦的时候只有74斤，从生病以来已经有半年没有经口吃过东西了。所以每当看到别人吃东西她就会特别想吃，有几次瞒着老公偷吃了东西，结果吃了就会立即吐出来。因为这事老公已经骂了她多次了。两个人来医院已经有几天了，很少见他们交流，一个坐在板凳上玩手机，一个躺在床上玩手机。有时候早上查房的时候，告诉她不能吃东西，明天做什么检查，夫妻俩也是爱答不理的。

后来那天下午我找到她的主管医生了解了她的病情，小丽的食管黏膜腐蚀的情况不严重，仍然保留功能，但是胃要切除，因此医生决定为小丽行左胸下段食管、全胃切除+空肠代食管弓下吻合术。

了解了她的基本病情之后，我就告诉了他们夫妻，关于她的食管黏膜现状，为其做手术建造一个人工胃，手术成功后，仍然可以像正常人一样生活。现在最重要的是夫妻俩要保持积极乐观的态度，参与到自身疾病治疗过程中去，配合医生完成各项术前检查。他们听了之后很是高兴，表示愿意配合医生。

第二天上班的时候，看到她老公给她买了一束花放在床头，两个人满脸笑容，看到我还主动问好。这是我第一次感到温暖和欣慰。我突然深刻地体会到作为一名护士我们不仅仅是为患者打针、发药,更重要的是注重人与人之间的沟通,要主动去了解患者,得知患者真正的需求,才能更好地帮患者解决问题。

手术前一晚医生又把小丽和她的家人叫到一起,讲解了手术的方式,术后注意事项,如何配合好术后恢复。患者家人们虽然紧张,但是都能互相安慰对方,给对方鼓励。

手术很成功,术后回病房时小丽已经清醒,身上带了很多管道。我向他们一一讲解了各个管道的作用,注意事项。术后几天小丽都很配合我们,输液结束后偶尔还会来护士站主动找我们聊天。术后第五天做了胃镜,结果显示吻合口愈合良好。回来医生就给小丽把最后那条小肠管拔掉了,并嘱咐先试着喝点粥。

第二天一大早就看到小丽端着一碗粥,小心翼翼地喝着,像在品尝什么人间美味,并且同病房的人有说有笑。这个病例提醒着我们在医学中要重视人文关怀,鼓励患者及家属加入治疗过程中,了解病情及治疗方案,消除焦虑感,更好地配合治疗,提升对医生的信任感。

推荐阅读书目:

1. 美国尤文·韦伯(Ewing Webb)的《心理操纵术-人际关系中的心理策略》(*Psychological Strategy in Handling People*)

2. 李秋萍的《护患沟通技巧》

客观题检测

主观题测验

第四章

叙事护理与当代中西方临床现实叙事

叙事护理与当代中西方
临床现实叙事PPT课件

学习目标

识记：

1. 叙事医学的概念；

2. 中西方叙事医学的发展历程；

3. 叙事医学在临床工作和医学生的教育应用。

理解：

1. 叙事医学的兴起和发展；

2. 叙事医学现状；

3. 叙事医学在临床工作和医学生的教育应用；

4. 叙事医学对临床工作的启示。

运用：

1. 中西方叙事医学的对比和启示；

2. 叙事医学在临床工作和医学生教育应用；

3. 通过文献查阅及临床学习，培养叙事医学能力；

4. 如何构建我国叙事医学教育体系。

课程思政

在西方，自美国学者丽塔·卡伦（Rita Charon）提出叙事医学的概念后，叙事医学得到蓬勃的发展，开启了 21 世纪文学与医学发展的叙事趋势。在我国，中国传统的儒释道文化与叙事医学有着千丝万缕的关联，而中医的望、闻、问、切就是叙事医学的具体体现。

第一节　叙事在医学教育应用的国内外对比及启示

一、叙事医学现状

（一）中西方叙事医学的发展现状及认识

2001 年，美国学者丽塔·卡伦提出了叙事医学的概念。"叙事医学"指的是一种医疗模式，在该模式中，具有"叙事能力"的临床医生通过"吸收、解释、回应患者的故事和困境"，来为其提供充满尊重、共情和生机的医疗照护。从临床操作上来说，叙事医学要求医生或患者把从医或就医过程中正规病历以外的细枝末节、心理过程乃至家属的感受都记录下来，使临床医学更富有人性，更充满温情，从而有助于患者诊疗。叙事医学强调叙事能力：即吸收、解释、回应故事和其他人类困境的能力，强调了共情的使用等问题，满足了医生、患者等多方面的诉求，更加充分体现了医学中的人文关怀。开启了 21 世纪文学与医学发展的叙事转向，并为医学真正转向生物—心理—社会，在医学模式提供了全新、有效实践工具。从概念提出至今，各界就医学的叙事本质、苦难见证、叙事能力、书写身体以及叙事医学中所使用方法等给予了极大关注和研讨，叙事医学得到了蓬勃发展，丰富了医学人文教育的成果，促进了临床诊疗的改善以及医务工作者的反思。

1. 国外叙事医学的发展现状及认识

在近 30 年的文学与医学结合的摸索基础上，丽塔·卡伦陆续在《叙事医学：共情、反思、职业和信任的模型》中提出叙事医学在于建构临床医生的叙事能力；撰写《叙事医学》再次确认叙事医学定义，认为叙事医学是指用叙事能力来实践的医学，对患者的故事进行认知、吸收、阐释，并为之感动；其著作《叙事医学：尊重疾病的故事》中提出要"通过患者形形色色的疾苦叙事走进患者的世界"的精细阅读方法；其《如何处理故事：叙事医学的科学》中指出叙事医学模型存在着注意、表征和亲和三个步骤；并于 2008 年与彼得合作编写《精神分析学和叙事医学》。

丽塔·卡伦在《人体的小说化：论医学和文学如何相互结合》一文中提出疾病叙事，她对叙事医学的定义、特点以及叙事医学中所使用的方法等进行了全面阐述，进一步丰富了叙事医学的理论框架；与哥伦比亚大学英语教授穆拉·斯皮格（M·Spiegel）合作，在《文学与医学》杂志推出了 12 期有关叙事医学主题的内容。2011 年以后，国外叙事医学继续得到关注，研究日益细化并在医学教育领域当中普遍应用，如居莱西克的《作为叙事的疾病》。丽塔·卡伦的研究集中在叙事医学训练、反思性医学实践和医疗卫生的团队效率方面。

在医学教育实践中，国外医学院校基本上已依托课程教学、实践项目和跨专业合作等方式开展了叙事医学教育，并在叙事医学训练中取得了一定效果。美国哥伦比亚大学最早开设了叙事医学课程，并于 2009 年开始招收叙事医学方向的理学硕士。美国南加州大学医学院则与人类学家合作,开辟了叙事与疾病、治疗的文化建构研究领域。英国伦敦国王学院于 2010 年启动了医学人文学理学硕士项目,设置了必修核心模块"医学人文主题"和"医学人文技能",课程通过基于人文主义的文学阅读和有助于职业发展的反思性写作等方法,培养本科医学生和继续教育临床医生的反思、移情等叙事能力。国外各高校开展了"哥伦比亚合作性老年人计划"(CCAP)、新墨西哥大学的"实践性融入式体验"(PIE)和密歇根大学医学院的"以家庭为中心的体验"(FCE)等实践项目。除此之外,哥伦比亚大学还会经常性组织来自口腔学、医学、护理学和公共卫生学的师生开展类似"健康、疾苦和健康照护的文化"的主题研讨会。

关于叙事医学在临床应用的作用,丽塔·卡伦在《叙事医学:尊重疾病的故事》中说道,"叙事医学实践使个体医务工作者与个体患者的关系以及医务工作者与学生之间的联系更为密切,同时也在提升某些专科实践的职业精神,加强医务工作团队的有效性、应对医疗卫生系统内的不平等和不公正方面起到了积极的作用"。在叙事训练来强化临床实践方面,除了哥伦比亚大学叙事医学项目外,美国医患研究学院(American Academy on Physician and Patient,AAPP)主办了为期一周的技巧培训和多种短期课程,内容包括问诊技巧、建立治疗性医患关系、增进医务人员的反思和健康。在美国福祉研究所里,医务人员都可以聚集在此静思、上课以及终身学习自我照护。此外,口述史、正念觉知训练、创造性写作、精神分析等方面的训练,来自心理健康专家的个别指导,以及文学、创造性写作和定性社会科学方面的学位课程等,都为医务人员提供了额外的渠道。

2. 我国叙事医学的发展现状及认识

(1)叙事医学在国内主要应用于医学教育和临床实践中。在医学教育中,叙事医学体现在疾病的叙事阅读、案例教学或情境模拟、共情等方面。叙事医学的教育方法类似于叙事教学法,叙事教学法来自语言教学的思路或者理念,主张在外语教学中运用叙事化手段,将教学内容尽可能以叙事手段进行展现,营造真实的情境或可能世界,使学生最大限度地投入到学习情境中。在医疗实践中,叙事医学通过医患交流、融入医学教育、针对肿瘤患者的临终关怀等形式,增进人文关怀,增进医患了解,减少矛盾。

(2)我国叙事医学研究分类。在 2018 年 11 月召开的第二届北京大学医学人文国际会议上,郭莉萍教授提出我国叙事医学研究可以分为两类:狭义叙事医学研究和广义叙事医学研究,两者在研究问题、研究对象和研究成果的直接应用范围等方面存在显著差异。狭义叙事医学是由医务人员带有叙事能力而主动实施的、"自上而下"实践医学的一种方式,而广义叙事医学是其他学科、甚至是公众按照各自的方法对医患相遇过程、患病体验等的研究和描述。狭义叙事医学注重实践,比如叙事医学在临床中的具体应用,其主体是医务人员和医学生;广义叙事医学注重研究,其成果基本不能直接应用于叙事医学培训和实践中。

广义叙事医学研究为狭义叙事医学的实践提供助力,必须要经由"转化研究"。举例来讲,从语言学角度出发的医患会话研究成果应用于叙事医学实践中,需要进行一系列的转化。比如删减过于学术化的语言学词汇,提炼其精髓用于叙事能力培训,制作出操作性强的医生手册等。这类转化研究,是许多医学人文学者和叙事医学学者的研究方向,他们在这个领域扮演着"中介"和"桥梁"的角色。叙事医学的概念和研究方法传入中国的时间并不长，其研究和应用在我国尚未规范化和体系化。

目前，广义叙事医学以文学和语言学与医学的结合最多，但还有一些人文社会学科都具备与叙事医学结合的潜力，比如心理学、健康传播、社会学、文化研究等。这种结合应该是双向的，叙事医学要主动与这些学科结合，借用一些它们的方法，同时这些学科也可以把叙事医学作为其研究对象，开拓研究新热点。目前临床叙事护理运用了心理学上叙事治疗的理念，已经初步具备了自己的方法，相关培训做的也不错。

叙事医学与健康传播关系紧密，叙事医学的四个关系(医生与患者、医生与自我、医生与同事、医生与社会)与健康传播的四个层次(人际传播、自我传播、组织传播、大众传播)几乎是一一对应的，如何运用健康传播的理念与手段改善我国的医患关系，是值得叙事医学和健康传播双方认真研究的方向。狭义叙事医学重实践，广义叙事医学重研究，二者的有机结合、研究成果转化将会使我国叙事医学的发展如虎添翼。

3. 中西现阶段研究比较及中国叙述医学发展资源展望

对叙事医学领域中英文文献的搜索、梳理和对比，可看出中文文献虽然在数量上短时间内已经有了较大的提升，但从发表期刊的范围、层次、研究机构数量、作者合作数量和规模等方面来看，目前其体现出的研究质量和影响力尚处于起步和初步发展中，对医学教育的渗透还比较少，整体上仍处于理论倡导和小范围实践的状态。

但另一方面，中国叙事医学领域也初步体现出较鲜明的特色，即中医与叙事医学的结合，因此，与中医有关的理论思想以及教育和临床的实践资源已经并将持续为叙事医学在中国的发展提供内在动力。

(二)叙事医学对我国青年医学生和临床医生的医德医风教育的启示

医德，即医务人员的职业道德，是医务人员应该具备的思想品质，是医务人员与患者、社会，以及医务人员之间关系的总和。医德医风是指医务人员个体的职业道德和医疗卫生行业整体的风气和精神面貌，在医院服务质量管理中占有重要的地位，是实现医院自身发展建设和谐社会的重要保证。

1. 我国青年医学生医德医风教育的主要方式

在我国，医学院校的医学生医德医风教育主要通过思想政治教育、医学伦理学教育、临床医学教育等方式来开展。

2. 我国青年医学生和临床医生医德医风教育存在问题

在众多医学院校中，医德教育并没有被当作医学教育的重要组成部分，而仅仅是被看作一门课程——德育课程，比如思想道德修养课程、医学伦理学课程等。在医院，医德医风教育与临床实践脱节。医院医德医风教育往往是向医生灌输医德医风要求，但医德医风并非仅靠理论学习或行政要求就能具备的。它需要青年医学生和临床医生在临床实践中通过不断接触患者，反复体验与思考，理解与升华，才能形成对医德规范的内心认同和信仰，从而成为医务人员执业活动的内在约束规范。

3. 叙事医学研究及应用

近年来，随着现代医学技术的发展，疾病治愈率极大提高，但越来越多侵入性操作在治疗同时给患者带来诸多痛苦，同时日益紧张的医患关系也给医学界带来更多困境。

究其原因，医生诊治能力不足有之，舆论片面误导有之，患者寻衅滋事有之，但主要的原因还是医患沟通不良。其中反映的临床事实就是医者叙事能力缺乏，共情沟通不足。由此看来，中国更迫切需要叙事医学，培养医生更强的叙事能力。在国内，有学者提出构建医学叙事学思想，认为参照国外的成功经验以及中国国情设置医学叙事能力培养是医患双方达成交流和共识的路径。

4.基于叙事医学，对青年医学生和临床医生进行医德医风教育

在临床课程设置上，让青年医学生掌握医德基本理论，正确认识医德，坚定理想信念，加强思想品德教育，形成优良的医德修养。同时借助医学伦理学课程以及一些医学法规课程，使医学生在未来工作和人生中，克服践行医德医风过程中碰到的困难，牢固树立医德信念。

将医德医风教育评价贯彻于临床授课和临床实践的始终。医德教育的内容形式都要放到教学与实习计划中。医学理论知识专业技能是需要被重视的，与此同时医德教育也是同等重要的，要将医学生临床理论学习阶段(包括临床见习与实习)的遵章守纪及出勤情况、学习生活情况、与人交往情况、团体活动情况等纳入医德医风教育考核体系中，明确医学生的责任和义务。

在临床专业实践中，带教老师的言传身教和医德行为对医学生和青年医生有着重大的影响。因此在专业实践中，带教老师应当注重理论联系实际，将课程理论内容与实际案例、事例以及亲身经历融入其中，以叙事的方式将爱岗敬业的精神和教书育人的精神传递给医学生和青年医生，将医德教育的重点融入医学专业课程和临床实践中，使一代又一代的临床医生在学习医学、实践医学的过程中潜移默化地完成医德医风的受教育过程。

医学院和医院着重培养医学生和青年医生掌握一定的叙事知识，培养一定的叙事能力。在知识的指导下阅读虚构和非虚构的疾病叙事作品，训练医学反思写作能力。叙事能力的培养与文学有着高度的相似性，最便捷的方式就是通过多种形式的阅读写作来实现。就临床工作而言就是尽可能在有限的时间内聆听患者需求，尝试换位思考，体验患者的感受，尽可能地把印象深刻的经历速记下来，通过记叙形成反复思考斟酌的习惯。

正是通过这样的实践使青年医学生和临床医生能够充分认识医学的局限性和无限可能性，继而深入解读病患的疾苦，从不同的视角审视患者的疾病经历，提高共情能力，促进青年医学生和临床医生对医学反思和解读。医学生作为未来的行医者，其人文素养如何直接关系着医患关系或和缓或僵化的走向。

叙事医学作为改善医患关系的曙光学科、人文教育的新方向，应当作为医学教育的重要组成部分。呼吁医学院校结合叙事医学的理论和内涵开设叙事医学课程，用叙事医学丰富的文化意蕴和审美指向，帮助医学生更深刻地理解疾病、生命和患者。这些必然有助于医德医风的教育，也必将改善患者的就医体验，提高青年医学生和临床医生的职业满意度。

二、叙事医学在国内外医学教育中的对比及差异

(一)国外叙事医学教育应用

国外医学教育者格外重视将人文学科的原理与思维应用于医学教育实践中,注重将人文学科的不同研究向度、内容与医学进行整合,进而形成众多的交叉学科,如医学哲学、医学伦理学、医学人文学、医学社会学以及文学与医学等。就以文学与医学为例,英国物理化学学家兼小说家斯诺(C. P. Snow)曾指出,把文学引入医学教育正是沟通科学与人文这两种文化的桥梁。作为医学人文学科群之一,文学与医学早在19世纪70年代就起源于美国,至21世纪,由文学与医学的叙事转向而形成的叙事医学又得到蓬勃发展。可见,将人文学科应用于医学教育实践中已成为共识。正如加拿大医生威廉·奥斯勒(William Osler)所说,人文学科是荷尔蒙,它是那些激发并帮助我们理解人类和社会的诸多方法、价值与发现。与其说叙事医学是一个新的学科,不如说它是一个新的临床框架,为医生、护士、社会工作者提供了一些技巧、方法和文本,使他们可以为患者提供精细的、令人尊敬的、适合的临床照护。也正因如此,叙事医学能够使医生重新调整对患者、自己、同事以及社会这四种关系的认识,从而能够真正地促使医生所具备的人文素养得以实践。这对于当下"生命-心理-社会"医学模式的真正转向,叙事医学提供了一种全新有效的医学实践。

回顾叙事医学的理论研究和应用发展,不难发现叙事医学为重新审视医学中的人性提供了新的工具,为医学人文教育增添了新的元素。叙事医学之所以能在美欧等国医疗卫生实践中迅速推广并普及,无不以其提倡的认识痛苦、提供安慰、尊重疾病故事有关。总而言之,叙事医学在国外不仅从理论提出到医学实践得到长足的发展,而且就有机融合应用于医学教育方面做了有益尝试,并取得了较好的成效。

(二)国内叙事医学教育应用

西方叙事学于20世纪80年代传入中国,掀开了国内叙事学研究的序幕,在20世纪90年代形成了高潮,乃至在21世纪初,这个过程还在持续。我国叙事医学的说法在2006年正式出现在中文期刊中,但此后并无更多的介绍性论文,直到2011年杨晓霖学者发表了详细解释西方叙事医学论文后,中文相关文献才呈现稳步增长的趋势。近几年的主流和热点集中于理念引进、理论梳理和初步实践的阶段,应用推广刚刚起步,基于我国的叙事医学教育和临床应用体系架构还比较少,应用后的实证研究更少且缺乏影响力。我国的主要研究机构以科研院所和高校医学人文院系为主,临床机构较少。目前仍处于起步和初步发展中,对医学教育的渗透还比较少,整体还处于理论倡导和小范围实践的状态。在传统的医学教育实践中存在人文教育和医学专业教育分离问题等现象,不能有效地将医学人文教育和医学专业教育很好地融合在一起。传统医学只强调技术,忽视了对病患的人文关怀,目前我国医学院校人文社会科学课程仅占总学时的8%左右,仅有少数院校开设了医患沟通学、医学伦理学等课程,教学方式均是以课堂讲授为主,沟通能力培训也多是理论指导,虽然取得了一定效果,但远远不能满足医患沟通的需

求。随着医患矛盾的日渐突出，改善医学人文教育已成为我国医学教育改革的一项重要课题。

叙事医学在医患沟通研究中有着不可替代的作用，既可以从医患沟通中获得深度资料，又可以作为干预手段应用于医患沟通研究，还能使医生和患者在叙事过程中反思自己。临床上，护理人员比医生在日常诊疗工作中接触、陪伴和照顾患者机会多，更容易发现患者心理和精神需求，所以，将叙事医学相关理论和应用与护理专业相结合，培养临床护士的叙事能力，使其能够理解并回应患者故事和困境，从而提供更为优质护理服务于人性化的照护。

2011年国家出台的《国务院关于建立全科医生制度的指导意见》对我国全科医生的服务内容进行了界定，提出全科医生是综合程度较高的医学人才，主要工作是基层居民的预防保健、疾病诊治、康复以及健康管理等，全科医生将与居民建立契约关系。叙事医学教育培养学生叙事能力，叙事能力的提高有利于医患沟通的顺利进行，也有利于诊疗水平的进步，还可以使医学人文教育不再是空谈，而是真正融入医学教育，实现了由理论到实践的转变，将极大地改善我国医学人文教育的现状。

（三）叙事医学在国内外医学教育实践中应用的对比

1. 叙事医学的理论基础

文学与医学早在19世纪70年代就起源于美国。在逐渐展开的应用中，叙事学、叙事心理学、生命伦理学以及医患关系研究等诸多学科交汇相融，在美洲、西欧等地区的国家引发叙事医学的发展狂潮并日益成熟、广泛应用于医学领域。

在我国的传统文化中，中医学通过望、闻、问、切对患者疾痛进行全面了解，能反映出医生倾听、解释、回应临床故事的能力，是叙事医学的具体体现，体现了医学人文关怀的临床价值。《内经·华佗神医秘传》主张"忧由宽之，怒则悦之，悲则和之"，其意是：了解患者情绪，辩证让患者发泄情绪，让患者保持心情舒畅，愉悦舒缓心态，然后结合药物达到治病目的。《黄帝内经》云："凡刺之法，先必本于神。"其意是：必须全面了解患者的精神状态之后，才可根据具体情况有选择地施与针刺治疗。救一个万念俱灰的人，先要救他的心，其他的治疗才有功效。《黄帝内经》寓古时黄帝岐伯君臣问答，对话式医学论文风格，以道家阴阳、五行、养身学说以及天文历法等内容，运用皇帝宫大内保存的历代医学方面的资料及当时人群在健康与医学实践上的经验、教训的总结，从整体观上来论述医学，呈现了"自然—生命—心理—社会"的整体医学模式，积极倡导重视预防及非医学技术干预的养身延年术。

《续名医类案·卷六》记载："张路玉治谢某，七月间病疟，因服芩、知、石膏辈，稍间数日，后因小便精大泄，遂脑痛如破，恶寒振振欲擗地。医用八味、六君子，三倍参、附而寒不除。继用大建中，每服人参三钱，熟附二钱，其寒益甚。至正月诊之，脉仅三至，弦小而两寸俱伏，但举指忽觉流利，其症虽身袭重裘，大畏隙风如箭，而不喜近火，或时重时轻，口鼻气息全冷，胸中时觉上冲，小腹坚满，块垒如石，大便坚硬，欲了不了，小便短数，时白时黄，阳道虽痿，而缓纵不收，气色憔悴，而不晦暗。此症本属阳虚，因用参、附过多，壮火不能化阴，遂郁伏土中，反致真阴耗竭，论证不清。法当升发其阳，先与火郁汤六服，继进升阳散火、补中益气，肢体微汗，口鼻气温，脉复五至。后服六味丸、生脉散、异功散，调理全康。"

叙事医学的思想内核与我国传统儒释道文化皆有关联，中国传统文化中的养生、贵生思想都是生动的叙事医学素材，但没有得到蓬勃发展。2008 年《中国医院院长》杂志上发表的文章《医学墓地上的叙事之花》中明确引用"叙事医学"这一名词，回顾了中西医医学发展的历史，提出现代科技缺乏对人文关怀的反思。2011 年 3 月南方医科大学首次开设叙事医学选修课；2011 年 11 月 4 日，北京大学医学人文研究院举办的首届叙事医学座谈会上，郭莉萍教授则第一次在国内公开介绍了"叙事医学"。随着越来越多的学者、专家的关注，涌现了不少优秀的叙事医学著作或译本，如《叙事医学：尊重疾病的故事》(郭丽萍编译)、《人文与叙事：文学中的医学》(杨晓霖编译)《叙事医学人文读本》(杨晓霖独立主编)、《指尖上的光明——30 位中国眼科医生的故事》。

2. 叙事医学的教育培训

美国哥伦比亚大学医学院率先在 2009 年启动了"叙事医学"研究项目，把患者的疾病故事放在理解疾病的显赫位置上，并开设了传统医学课程之外的叙事医学课程。据美国医学院协会 2009 年统计可知，在涉及调查的 125 所医学院校中，近 59 所已将叙事医学纳入核心课程。

在国内医学人文改革中，国内以医患沟通学、医学伦理学、医学人文学等课程的开设来加强医学生的人文教育，叙事医学并没有在文学与医学相融上达到实质性突破，尚缺乏具体训练式的教学方法。国内学者杨晓霖提出，医学叙事能力培养课程应当在以国外医学人类学疾病叙事和苦痛体验为核心的阅读和书写方式的基础上，结合叙事学基础知识，将文学疾病与医学疾病叙事阅读和创作纳入医学课程设计中。2011 年北京大学医学人文研究院召开的叙事医学座谈会上韩启德院士提出：现代医学不仅要学会"找证据"，还要学会"讲故事"。

2008 年，刚到南方医科大学任教的杨晓霖利用自己的叙事理论基础和语言文学专业优势对叙事医学进行初步的文献梳理。在此基础上，于 2011 年在南方医科大学开设了国内最早的叙事医学选修课，"那时候更多的是一种摸索，通过阅读一些与生老病死相关的文学和艺术经典，让学生感受应该怎么去讲故事、听故事。"2016 年，叙事医学在杨晓霖的推动下融入南方医院的规培生教育体系。2017 年南方医科大学德风书院首先开展"小故事、大人文"叙事医学主题教育系列课程。

这样的尝试在国内堪称开创性。有研究者做过统计，"叙事医学"的说法在 2006 年正式出现在中文期刊中，但此后并无更多的介绍性论文，直到 2011 年杨晓霖发表论文详细解释西方叙事医学后，中文相关文献开始呈现稳步增长的趋势。2019 年杨晓霖主编的《叙事医学人文读本》是国内第一本叙事医学中文教材。2018 年 4 月中国老年医学会急诊分会成立叙事医学专委会。2018 年 9 月《叙事医学》杂志创刊。2018 年 10 月，叙事医学被列入住院医师规培教材。2018 年 11 月，继南方医科大学后叙事医学成为海南医学院公共选修课。

杨晓霖教授开设"小故事、大人文"叙事医学主题教育系列课程并担任主讲老师。涉及经典文学作品中的医生、患者和疾病故事，临床现实主义叙事作品中的医学人文故事，名画和艺术作品中的医学故事与人文元素，短篇疾病故事作品文本细读（中英文双语），疾病叙事和人文事例创意书写（转换视角），中西方医学发展进程中的故事与人文话题，中西方名人疾病与创造想象力之间的关系等主题。杨晓霖坚持认为必须将叙事性作品阅读融入医学与护理教育体系。"叙事医学并不是简单地展现患者故事，简单地讲述医护人员与患者打交道的经历，真正能够打动人的故事一定要有好的叙事技巧，而这必须是基于叙事性的文本细读。"她指出，在丽塔·卡伦的"叙事医学"概念中，人文元素内化的过程必须经历两个阶段，首先是精细阅读，其次是反思写作（即平行病历），这是叙事医学的两个重要落地工具，后者必须以前者为基础。叙事强调的是视角、关系和主体。叙事医学是一种以不同视角的主体关系为中心议题的医学人文教育和实践模式。在她看来，处理好医护人员与自我的关系是实现健康和谐医疗体系的重中之重。年轻的医学生和医生对人生的理解还相对有限，只有大量阅读不同的叙事性作品（包括关于生老病死的经典文学作品和医护人员创作的临床现实主义作品），才能最大限度和不同类型人物交流，充分理解疾病，融合不同的叙事视角，减少视域差距，进而促进医患形成共情连接。

同时，杨晓霖教授在南方医科大学面向本科生开设了叙事医学选修课，面向研究生进行叙事医学人文教育活动，在南方医科大学多所附属医院开设了规培生叙事医学必修学分课程，并成立"创意叙事写作俱乐部"等指导学生进行疾病叙事文本的阅读与分享。但这项工作并不容易。国内叙事医学研究刚刚起步，并没有形成疾病叙事医学教材、阅读书目和导读手册，也不可避免地面临着经典叙事作品匮乏的问题。

2008 年开始，杨晓霖就有意识地对涉及生老病死主题的叙事作品进行整理，并翻译大量的叙事医学文章，试图构建一个叙事医学文本库，杨晓霖计划将这些阅读书目全部整理成网络资源，有不同的疾病类型、叙事视角，学生和医护人员可以根据自己的兴趣和所遇到的问题进行搜索阅读。

3. 叙事医学教学实践

对于叙事医学如何在临床实践中得以实现，国外主要依托课程教学、实践项目和跨专业实施叙事医学教育，以促进叙事能力向临床效果转变，在教学中积累了教授叙事技巧的知识，逐渐形成了以细读和平行病历为主的教学方法，并积极借助工作坊、实践项目来推广其较为成熟的叙事训练。英国通过"Patient Voices"小组以患者相互交流涉及患者慢性疾病的感受、精神上忍受折磨、患者眼中的世界、对移植器官供方的表白等视频方式使医务人员听到病床上的"呼声"，在传递临床信息的同时引起其对患者感情上的关注。国外各高校开展了"哥伦比亚合作性老年人计划（CCAP）"、新墨西哥大学的"实践性融入式体验（PIE）"、密歇根大学医学院 的"以家庭为中心的体验（FCE）"、日本的"闘病记"等实践项目，注重采用具体的训练式教学方法来提升医学生的共情能力、换位思考能力和临床实践能力。美国缅因州人文理事会的"文学与医学"项目，每月组织一次读书会，邀请文学学者带领组员讨论，并邀请第三方机构对项目效果做研究。2008 年 11 月，南缅因州大学埃德蒙·马斯基公共服务学院博士布鲁斯·克拉里（Bruce Crary）的研究结果显示，通过文学学习，成员对患者的同理心提高了 79%，沟通技巧提高了 58%。

在国内，对于文学叙事、基本叙事概念如何应用到叙事医学中，叙事技巧、方法与文本等尚未得到有效地实践，同时国内城市大医院优质医疗资源过分集中加大了叙事医学的开展难度。各个高校逐渐认识到了文学叙事对于临床医疗实践的重要性，同样认为文学叙事的解读训练应成为医学课程的重要组成部分，逐渐借鉴国外成熟的叙事医学理论和广泛应用，为我国叙事医学在医学教育中的应用提供了坚实理论平台和可供参考的实践基础。

第二节　叙事医学让医学人文走向临床

一、叙事医学与临床能力构建

（一）西方叙事医学的能力架构

早在 20 世纪 70 年代，叙事广泛应用于语言与文化研究，后以认知沟通的方式逐步与社会科学各学科相融。英国医生和流行病专家科克伦是叙事医学的最早探索者，第二次世界大战（简称二战）期间，他曾在战俘营中从事医疗工作。某一天，一位年轻的战俘哭泣叫喊不停，一开始他认为是胸膜炎的疼痛引起哭叫，但他手中连一粒止痛片也没有。绝望中，科克伦本能地坐到患者的床上，把士兵抱在自己的怀里。没想到，奇迹发生了：士兵停止了喊叫，直至数小时后平静地死去。后来，他认为这个患者不是躯体痛苦而哭叫，而在于孤独引起的精神上的痛苦。由此，他开始质疑药物治疗对于具有思想与情感的人类疾病的确定性。叙事医学在无形中开始萌芽，随着医学发展，现代医学技术发展进程中也为人类疾病、痛苦及医患关系等带来了诸多困境，由此提倡以叙事为方式关注医学中人性的叙事医学应运而生。

叙事医学是一种以共情、反思、职业和信任为基本构架的模型，建构临床医护人员的叙事能力，而叙事医学能力有助于临床医生在医疗活动中提升对患者的共情能力、职业精神、亲和力（信任关系）和自我行为的反思，其核心是共情与反思——即关注、描述与信任。同时提出从现象学、心理分析、创伤研究、美学等训练出发，来提升医学倾听、诉说疾病的"叙事能力"，其目标是让医护人员更清晰地表达自己和理智地处理自己的感情，培养高超的倾听技巧以及从比喻和潜台词中发现隐藏信息的能力，从而使医生能加设身处地地为患者考虑。

哥伦比亚大学临床医生苏桑娜·希尔瓦（Suzana Alves Silva）等在 2011 年提出叙事循证医学 PACT 模型，即描述问题、采取措施、提供选择和明确目标。对于叙事医学能力，美国哈佛大学学者大卫·麦克克兰德（David Mcclelland）在 1978 年《测量能力而非智力》一文中提出"能力素质"概念，认为能力是能区分在特定的工作岗位上和组织环境中绩效水平的个人特征，即知识、技能、自我概念、特质、动机等。从现有学者观点及研究可知，医学叙事能力实为吸收、解释、回应故事和其他人类困境的能力。医生与患者相互沟通，需要借助患者讲述故事与医护人员倾听故事这一行为互动。也正因如此，医学叙事能力方能从"讲"至"听"加以行为体现并确保其在特定医疗实践活动中得以完成。

在综合能力概念与医学叙事能力的实际内涵基础上，医学叙事能力的构成要素可划分为知识类、技能类和人格特质类等能力要素。知识类能力要素界定为相关知识素养范畴，包括医学科学基础知识、临床技能知识、人文类知识（叙事阅读知识）。其表现为能够通过倾听患者讲的疾病故事，观察并掌握患者的就医需要以及患者存在或潜在的生理和心理问题，找到患者疾病问题原因，决定采取最有效的干预措施，对患者实施精确就诊，并对治疗效果有良好的评估能力等；技能类能力要素界定为行为方式和技能技巧类范围，包括沟通技能（理解性阅读、倾听、针对性写作、有效口头沟通）、群体健康和卫生系统知识、信息管理、批判性思维；人格特质类能力要素界定为敬业精神和伦理行为范畴，包括追求利他主义、责任感、同情心、负责、移情、诚实、正直和严谨的科学态度。总之，医学叙事能力构成要素相互影响、相互促进，既符合医学教育最低基本要求，又确保医患间叙事信息发送与接收行为的有效性。

（二）我国叙事医学能力培养

叙事能力是认识、吸收、解释并被疾病的故事所感动的能力。通过对叙事能力的培养，有助于临床医生在医疗活动中提升其共情能力、职业精神、亲和力（信任关系）和对自我行为的反思。随着这一概念的提出、发展，我国有许多学者将这一概念和相关译著引入中国，并致力于探索我国叙事医学能力培养。

例如：

2008 年开始，我国有文章介绍叙事医学的概念，目前已超过数百篇；

2011 年 4 月，南方医科大学杨晓霖教授开设《叙事医学》选修课，是全国第一个开设叙事医学课程的大学；

2011 年 11 月，北京大学医学人文研究院召开叙事医学研讨会，这是我国有关叙事医学的第一个会议；

2014 年，南方医科大学首个运营《叙事医学课程》公众号，向公众分享国内外叙事医学阅读与创意写作；

2016 年，南方医科大学在德风书院（低年级医学生）中开展叙事医学人文教育系列讲座与读书会；

2017 年，南方医科大学南方医院在规培生中开设《叙事医学》必修学分课程，是全国首个在规培生中开设该课程的医科院校及单位；

2018 年 4 月，中国老年医学会急诊分会成立叙事医学专委会；

2018 年 9 月，《叙事医学》杂志创刊；

2018 年 10 月，叙事医学被列入住院医师规培教材；叙事医学成为海南医学院公共选修课；

2018 年 11 月 15-16 日，第二届北大医学人文国际会议举行，叙事医学创始人丽塔.卡伦来北京做了《叙事医学》主题发言；

2018 年 12 月，南方医科大学杨晓霖教授主编出版《人文与叙事：文学中的医学》一书；

2019 年 4 月，博鳌·健康界峰会开辟了"叙事医学分论坛"；

2019 年 8 月，人民卫生出版社出版由南方医科大学杨晓霖教授主编的《叙事医学人文读本》，是全国第一本叙事医学教材；

2019 年 9 月，南方医科大学顺德医院建立全国首个"生命健康叙事分享中心"，为医护人员和患者及家属提供全方位的人文和健康素养教育以及心理辅助治疗与康复服务。

这些都表明叙事医学的发展是趋势，也是必然，叙事能力的培养迫在眉睫。

如何培养叙事能力？

在丽塔·卡伦《叙事医学：尊重疾病的故事》一书中，详细地介绍了细读、关注、再现与归属，以及平行病历，并指出这三种方法有助于发展叙事能力。

细读——是文学研究生课程中教授的阅读形式。细读，作为一种习惯，读者不仅注意到词语和情节，而且注意到文本的文学设置的各个方面。细读是新批评（New Crtics），是 20 世纪 40 年代开始使用的一个词语，是对早期书目研究和传记研究所统治的文学研究一个仓促的回应。学生在细读方面接受一段时间的训练后，就具有一些本能反应，会注意到文本的许许多多的方面。训练文学文本的细读与训练临床工作者必须进行的阅读没有什么不同。把一张常规的胸部 X 线片放在看片灯上，任何医生都会这样说："这张片子穿透良好，没有旋转；吸气足够，骨骼结构没有异常；纵隔正常；心影正常；肺实质没有实变；没有渗出液。"X 线片的读者学会注意视觉文本的各种特征，按照顺序从训练具体的方面入手，然后捕捉到胸部 X 线片提供的所有信息。这些简单的操作训练读者去识别框架、形式、时间、情节和意愿，能够促使他们思考医学和疾病的叙事特征——时间性、独特性、因果关系/偶然性、主体间性和伦理性。也就是说，阅读训练在局部和文本水平上重构了叙事医学更抽象的特征，影响到每一个阅读行为。希望临床工作者不仅在阅读每篇小说时能运用这些技能，也能在聆听患者讲述疾病故事时同样应用。

关注、再现和归属——任何医疗卫生工作都始于对患者的关注。关注的含义是清空自己，把自己变成工具，接收他人的意义。为了达到严肃、静默的关注，有效的诊断和治疗工作要求舒张地吸收他人的话语、暗示、展示、表现和意义。通过清空自我，接受患者的观点和立场，临床医生能够让自己盛满患者的苦难，因为患者并不总是能以有逻辑或有组织的语言讲述自己要说的话，这些信息是通过患者的言语、沉默、手势、面部表情、姿势形体以及体检结果、影像诊断和实验室数据传达到我们医务人员这里的。因此，我们医务人员的任务就是将这些不同的，有时甚至是互相矛盾的信息来源有逻辑整合在一起，能够像是从内心一样了解患者的需要和欲望。再现行为是将感知、神经处理、相关体验等复杂过程进行组合，然后再想象性地填补、迂回、发展之所见、创造出新的东西。没有关注就没有再现，没有再现就没有关注，这是互惠、合作的过程，它让关注者和再现者处在渗透、妥协、共同需要和信任的情形中。实际上医务工作者会发现，在书写临床经验时，不管使用什么文类和选词，只有在书写的时候他们才会留意到自己的经历中没有意识到的事情。动手书写远胜过仅在支持小组或"出气会"中讨论这些事情，书写赋予反思以持久的形式，因此使其得以存在。如果能够更加有力、准确地书写自己的体验，这就意味着对事情的感知越来越准确、充分。归属是叙事的结果，是与患者之间具有治疗效果的归属关系，是与护士、医生、社会工作者等同事之间的归属关系。我们与患者一起经历成功和失败，为他们的经历而感动，为此承担伦理责任，为他们而改变。通过关注他们、再现他们、和他们融合在一起，我们不仅作为一个无限复杂、不断生发的世界的观察者，而且成为其中的参与者。

平行病历——丽塔·卡伦教授在教学中坚持让学生们写平行病历，并在课堂中大声朗读出来。目的是让学生们懂得患者的真实遭遇，以及清晰地审视自己在临床实践中的心路历程。她认为这种文本工作很实用，可以有效提高学生的临床工作能力，是医疗训练不可或缺的一部分。

关于我国叙事医学能力的培养，我国学者们提出以下培养路径：

1.通过阅读培养文学能力，充实叙事医学教学素材

文学能力是叙事医学能力培养的首要目标。叙事能力的培养基于大量的医学文学作品阅读，文学可以弥补人生经历之不足，激发人的想象、熏陶情操。叙事医学通过对不同内容和体裁文学作品的阅读，帮助临床医生和医学生去认识他人、了解社会，培养他们的倾听和理解能力，实现"参与"这一过程。而叙事医学能力培养最理想和有效的时期应该是医学生在校学习期间，因这一时期医学生的求知欲最强，精力最集中、充沛。

在阅读素材的选择上要鲜明、生动、典型。一方面，翻译引入国外有关叙事医学的优秀文学作品，如《葛文德医生三部曲》；另一方面，还可以从已有的广泛传播的文学译著中寻找可以用于叙事培养的素材，如列夫·托尔斯泰的小说《伊凡·伊里奇之死》、美国作家亨利·詹姆斯的《鸽翼》、大卫·梭罗的《瓦尔登湖》等。相关的影视作品更直观生动，如《医生的困境》《心灵病房》《入殓师》《遗愿清单》《吾于良师》《血战钢锯岭》等都是疾病叙事的佳片。如在影片《血战钢锯岭》中，学生可以通过电影画面感受战场环境的冲击，思考参与战场医疗救护可能面对的困境和伦理冲突，进而将军医伦理问题的思考引向更深层面。

2.挖掘传统文化叙事方法

我国古代的很多医学著作都包含叙事医学方法。如中医学的望、闻、问、切四诊是对患者疾痛进行全面了解的过程，能反映出医生倾听、解释、回应临床故事的能力，是叙事医学的具体体现，体现了医学人文关怀的临床价值。又如中医中内伤七情（喜、怒、忧、思、悲、恐、惊），医生应用情志相胜法，遵照《内经·华佗神医秘传》，"忧由宽之，怒则悦之，悲则和之"的原则，按照"五行学说"相生相克的理论，辩证求因，以克治之极进行施治，直观体现了医学人文关怀，关注患者情绪达到治病效果。《黄帝内经》对疾病的描述多是用叙事法，如"丈夫八岁，肾气实，发长齿更；二八，肾气盛，天癸至，精气溢泻，阴阳和，故能有子；三八，肾气平均，筋骨劲强，故真牙生而长极……八八，则齿发去"。生动表达了男子的生命以八为节律。

中医学作为我国的传统医学，讲求"天人相应""形与神俱"的医疗整体观，将"医乃仁术"作为医学的基本原则，要求医者要怀有悲悯之心，在其悠久的历史进程中，中医临床一直体现着浓郁的人文关怀色彩。叙事医学的思想内核与我国传统儒释道文化皆有关联，中国传统文化中的养生、贵生思想都是生动的叙事医学素材。如"修身养性""以德养性""人命至重有贵千金"等养生、贵生理论都是用人们可以接受的叙事方法告诉人们如何实现健康长寿。这些都启发我们可以从传统文化入手，从传统文化的人文关怀中汲取叙事医学的资源，从传统中医理论找到叙事点然后进行延伸。

3. 以专业人员为主导，开设叙事医学课程和机构

纵观全球，美国 2001 年就开始叙事医学课程，截至 2009 年美国 125 所医学院校中有 106 所院校开设叙事医学相关课程。但在我国仅有个别院校开设此类课程，如在 2018 年 10 月，叙事医学成为海南医学院公共选修课，课程主讲老师分别是郭莉萍和郭伟教授。因此，我国医学院校仍需继续大力引入叙事医学专业人才，建立一套从课程设计到教学计划、从师资到教材、从考核到评估的完备的叙事医学教育培训体系，同时在医院设立叙事医学培训机构，并面向医务人员、甚至患者开放。因叙事的主体不应该只局限于医务人员，患者也可以是叙事的主体。

4. 整合现有课程，借鉴国外经验

当前我国针对医学生开设的人文社会科学主要包括医学伦理学、马克思主义基本原理概论、近现代史、卫生法学、当代世界政治与经济等，有的学校开设了医学史、大学语文等课程。针对现有的课程设置，要开设叙事医学就要整合这些课程资源，一方面可以避免课程间的重复，另一方面可以借鉴这些课程的优势教学资源。同时也可借鉴英国伦敦国王学院设置的必修核心模块"医学人文主题"和"医学人文技能"，课程通过基于人文主义的文学阅读和有助于职业发展的反思性写作等方法培养叙事能力。其他国外高校开展的"CCAP""PIE""FCE"等实践项目也可作为参考。

除了鼓励医护人员开展反思性写作和平行病历撰写之外，叙事医学也提倡患者的阅读和自我疾病经历书写。医护人员可鼓励有阅读能力的患者进行疾病非虚构叙事或疾病文学虚构叙事阅读，在此基础上，鼓励患者自己写作。古芭尔的《阅读和写作癌症：文字的治愈》(*Reading and Writing Cancer：How Words Heal*)讲述了文字对于癌症患者们的治愈作用，这是一部具有启发性的实用作品，她鼓励患者进行阅读与写作，阐明写作阅读对癌症产生的积极作用。

古芭尔在这本书中呈现了具体的练习、提示与模式。作者引述了范妮·伯尼(Fanny Burney)的日志，列夫·托尔斯泰和艾丽丝·门罗(Alice Munro)的故事，以及大量回忆录、小说、绘画、照片和博客，向读者们阐明我们从艺术中学到的东西能够加深我们对于生与因疾病而死的理解。美国著名伍尔夫研究学者、叙事写作提倡者德萨尔沃(Louise DeSalvo)说，"希望在我治疗癌症的过程中能有这本书陪在身旁。因为，它比其他书更能令我明白写作的意义，它能够帮助我们度过人生中最艰难的时刻，明白我们并不孤独。"

5. 实施叙事教学法

利用语言课堂，通过实施叙事教学法来培养医学生的医学叙事能力。叙事教学法是关于语言教学的一种思路、理念和方法，由熊沐清和邓达教授提出。其教学观是：叙事是人类表达与生成的基本方式，是一种思维模式，主张恰当运用叙事的丰富形式组织教学，引导学生创造或进入一个真实的情境或可能世界，成为其中的创造者或参与者，身临其境地进行认知活动。叙事教学法的具体形式包括改编材料、设置情景和布置任务等内容，其关键在于让学生进入真实语境之中，以参与者的身份进行知识的获取，以学生所熟悉的真实生活为素材，挖掘故事或叙事材料，完成教学目的。如海南医学院叙事医学课程的授课方式以多媒体、小组讨论、师生互动、角色扮演、观看电影、书写点评为主。

6. 实施叙事病例

通过叙事病例(也叫平行病历),来培养医生叙事医学能力。如从 2012 年起,首都医科大学宣武医院神经外科首席专家凌锋教授要求神经外科所有年轻医生每人每月写一篇叙事病例,包括住院医生、进修医生和研究生。起初,很多年轻医生是被逼着写,慢慢地,写作成为习惯,与患者交流的细节成为对照自己行为的反思;又如广州中医学大学第一附属医院 2012 年成立"天使之翼"医学生志愿者团,鼓励医学生以志愿者身份走进医院肿瘤科、血液科等科室开展志愿服务,包括陪护聊天、心理疏导等,同时要求医学生将观察、体会写成日记时,注重体验和感受,有效地提升医学生的人文素养和人文关怀能力。

我国叙事医学起步虽慢,但随着医学模式的改变,医学技术的不断发展,越来越多的学者开始关注医学人文精神的培养,我国叙事医学能力的培养也将会有更大的提升。

【案例1】讲故事的治愈力

住院部 16 楼的患者刘军半夜突然醒来,跑出病房,咆哮着质问,"为什么不给我输血?""这个为什么不能报销?"面对患者突然爆发的情绪,护士和家属都有点蒙。冷静之后,这名 59 岁的晚期多发性骨髓瘤患者开始哭诉,"我睡不着,我能怎么办,我害怕啊!"此前半个月内,温州医科大学附属第二医院里与刘军同住的 3 位病友先后突发脑出血离开人世,这加剧了他对死亡的恐惧。

"其实我不怕死,我是怕去不了女儿的婚礼。"这句心里话,刘军都没告诉家人,而是在 16 层东侧尽头一间小办公室里,向血液肿瘤科医生林晓骥哭着说的。如果等不到合适的骨髓进行移植,留给他的也就只有半年时间了。

刘军再次走进这间办公室,是在女儿婚礼后。几次访谈下来,他完成了对自己一生的回顾。多次的诉说释放了内心的恐惧,此时已经明确知道等不到骨髓移植的刘军反而很平静。刘军不止一次提到当兵的经历,他希望自己能"光荣地来光荣地去"。因为患者提过要捐献器官,林晓骥开始联系器官捐献管理中心,帮他完成了角膜捐赠的手续。病房里,刘军把红色封皮的证书端在胸前,和医护人员合了张影,一周后平静地走了。

(摘自《中国新闻周刊》)

(二)叙事医学模式下护理干预与患者心理管理临床共情与叙事能力

1. 中西方医学叙事与临床护理的关系及应用

叙事学是一种后现代思想,多应用于心理学和社会工作领域。《韦伯第三国际字典》中对"叙事(narration)"的解释是讲故事,或是类似讲故事之类的事件或行为,用来描述前后连续发生的系列事件。中国将叙事描述成一个极富人文关怀和情感魅力的领域。对于患者而言,叙事过程中不仅有疾病信息,更深一层的是将隐藏在冰山之下患者的疾苦观、生死观、价值观、医疗观等内心世界通过故事传递给聆听者。

中西方叙事存在差异,主要体现在:

(1)西方重交流,中方重体悟。

(2)西方叙事侧重于时间安排,呈现一种发散性思维;中方重视多层次性,呈现一种圆形思维。

(3)西方叙事传统的叙事模式多为情节集中的单线结构，中国的叙事作品则多线索纷繁。

经典叙事进入中国后，发生了诸多变异。

临床护理和护理是一个概念。1980年美国护理学会将护理定义为："护理是诊断和处理人类现存或潜在的健康问题的反应"，强调人的行为反应。2003年美国护理学会更新定义："护理是通过诊断和处理人类的反应来保护、促进、优化健康的能力，预防疾病和损伤，减轻痛苦，并为受照顾的个体、家庭、社区及特定人群代言"。

西方国家认为可以通过叙事来组织、挖掘和揭示护理实践知识，恢复护理艺术性。也有人认为在护理中通过叙事的这种独特的方法调和科学与人文，可以保存患者经受疾病伤害的整体性。利用叙事手段，帮助患者抛弃过去的生活故事情节，并建立新的有积极意义的故事是一种护理干预方法。其服务对象大多都是患者。而国内早期对西方国家提出的观念综合理解为护理人员通过对患者的故事倾听、吸收帮助患者实现生活、疾病故事意义重构，并发现护理要点，进而对患者实施护理干预。

中国从叙事医学的引入，结合西方国家对叙事护理的理解，衍生出国内对叙事护理的解释，是指具备叙事能力的护士开展的能够提供人道且有效的护理活动。在该护理过程中，护士理解患者表达的思想、体验患者的感受，回应患者的疾苦和困境，体察患者的需求，从而为其提供充满尊敬、共情和生机的医疗照护。

叙事护理在临床上扮演者举足轻重的角色：患者情感宣泄的出口、健康教育的新方法、护患同盟建立的平台。认为服务对象不仅是患者，还应该包含护士，利用叙事的情感干预功能引导护士净化自身负能量。

叙事医学并不单指和医学相关的记叙类文学作品，更强调的是，在行医过程中，医护人员需要理解患者复杂的叙事，这其中包括语言、描摹、手势，也可以是沉默、感知或直觉。需要去思考和理解患者要面临的痛苦，理解患者每一个表现和每一句话，在患者叙事中寻找线索。叙事医学的人文价值已在理论上得到充分肯定，但在临床护理实践中如何表达、实施、和融入临床护理活动中，需要深入研究。

叙事护理是一种有效的临床干预方法，是一种简单、有效、可依循的心理护理方法和人文关怀实践，能够提高患者的压力应对能力和幸福感，这种临床应用在国内已起步，且处于快速发展阶段。叙事护理作为一种新技术，管理者应该注重通过合理有效的途径培训科室护士认可、学习和使用叙事护理。中西方叙事护理主要集中于叙事护理教育以及精神疾病患者、肿瘤患者、老年患者、痴呆患者的护理，其他方向的叙事护理研究待深入开展。另外，需要加强中西方叙事护理的临床理论与实践研究，进一步深入挖掘叙事护理模式的具体措施及评价标准尚无统一标准。

叙事关乎叙事者和聆听者，医护人员不仅要了解患者及家属的心理动态，还要结合家庭背景和叙事的目的，迅速地提炼有效信息，捕捉重点，及时给予正确的回应，找出确切的问题，帮助提高临床护理的效率。

【案例2】不良反应的叙事

一名患儿行外科术后恢复良好，次日出院，患儿家属找到护士。

患儿家属："我不要这个药。"

护士："你为什么不要这个药?"

患儿家属："我家里有。"

护士："医生考虑出院带上这个药是为了预防疼痛和发热。"

患儿家属："那我也不要这个药。"

护士："为什么呀?"

患儿家属："我家孩子吃了不舒服。"

护士："吃了怎么不舒服?"

患儿家属："孩子就是从小不吃这个药,上次开的都没吃,我放在抽屉里。"

护士："那没听你说。"

患儿家属："你们也没问啊! 反正我不要这个药。"

护士："那怎么办呢?"

患儿家属："那你给我退掉。"

护士："这口服药退不了怎么办呢?"

患儿家属："没用怎么退不了呢?"

护士："……这个药十几块钱,我要和您的主管医生商量解决办法。"

患儿家属："十几块钱啊? 那算了,备着! 免得麻烦你们了。"

在这个案例中,医生和护士在平常的临床工作中没有合理使用叙事方式与患儿家属达成有效沟通,在叙事过程中,临床护士未能及时理解患者家属表达的思想、体验患者的感受,回应患者的疾苦和困境,体察患者的需求。该患儿家属其实是担心费用问题,而不是药物的不良反应。由此可见,在临床中,不仅需要应用叙事,还需要提高护士的叙事护理能力。

【案例3】良好叙事

护士的孩子病了,前往儿科看病。

医生："什么问题?"

患儿家属："医生,我的孩子一个星期前的晚上发热,最高 38.7℃,通过物理降温 2小时,体温正常,食欲、精神都没有异常,直至今日早晨咳嗽两声,孩子哭时看见咽喉有白点。"

医生："我看看。"

患儿家属："我自己也不舒服,有咳嗽,没有发热,来之前刚测的体温,我们俩都正常的。"

医生："好的,孩子可能上周咽喉有炎症了,但是表现不明显。"

患儿家属："怪我发现得晚。"

医生："患儿没有什么症状,也不用那么着急,晚上睡眠怎么样?"

患儿家属："都和平常一样。"

医生："好的,如果没有发热,先口服抗生素治疗咽部脓点。"

患儿家属："好的好的。"

医生："家里有退烧药吗?"

患儿家属："退烧药是有备的。"

医生："好！先开口服抗生素看看，逐步好转就不用来了，如果不见好转或者发热不退再来复查，可能需要补液。在家注意多喝水。"

患儿家属："母乳还可以吗？"

医生："当然可以，你也多喝水，可以适当增加喂奶的次数。同时还要继续监测体温。"

这种情况医生和患儿家属通过一段叙事迅速地了解了患儿的病情概况，给予了及时的安抚，短时间有效地安排了诊疗和护理，也是一次很舒适的就医体验。如果患者能够遇见以解决患者的问题为己任、在压抑环境中愿意倾听他们的痛苦，能够给予他们关爱和希望的工作者，患者的就医经历也会因此得到改善。

2. 叙事方法对患者心理管理的应用

著名的英国诗人约翰·多恩认为疾病"要么同时摧毁身体和灵魂，要么既不能打败身体，也打不败灵魂""在生病状态下，身体与灵魂是合二为一，不可分割的"。多恩的病中之歌教导我们在临床语境下必须重视患者的精神和心理状态，要治愈身体，必须治愈灵魂，只重视客体的身体器官，不关注主体的情感与语言诉求，不是完整的、真正意义上的治疗。这里蕴含的理念与当代医学中的"共病"有相似之处。共病指的是各临床科住院患者躯体疾病同时伴发精神卫生问题的现象。

新西兰文学的奠基人、著名短篇小说作家、诗人曼斯菲尔德（Katherine Mansfield）曾在1962年的日记里提到，"倒霉的一天，我莫名其妙地生病了——难以忍受的疼痛、不可名状的虚弱。我什么也做不了。这种虚弱不仅是身体上的。在我恢复健康之前我必须治愈我自己。是的，这是很重要的事情……，病情好转的关键根源在此。"这里曼斯菲尔德所言的虚弱的根源就在于心理，而自我治愈也就指的是一种心理和精神上的治愈。也就是说，身心之间的关系显然是双向的。当身体器官或组织发生病变，病变部位以及周边的神经细胞会传递一些负面的信号，比如痛，会放大我们心理上的恐惧、焦虑与无助感，而恐惧、焦虑、无助感又会进一步强化痛的感觉，形成恶性循环。这就是中国古代医家推崇医病先医心的原因所在——善医者，必先医其心，而后医其身，其次则医其病。

叙事医学是通往患者世界的路径，通过叙事这种方式了解患者的生命境遇和疾苦体验，了解他们对疾病的认知和感受，从而提供有针对性的医疗与照护。叙事方法不是单一的，应引入故事叙事、音乐、照片、电影等多元化的方式。临床上常应用讲故事、照片声音法、数字媒体艺术等叙事形式，采用质性访谈的形式开展叙事护理，从时间、互动、情景三个维度对叙事资料进行分析，不仅能够有效减轻患者心理问题，更起到了动态记录患者心理状态的作用。心理护理是指在护理实践中，护士以心理学知识和理论为指导，以良好的人际关系为基础，按一定的程序，运用各种心理学方法和技术消除或缓解患者不良心理状态和行为，促进疾病转归和康复的方法和手段。

叙事疗法认为来访者心理问题的产生是语言建构的结果，当个体经由消极无力的语言所建构的叙事自我与当前的重要生活经验产生矛盾时，就会产生各种心理问题和症状，所以叙事疗法通过把问题外化（把问题作为来访者个人之外的客观对象加以观察）、解构（了解来访者的一些观念想法的来历，结构主流文化对问题的影响及问题对人和环境的影响）、改写（发现来防止故事中的支线故事，挖掘特殊意义事件）、外部见证人和治疗文件(应用一些文件及仪式来共同见证来访者的改变和成长)等技巧能够很好地帮助护士发觉患者的心理问题,引导患者产生积极的心理应对和创伤后成长。

许多患者生病后住院,心理上会面临很大的变化,其中相当一部分人可能会患上临床抑郁症,危害患者的精神健康,尤其是确诊癌症的患者。如治疗方案只注重患者生理方面的情况,而忽视患者心理、精神方面的需求,是很难达到全生命周期、整体的治疗效果的。

叙事医学有助于减轻老年患者的负性情绪,提高其心理健康水平。原因是老年病属于慢性病,病程长,患者长期受疾病的折磨,心理负担较重:

(1)患者情感宣泄:叙事医学尊重患者的故事,本身给患者一个情感宣泄的窗口,患者在叙事中被关注,痛苦有所稀释,减轻了心理负担。

(2)医患共情:在医患叙事中,医患之间充分共情,有助于推进医患共同决策,医生尊重患者的选择,能与患者共同讨论病情,有助于减轻患者顾虑,提高心理健康水平。

(3)针对性帮助:在叙事过程中,医护人员了解了患者的顾虑后,能为之提供有针对性的帮助,并且联合家属等为患者提供对应的支持,有助于减轻患者负性情绪。

不仅仅是老年患者,普通患者有以上的需求,为了满足这种普遍的需求,使用叙事的方法是能够改善患者的心理状态,提高心理健康水平的。

叙事疗法在不同情况下对患者心理护理的特点如下:

(1)急性期患者的主要心理问题是恐惧,通过耐心倾听,叙事疗法可以迅速与患者建立和谐的关系,增加患者安全感,消除其心理恐惧。

(2)慢性病患者的主要心理问题是预感性悲哀和调解障碍,由于长期疾病的折磨,患者丧失了一部分原来的生活,对未来充满消极悲观,叙事疗法由薄到厚可以丰富患者的生命故事,重新构建自己的价值系统,激发生命的活力。

(3)手术患者的主要心理问题是焦虑和恐惧,护士运用叙事技术向患者宣讲手术有关知识,倾听患者的心声,将焦虑、恐惧、疼痛和患者分开,转移患者注意力,通过语言的拣选带来希望和鼓励。

叙事医学不仅仅是一种方法,它传递的是一种人文关怀,让人可以重新认识身体和心理、痛苦和疾病,超越死亡去发现自己的力量和生命的可贵。

【案例4】建立沟通消除患者顾虑

患者,男,46岁,农民。10年前因胸、腰部疼痛进行性加重而丧失劳动能力,9年前开始卧床不起,丧失自能力,因其不明原因频感窒息,而血气等生化指标都还正常,故被怀疑为"精神性疾病"。广东省骨科医院骨科依患者临床症状与体征,实验室检查及X线片结果,确诊为"强直性脊柱炎"。通过入院倾听患者的叙事,总结出患者长期卧床在家,仅靠一位九十几岁的老母亲照料,有沟通障碍,孤立无援,精神压抑,对治疗失去了信心。针对他这种心理制定计划,实施有效护理措施:主管护士每天数次运用心理学的理论和技术,通过设计的语言和行为,实现对患者的心理调控,使患者认识到心理、情绪与疾病的关系,并经常与患者交流,解除沟通障碍及精神空虚,使其对自己疾病有一明确认识,并树立信心;主动、详细、认真地向患者解释清楚此病的病因、病程、发展的过程、治疗后的前景以及具体的治疗护理计划,鼓励其做好长期与医护人员协作治疗的心理准备，消除"不治之症""无药可施"等消极观念，以真诚的承诺使其产生对医护人员的信赖，从而配合治疗；配备一位有责任心、工作认真负责的护工，协助其生活照料；再依靠社会各方面的关心、募捐，使患者的生活、治疗费用有一定的保证。通过实施一系列心理护理，患者的精神状况明显好转，愿意配合医护人员作一系列检查、治疗、护理。在此基础上配合药物治疗、营养支持功能锻炼。患者全身情况，精神情况明显好转，同时，肢体功能亦有明显好转，经治2周后全身性疼痛及窒息感消失，3周开始由人携扶近距离行走，4周能自主行走，生活尚能自理，6周出院。

由此可以体会到叙事方法在心理护理的有效实施，不仅需要护士有丰富的知识结构，还要求护士具有较强的叙事能力，优化患者全面康复的人际氛围，实现较理想的疾病转归。

第三节　中西方叙事医学与临床运用现状

一、中西方叙事医学进展及启示

（一）中西方临床对叙事医学的理解及文化差异

叙事医学是跨越了文学、心理学、认识论、美学和各种后现代理论的交叉学科，甚至被许多人认为是人类重新认识身体和心灵、痛苦和疾病，以及生命和死亡的、潜力巨大的新工具。叙事医学包括很多方面，叙事医学理论是"叙事医学"这棵大树的根系和树干，同一个来源，又各有侧重。因此，我国把叙事医学区分为"狭义叙事医学"和"广义叙事医学"。狭义叙事医学是由医务人员带有叙事能力而主动实施的、"自上而下"实践医学的一种方式；而广义叙事医学是其他科学，甚至是公众按照各自的方法对医患相遇过程、患病体验等的研究和描述。

卡伦认为，当代医学是以牺牲患者和医生的关系为代价的。当代医学所推崇的循证医学要求医生在有限的时间里吸收大量的信息和统计数字以及对这些数字的评价，同时被医疗体制的各种要求缠身，似乎没有时间去思考和理解患者所要面对的痛苦、苦难和死亡，而患者则期望医生能够理解他们所经受的痛苦，见证他们的苦难，并在这个过程中与他们同在。与此同时，医生也希望能够找到一种方法，使他们能够反思自己的实践、认真而坦诚地与其他医生谈论自己对医疗实践的反思和困惑、尽可能准确地理解患者，特别是危重患者所经受的苦难，并感知死亡对人的意义等。所以，卡伦对叙事医学的定义是从"叙事能力"出发的，而"叙事能力"是"吸收、解释、回应故事和其他人类困境的能力"，这种能力有助于医生在医疗实践中提高对患者的共情能力、职业精神、可信赖程度和对自己的反思，由具有"叙事能力"的医生实践的医学就是"叙事医学"。

叙事医学包含着不可分割、层层递进的三要素：关注、再现、归属。

叙事医学的第一要素就是关注，关注始于倾听，倾听患者、理解他/她的故事，需要共情能力。共情需要医生暂时放弃自己对世界的经验，有勇气去采纳患者的观点看问题，身临其境，从患者的角度去体验整个事件，这样"冒险"的好处是你不需要亲历患者的痛苦体验，甚至都不需要为他感到难过，就可以理解他。

叙事医学的第二要素是再现，医生在日常工作中，或多或少都会反思自己的实践，有时医生会一再回味让人痛苦和兴奋的临床工作经历，这其实就是一种自发性的"再现"。再现是叙事的主要方法，叙事书写揭示的不仅是客观事实，对医生来说，再现的过程是深化共情的过程，它不仅是一个理解患者的过程，也是自我反思的过程、是自己情感的宣泄过程、是为负性情绪找到出口、为自己的工作找到意义的过程，它具有独特的个人化特征，这一过程有助于降低职业倦怠感、提升职业满足感。

叙事医学的第三要素是归属，这是由关注和再现过程而螺旋上升得到的信任，是结果。再现的过程也会促使医生关注到自己的情感维度，对自我有更深入的了解。由于对全局有了更深刻的认识，医生会竭尽全力去做到最好关注和再现在行动中达到顶峰，也就是与患者建立了归属关系，即和谐的医患关系、"具有疗愈效果的治疗关系"。

叙事医学关注的四个关系是医生与患者、医生与自我、医生与同事、医生与社会。但在中国文化中，家庭的力量非常强大，很多时候，医生的叙事对象不是患者而是家属。同时，随着个人意识的觉醒，患者很多时候也要为自己"做主"，因此，如何在叙事医学框架下处理好医生与患者以及医生与家属的关系，就是中国环境下的叙事医学需要认真探讨的。此外，改善医患关系是很多医院、医学院和临床工作者拥抱叙事医学的主要原因，医学界抱怨大众对医疗抱有不切实际的期望、媒体对医生的报道不负责任、社会不了解医生对患者多么投入和用心，但医学界没有采用主动叙事来改变这些看法，如何运用健康传播四个层次的传播（自我传播、人际传播、组织传播、大众传播）让医生和患者听到对方的叙事，增进医患之间相互了解，消除误解，这也是我们应该关注的方向。同时，我们需要在临床叙事伦理方面投入更多的精力，研究其实践。上述很多的问题，仅靠狭义叙事医学本身解决起来可能会有困难，需要其他学科，即"广义叙事医学"的实证研究为其提供证据和结果，国外已经有了运用语言学研究成果来培训急诊室护士交接班的先例，国内广义叙事医学有不少研究成果，但转化为叙事医学实践和培训的少之又少。

（二）叙事医学临床研究进展及启示

随着生活水平的提高、人口老龄化和寿命的延长使得慢性病的发生率越来越高，"治不好"的病越来越多，临床工作者与患者建立长期关系的可能性增加，他们需要指导患者学会带病生存，为了调整日益紧张的医患关系，聆听被科学话语所排斥的患者声音，或者是做好患者眼里的好医生，叙事医学应运而生。

2011年可以被认为是叙事医学正式进入我国的时间，在短短的几年时间里，有很大的发展，学者们开始探讨究竟"什么是叙事医学？"比如记者访谈医生后写的纪实报道、医生个人写的行医记录微博，医务人员关心患者的故事、死亡叙事、患者叙事、医患会话、叙事护理、描写健康照护过程、患病经历的文学作品等，这些都应该属于叙事医学范畴。

2006年，刊登在《健康大视野》中的"医学与文学的交集"这篇翻译短文，讲述了叙事医学创始人丽塔·卡伦（Rita Charon）进行的几个叙事医学实践的小故事，这是"叙事医学"这个词第一次出现在国内期刊上。2010年的北京论坛上，北京大学医学人文研究院主办了医学分论坛，来自英国杜伦大学的安其拉·伍兹（Angela Woods）利用盖伦·斯特劳森（Galen Strawson）的批评叙事医学的文章《叙事医学的局限性》被论坛文集收录。

直到2011年，我国期刊上才出现了三篇中国学者的叙事医学原创性成果，分别是《医学和医学教育的叙事革命：后现代"生命文化"视角》《美国叙事医学课程对我国医学人文精神回归的启示》和《叙事医学———医学人文新视角》。这三篇成果属于介绍类文献，阐述了"叙事医学"的概念、原理以及对医学教育和医学人文的价值。因此，2011年可以作为我国的叙事医学元年。但开始时对叙事医学的探索都是局部的努力，没有形成合力，同年北京大学医学人文研究院在韩启德院士的倡议下召开了由人文学者、医生、叙事学者和作家参加的叙事医学座谈会，南方医科大学开设了叙事医学公共选修课，2012年北京宣武医院神经外科开始全员书写平行病历。

2015年，丽塔·卡伦的叙事医学奠基之作《叙事医学：尊重疾病的故事》中译本出版发行，叙事医学有了系统的理论指导，其发展驶入快车道，成果显著递增。2018年1月，学术期刊《叙事医学》获批创刊，9月4日进行了刊号首发式。2018年9月，国家卫生健康委员会"十三五"住院医师规范化培训教材《叙事医学》立项，标志着叙事医学和叙事医学教育在国内的发展进入了新的阶段。

我国叙事医学研究和实践均处于初级发展阶段，现有的狭义叙事医学中文文献以概念和价值的介绍居多，比如介绍叙事医学的概念，叙事医学教育的价值，叙事医学实践的重要性等，相比之下，深入的理论思考和实证研究的数量不足。在实践方面除了叙事护理已经发展了较为完整的方法外，广大临床医生对如何实践叙事医学仍旧比较茫然，而这方面的报道仅限于零星的、在某种患者身上使用叙事医学方法的作用，缺乏常规实践叙事医学的探索和报道。叙事医学可以促进医学人文"落地"也只是停留在论述上，虽有一些叙事医学课程的设计，但没有具体课程的介绍，更没有课程的效果研究。就医学界广为关注的如何利用叙事医学进行共情能力培养、如何书写平行病历、书写平行病历的效果等，都没有足够的理论和实证研究。叙事医学与中国文化、中医文化的结合也仅停留在论述上。

而叙事医学在国外自2001年由美国哥伦比亚大学长老会医院内科医生、文学学者丽塔·卡伦（Rita Charon）在《叙事医学：形式、功能和伦理》一文中首次提出至前十年期间。她陆续在《叙事医学：共情、反思、职业和信任的模型》一文中提出叙事医学在于建构临床医生的叙事能力；撰写《叙事医学》再次确认叙事医学的定义，认为叙事医学是指用叙事能力来实践的医学，对患者的故事进行认知、吸收、阐释，并为之感动；在其著作《叙事医学：尊重疾病的故事》中提出要"通过患者形形色色的疾苦叙事走进患者的世界"的精细阅读方法；在《如何处理故事：叙事医学的科学》指出叙事医学模型存在着注意、表征和亲和三个步骤。于2008年与彼得合作编辑《精神分析学和叙事医学》；在《身体的小说化：身体的小说化：论医学与叙事的互补》一文中提出疾病叙事。她对叙事医学的定义、特点以及叙事医学中所使用的方法等进行了全面阐述，进一步丰富了叙事医学的理论框架。同时，与哥伦比亚大学英语教授穆拉·斯皮格（M·Spiegel）合作，在《文学与医学》杂志推出了 12 期有关叙事医学主题的内容。可见，国外叙事医学在丽塔·卡伦的推动下得到了蓬勃发展。

叙事医学的发展日臻成熟，不仅找到了现象学和叙事诠释学作为其哲学基础，也从文学批评、人类学、口述史和意识研究的角度进一步阐释了为什么作为其特色工具的细读法可以训练临床工作中的细听；在再现工具方面也有了新的发展，除了平行病历之外，更具创意特色的视觉艺术、表演艺术和音乐也成为再现的新方式；此外，创意写作也被越来越多地用于培养共情能力和叙事能力，这都为我们在国内开展叙事医学实践提供了新思路。正如卡伦在 2009 年笔者在美国首都华盛顿访谈她时说的那样：叙事医学是医生可以"做"的事情，其他的医学人文都是学者"说"的想法。因此，医学人文在现实中"落地"，需要借助叙事医学的工具，让医生能够认真地倾听患者，再现他们听到、看到和想到的，这种用心最终就会螺旋上升为医患之间的归属关系和伙伴关系。

叙事医学在国内仍处于起步和初步发展中，对医学教育的渗透还比较少，整体还处于理论倡导和小范围实践的状态。但另一方面，中国叙事医学领域也初步体现出较鲜明的特色，即中医与叙事医学的结合，与中医有关的理论思想以及教育和临床的实践资源已经并将持续为叙事医学在中国的发展提供内在动力。

二、中西方叙事医学对临床运用及帮助

（一）中西临床医务工作者在叙事医学上的不同视野

1. 叙事医学概述

"叙事医学"自 2001 年由美国哥伦比亚大学内外科医学院的普通内科医生和临床医学教授丽塔·卡伦在《美国医学会杂志》中提出后，就在医学伦理和医学教育领域蓬勃发展，其目标是培养医疗工作者高超的倾听技巧以及从比喻和潜台词中发现隐藏信息的能力，设身处地为患者考虑。叙事医学基础性的知识架构主要来源于叙事和医学的交叉以及与医生能力有关的研究思考，这也明确体现出叙事医学交叉和应用驱动的学科属性。此外，从近十数年间的被引文献角度来看，排名前列的期刊主要是综合性临床医学杂志，如《美国医学会杂志》《新英格兰医学杂志》《英国医学杂志》，这说明叙事医学是在综合性临床应用中发展出来的。

2. 中西方叙事医学差异

国内叙事医学可以分为四类：①叙事医学相关理论研究，包括医学人文、人文关怀、叙事医学模式、医患关系、医学叙事、故事、民间故事等；②叙事医学的应用领域，包括中医临床、临终关怀、护理、医疗纠纷调解等；③叙事医学的教育和实施方式包括，医学教育、护理教育、平行病历、医学生等；④叙事医学具体能力包括，叙事能力、共情、关注、认知、再现、叙事等。而国外叙事医学主要的研究方向是医学教育和基础医学。

3. 国内外叙事医学研究的主要论域和观点

丽塔·卡伦在《叙事医学：共情、反思、职业和信任的模型》一文中提出，叙事医学中使用的方法如细读和反思性写作可以促使医生认真审视医学中四个重要的叙事关系：医生与患者、医生与自己、医生与同事、医生与社会。《叙事医学：尊重疾病的故事》提

出，要将"文学文本阅读"（即框架、形式、时间、情节和意愿）应用于细读这一方法之中。关于叙事类型，斯库尔坦和列斯曼（Skultan & Riessman）分别在《叙事：疾病和身体》和《疾病叙事之中表现身份》两篇文章中提出病患、医护、作家以疾病为主题书写的各类体裁作品都可视为疾病叙事。

卡里兹库斯与马提森（Kalitzkus & Matthiessen）在《基于叙事医学：潜在的缺陷与实践》一文中，提出了患者的故事、医生的故事、医患接触的叙事和宏大叙事（元叙事）等四种叙事类型。国内张新军《叙事医学——医学人文新视角》重点介绍了叙事医学的基本原理、医学知识的叙事结构、医学叙事的基本类型、疾病意义的叙事阐释和医疗伦理的叙事视角。杨晓霖在《医学和医学教育的叙事革命：后现代"生命文化"视角》，将病患叙事、医生叙事和治疗叙事归于疾病叙事治疗领域。

叙事医学临床实践，需要掌握大量的叙事医学情报。国际上最普遍的观点是采用平行病历，即要求医生推行床边叙事，为接诊的患者书写一份与普通病历迥异的人文病历，但这种方法具有相当的局限性。首先，临床医生工作繁忙，不可能有充分的时间做大量的文字记录；加之每个患者情况迥异，人文病历的形式多种多样，在归类和管理上又存在技术空白，不便于今后再次调用。因此，完成叙事医学情报收集、整理与分享工作是叙事医学首先需要解决的难题，但目前缺乏行之有效的技术体系。

医学人文最早关注的是医学的本质问题和最基本的人类价值问题。此前，医学生接受的教育要求他们在情感上与患者保持距离，因为医学教育者认为情感具有主观性，会干扰医学实践中的"科学"判断。但美国医学人文教育先驱之一多尼·塞尔夫提出了医学教育要同时培养认知能力和情感能力的观点。他指出，认知能力包括逻辑思维能力和批判性思维能力；情感包括对患者、同事以及对自己的同情、敏感性和共情，医生的情感能力使他们能够更好地与他人进行情感上的沟通、更好地提供患者照护，但是现代医学教育中却忽视了情感能力的培养。

当代医学早已认识到生物医学模式的弊端，并在积极求索实现真正转向"生命-心理-社会"医学模式的有效工具，叙事医学的出现可以说提供了一种全新的医学实践工具。我国当前的医疗状况比20世纪六七十年代美国的状况有过之而无不及，面对医疗体制改革带来的问题，国内医学界也开始反思并寻找解决问题的办法。在"看病难、看病贵"已成为老生常谈的论调和难以解决的社会问题时，如果患者能够遇到以解决患者的问题为己任、在压抑的环境中愿意倾听他们的痛苦，是能够给予他们关爱和希望的医务工作者，患者的求医经历也就会因此得到改善。

（二）中西方叙事医学对临床医疗纠纷的启示和帮助

随着大家对医学技术的要求越来越高，很多医生追求提供最先进的医疗技术，而忽视了聆听患者对疾病的倾诉，缺乏对患者情感的关注。然而，医学除了具有生物科学性外，还有着社会和心理的特征，医护人员若只追求疾病本身的康复，而忽略患者心理上的痛苦，就容易引发医患矛盾。在此社会环境中，叙事医学对于发展和谐的医疗关系起到了积极作用。

叙事医学是在医学向人性回归的大背景下产生的新的医学理念与范式，是对技术医学的矫正和补充，不仅要提高医疗技术，还要倾听、记录患者的疾痛故事，捕捉疾病中的心灵密码与隐喻，在灵魂深处与患者相遇，真正理解患者，与患者缔结情感与道德的共同体，乃至精神和价值的共同体，使医学从技术主义的歧路上回到人的医学的轨道上来。这将从根本上解决医患关系的恶化，重建以敬畏、悲悯、感恩、利他为基线的和谐医患关系。医学的发展需要叙事医学，医生的提高需要叙事医学。

叙事医学是"生命-心理-社会"医学模式的具体实践，从叙事医学观点来看，疾病是一个故事，同样的疾病，不同的患者，衍生出不同的故事，叙事医学通过讲故事的形式，让医学生和医务人员敬畏生命、关爱患者。国外医学实践表明，在医患沟通互动中，叙事无处不在，然而叙事在中国各大医学院校的课程表里几乎看不到，我国医学教育管理者和医学生还没有意识到叙事以及叙事理论应用于医患沟通研究的重要性。据统计，每年医患纠纷增长率达22.9%，这意味着医务人员的工作量越大，为患者服务越多，矛盾也就越多。如何重建医患互信，学界给出了不同对策，如增加政府的投入，废除以药补医，签订各项知情同意书、协议书，加强医德建设，开展第三方调解等，但事实证明，这些策略均因存在致命缺陷而实际作用有限。正确认识并发挥叙事医学的作用，对于构建和谐医患关系，重建医患信任具有重要意义。

叙事医学的出现满足了多方面的诉求。首先，叙事医学以新批评主义和读者反映论为依托，培养细读能力，注重读者对故事的体验、想象，并进行反思性写作，以挖掘故事的情感和思想。卡伦及其追随者认为，读者对文本的细读与医生关注患者叙事的细节类似，医生对患者叙事的解读与读者解读文本的过程相仿，因此，经过这种训练的医生和医学生在面对患者的时候，能够认真地倾听患者的叙事、想象患者的境遇、理解他们的痛苦、并能反思自己的所作所为对患者的影响；其次，叙事医学在实践中强调医生要倾听患者叙事，并帮助或替患者建立一个关于自己疾病的叙事，这是一个邀请患者参与治疗的过程。在这个过程中，医生可以得到对诊断有益的线索，患者可以理解疾病对自己的意义，这种做法提供了一种重要的医患沟通模式，有效地改进了医患关系，使医生能够在循证医学的大背景下考虑到每个患者的独特性，恰好契合了以患者为中心的医学实践的需求；再者，叙事医学鼓励医生和医学生发出自己的声音，针对成长过程中遇到的各种问题写反思日志已经成为医学生应对压力的一种机制。越来越多的医生选择把自己在医学实践中的反思诉诸笔端并发表，向公众暴露医学的"内幕"和医生作为常人的一面，这些医生叙事客观上起到了平衡医患权力的作用。最后，叙事伦理提倡医生面对伦理两难问题的时候倾听患者和家属的声音，尊重他们的选择，以作出最佳的伦理决定。正如卡伦所说，使用叙事医学的方法，医生能够更好地应对医学实践中四个重要的关系：医生与患者、医生与自己、医生与同事、医生与社会。

叙事医学是当代医学发展不可或缺的一块基石，它为医患沟通、患者参与、全生命周期医疗、多学科合作等重要医学理念提供了可能性与可行性。在医患关系日益紧张、患者需求不断提升的今天，中国必须同时发展好循证医学和叙事医学，为广大患者提供最有效的整合医疗方案。目前叙事医学在中国还处于萌芽阶段，它的健康发展需要不同学科的投入和合作。在条件允许的情况下，中国的医疗体系可以考虑建立叙事与循证整合的医疗试点，逐渐探索、发展符合中国医疗国情和医患关系的医疗模式，以期在不远的将来能够在中国的医疗体系中逐步建立和推广一套叙事与循证的完型医疗架构，为公众提供更优质、更综合的医疗服务。

推荐阅读书目：

1. 郭莉萍译《叙事医学：尊重疾病的故事》

2. 杨晓霖主编的《人文与叙事——文学中的医学》

3. 黎晓新，马志中主编的《指尖上的光明——30 位中国眼科医生的故事》

客观题检测

主观题测验

第五章

患者叙事视角与叙事护理的医患关系

患者叙事视角与叙事护理的
医患关系PPT课件

识记：

1. 能正确简述关怀、护理人文关怀概念及相关理论；

2. 准确理解和分析患者对护理人文关怀的需求；

3. 简述医患关系概念及相关理论，了解国内医患关系现状；

4. 阐述构建和谐医患关系的护理人文关怀策略。

理解：

1. 关怀及护理人文关怀概念发展过程及相关理论；

2. 护理人文关怀现状及患者的护理人文关怀需求；

3. 医患关系相关理论及现状；

4. 构建和谐医患关系的护理人文关怀策略。

运用：

1. 患者的护理人文关怀需求；

2. 构建和谐医患关系的护理人文关怀策略；

3. 构建和谐医患关系的护理人文关怀策略。

第一节　护理人文关怀

一、关怀的概念及相关理论

随着现代医学模式转变为生命-心理-社会模式，在"以患者为中心"新形势的影响下，人文关怀日益受到护理学者的重视。2016年中共中央、国务院发布的《"健康中国2030"规划纲要》中明确提出要"加强医疗服务人文关怀，构建和谐医患关系"，将人文关怀提到了新的高度。

关怀，又称关心、关爱、关怀照护，字面上有照顾、顾及、爱护、帮助、考虑、挂念等意，它可以理解为行为，也可以解释为情感或态度。美国护理学家以马德莱娜·莱宁格（Madeleine Leininger）和吉恩·华特森（Jean Watson）为代表，分别从人类文化学和精神心理学角度提出护理的本质是人文关怀。

马德莱娜·莱宁格

最早研究"关怀"的是美国护理学家马德莱娜·莱宁格，她于20世纪60年代从人类文化学的角度提出了跨文化关怀理论，认为关怀是人类的普遍需求，是人类文明社会形成、延续和发展的基础。她认为关怀是"尊重、支持、帮助他人或组织，满足其需要，以提高其生存状况或从容面对死亡的有证据支持的行为或活动"。从文化学的角度来说，不同文化背景的人有不同的关怀体验，需要不同的关怀方式，因此护理人员应该将文化与关怀密切结合。

吉恩·华特森

美国人文关怀学者吉恩·华特森博士首次将人文关怀与护理结合起来，将哲学中"人自身的生命价值"的人文关怀理念引入"关怀弱势群体的生命健康"的护理学内涵。她提出护理的本质即是关怀实践，人文关怀是一种主动关怀他人的意愿、意识或责任，护士的具体行动中应体现出尊重生命价值、利他的人道主义的价值观及态度，十大关怀要素是护理的核心，包括：①形成人道和利他的价值体系；②形成和保持信念和希望；③促进对自我和他人的敏感性；④发展帮助、信任的人际关系；⑤促进和接受积极和消极感情或情感的表达；⑥解决问题时使用系统的科学方法做决策；⑦促进人与人之间的教育和学习；⑧提供支持性、保护性的（或）正确性的生理、心理、社会、精神环境；⑨帮助满足基本人类需要，维护人类尊严和整体性；⑩允许精神现象的存在。

我国学者李小妹认为，关怀是在特定时间与情境中，人与人之间精神体验的一种道德法则，进入彼此的内心世界，人格得以升华。

除此之外，还有不少中外学者对关怀的概念和内涵进行了诠释，形成了大量的理论，虽然各不相同，但人文关怀研究者均认为关怀是护理的本质。

二、护理人文关怀的相关研究

护理人文关怀是护理学和哲学的结合概念，人文关怀最早来源于 14 世纪至 16 世纪意大利"文艺复兴"运动，强调"关注人的自身价值""人的生存状态"，随着社会的发展，人文关怀的内涵转变为"人与自然、社会、人之间的和谐共处"。

护理学的诞生即贯穿着生命关怀的理念与行动。20 世纪七八十年代，护理学家华特森博士将人文关怀引入护理领域，在其著作《护理：关怀的哲学和科学》(Nursing：The Philosophy and Science of Caring)中提出护理人文关怀的精神内核在于以"关怀整体人的生命价值"为本的人文关怀理念。华特森还将护理人文关怀的特征概括为情境性、关系性与专业性等三个基本方面。护理人文关怀与普通人文关怀不同，护理人文关怀关注的是患者的整体，包括疾病、心理、家庭等，护士是具备人文关怀专业知识与能力的专业人士。

自护理人文关怀的概念提出后，后继学者对护理人文关怀进行了多角度的探讨。美国护理学家 Roach 提出护理人文关怀的 5C 理论：同情(compassion)、能力(competence)、信心(confidence)、良心(conscience)、义务(commitment)；学者 Brown 认为护理人文关怀包含任务及情感两个维度；美国护理学者 Wilkes 和 Waliis 构建了以同情为核心要素的护理人文关怀概念模型，包括感受、倾听、交谈、解释、触摸、表达与教学等要素。我国学者张秀伟认为，护理人文关怀应从理解患者的文化背景、尊重患者的生命价值、表达护士的关爱情感、协调患者的人际关系、满足患者的个性需要等五个维度践行护理人文关怀。目前，国内外学者对护理人文关怀均认可的内涵是：①照顾，即护理行为。一个护士要照顾患者，必须采取适当的护理活动来满足患者的需要；②关心和爱护，即对待患者的态度及情感支出；③道德规范，即对自己的行为负责的一种责任心。

护理学者们对护理人文关怀实践、护理人文关怀模式、护理理论、护理人文关怀教育、临终关怀等内容进行了研究。在护理人文关怀实践方面，研究集中在"共情能力"。在护理人文关怀模式、护理理论方面，目前已有整体护理理论、华生人文关怀理论、斯旺森关怀理论等。护理人文关怀教育研究主要集中在课程设置、课程模式、教育策略等。临终关怀、喘息护理等是近几年随着社会老龄化加重而日益受到关注的研究方向，主要围绕现状、影响因素、模式探索等内容展开。

三、护理人文关怀教育的现状

护理人文关怀教育逐渐受到认可，《美国高等护理教育标准》中明确要求将人文科学教育纳入护理职业教育中，以体现护理的本质是人文关怀。美国护理联盟(National League for Nursing, NLN)于 1986 年提出将护理人文关怀教育定为护理教育改革的核心内容，1990 年再度提出将人文关怀整合进护理课程。《全国护理事业发展规划纲要(2016—2020 年)》中也强调：要在护理教育中增加人文知识的教学比重，增强学生的人文关怀意识，并将加强人文关怀教育作为加快护理教育改革与发展的重要着力点。可见，人文关怀教育在培养合格的护理人员方面起着举足轻重的作用。

最早的人文关怀课程由美国韦伯州立大学于 1953 年设立，其课程主要是对护生进行关怀实践和理论授课。目前，护理人文关怀课程具有针对不同层次护理人员的课程目标，主要包括掌握人文关怀知识、具备人文关怀能力、表现人文关怀行为。目前多以华特森的关怀理论和诺丁斯（Nel Noddings）的关怀教育理论为指导。

华特森提出人性化照顾理论，包括三个主要概念：人性照顾关系、关怀时刻、十大关怀要素。教育家诺丁斯以关怀为核心的教育理论则强调教学中尊重学生生命，重视学生的体验和感受、教师的榜样作用以及道德教育的实践性。护理人文关怀课程的教学形式包括叙事教学、临床见习、阅读电影和文学作品、网络在线教育等，通过 CAI（关怀能力量表）等量表、学生书写反思日记、小组讨论、自评他评等方式来评价教学效果。

但是国内护理人文关怀教育起步相对较晚，并存在以下问题：①对人文课程不够重视，医学专业课程多，人文课程少，学时低。国外早已将人文课程占总课程的比例提高到了1∶3，且列为必修课程；②已开设的人文课程多停留在理论知识和关怀技能层面，缺少深入临床、社区、养老院等场所感知和体验人文关怀的实践；③人文关怀课程与医学课程未能紧密结合，与其他学科的互动少，且人文课程学习安排没有顺序性和原则性，往往是与医学基础教学平行，不利于学生养成人文素质；④教学方法多为讲授形式的传统教学，采取班级授课制，且多为大班教学，课堂互动不足，使得学生对人文关怀课程兴趣不足；⑤尚未建立科学的人文关怀教育评价体系，评价方法多为理论考核，忽略了学生的理解与实践能力。

四、护士人文关怀执业能力的现状

护士执业能力是护士在护理工作中体现的综合能力，通常包括专业技术执业能力和人文执业能力。护士人文执业能力（humanstic practice ability of nursing, HPAN）概念属于医学哲学范畴，来源于医师人文执业能力概念，学界对此护理人文执业能力概念尚未达成共识，学者颜海萍认为护士人文执业能力主要包括人文关怀实践能力、人际沟通能力、自我管理能力、伦理与法律实践能力、心理调适能力五个维度。

早在2008年我国颁布的《护士条例》已从法律层面高度明确了人文执业是护理工作的基本要求，但现有研究表明，我国护士人文执业能力仍有待加强，人文知识及人文技能均不足，护理沟通能力欠佳。

护士人文执业能力受到多种因素影响。最主要的因素是目前临床实践重技术、轻人文的传统医学模式。临床护理实践更注重护士的专业技术执业能力，护理活动大多围绕疾病进行而忽略了患者的心理状态。同时，低学历、低职称、科室工作量大、护理人力资源不足、出现职业倦怠、心理弹性差等因素也影响到护士的人文执业能力，从而导致护士人文执业精神欠缺，人文执业意识不足。

五、患者视角下的护理人文关怀需求

（一）从需要层次理论浅析患者的护理人文关怀需求

美国著名心理学家马斯洛提出人的需要分为五个阶段，分别是生理需要、安全需要、爱与归属需要、自尊需要、自我实现需要，各层次的需要一般而言是循序渐进的，但也存在交叉和重合的情况。相较于普通人而言，患者处于疾病状态，对各个层次的需要更加迫切，且护理人文关怀的各个方面均涉及患者五个层次的需要，因此从马斯洛需要层次理论角度分析患者的护理人文关怀需求，能更好地为患者提供优质护理。

1. 生理需要

生理需要是人生存最基本的需要，包括空气、水分、饮食、睡眠、排泄、个人清洁卫生等方面。患者住院期间，生理需要是非常迫切的，因此应及时得到满足，任一方面的缺乏或不足均会影响到患者疾病的转归。

住院期间，患者首要的需求则是自己的生命得到保障，病情受到控制并逐渐好转。由于疾病的影响，患者的生活自理能力受到限制，渴望护士能主动关心自己，并需要护士提供必要的个性化的协助。在饮食方面，由于疾病的不同，患者饮食类型也不同，如糖尿病患者需要糖尿病饮食，并且每个患者对食物的喜好、温度、柔软度要求存在个体化的差异。在睡眠方面，患者需要安静舒适的睡眠环境、适宜的光源强度和室内温度、清新的空气、合适的体位和护士治疗过程中轻柔的动作。在排泄方面，绝对卧床的患者必须在床上排便，因此需要床帘等保证个人隐私的装置，由于排便方式的改变，个别患者床上排便障碍，这时则需要护士的鼓励，或者需要护士按摩腹部等辅助行为。在个人清洁方面，患者需要医院提供大小合适、干净整洁的病号服，并希望自己床单被套等保持干净。对于卧床患者，则需要护理人员进行床上擦浴、会阴擦洗等操作以保持身体的干净及舒适。疼痛也是住院患者常常存在的不适感，当出现疼痛时，患者希望护士能给予充分的关注及缓解疼痛的措施。

2. 安全需要

患者安全需要又分为环境安全及心理安全。住院期间，患者希望护士能及时查看自己的病情，并能通过床头铃等呼叫装置及时反馈自己的需求。同时患者希望自己的物品安全能得到保障，避免财物被盗。行动不便的患者则希望病房有防滑地板、防滑垫、扶手等防跌倒的装置以避免意外伤害的发生。

除了环境安全之外，患者也有心理安全的需要。刚入院时，患者希望护士能细心介绍病区的环境以及自己的主管护士和医生，减少因为陌生而产生的不安，也希望给自己提供护理的护士有过硬的操作技术和扎实的专业知识，以确保护理操作的安全性，并且在各项操作前护士给予他们充分的解释和指导，以减少紧张感。患者也会存在焦虑的情况，希望自己对病情的疑惑和治疗的反馈能及时得到护士的回应。

3. 爱和归属需要

爱和归属需要即交流的需要，是人与人之间交换思想或感情的过程。患者住院期间往往存在孤独、无助的心理，特别渴望有家属的陪伴，渴望护士能主动关心自己，经常来向自己解释疾病方面的知识，及时发现或倾听自己的不良情绪，并给予自己适当的安抚，如温柔的语言、肢体抚触等。当疾病有所好转时，希望护士能给予自己鼓励与赞扬，让自己更有康复的信心。同时，患者希望在住院期间的需求能尽量得到满足，如病区放置患者专用电吹风、指甲钳、微波炉等基本生活用品。同时患者也希望病区提供意见本、感谢信张贴栏等以便患者充分表达内心感受。

4. 尊重需要

尊重分为自尊和受到他人的尊重，患者都希望护士能微笑服务，进行护理操作或宣教时的态度温柔，语言和善，对自己的称呼恰当，尊重自己的宗教信仰及生活习惯，护士进行操作前征得自己的同意。同时希望自己的个人隐私能得到保障，如进行床上排便等能有床帘的遮挡，护士私下不议论自己病情，不公布给他人。一些特殊疾病患者非常重视自我形象，如放化疗患者、激素冲击治疗患者等，他们往往希望护士能协助自己保持良好的形象，避免引起他人的过度注意，以满足自尊的需要。

5. 自我实现需要

自我实现是马斯洛需要层次理论的最高层次，在疾病恢复期间，患者在此方面的需要表现在逐渐实现自我护理能力，以及个人的爱好、意愿得到满足。因此患者希望能参与自身的医疗决策，掌握更多疾病相关的知识，在护士的帮助下逐渐恢复以往的生活习惯和自我护理能力，并且受到及时的反馈和鼓励，以增加他们康复的信心。

（二）特殊的人文关怀服务需求

在生命的特殊阶段，患者不仅与一般人有一致的五个层次的需要，更有一些特殊的人文关怀需求。安宁疗护又称临终关怀、舒缓疗护。国家《"十三五"健康老龄化规划》正式确立"安宁疗护"为官方说法。世界卫生组织将"安宁疗护"界定

安宁疗护

为：通过早期确认、准确评估和治疗身体、心理和精神疾患，使患者及家属正确面对威胁患者生命的疾病所带来的问题，以提高临终患者及家属的生命质量。

安宁疗护服务是专为末期癌症或无药可医的患者而设，目的主要不在于医治疾病，而在于让患者在临终前得到合适的护理。临终患者这时的身体已经衰颓，认知功能已经退化，失去独立性，但在安宁疗护院里仍然可以受到应有的尊重。安宁疗护服务主要涵盖两方面内容：一是为临终患者提供安宁服务，如身体照护、缓解痛苦、心灵慰藉、灵性照顾等；二是为患者家属提供关怀服务，如缓解家属的痛苦情绪，正确认识死亡，哀伤辅导等。

随着老龄化加重、慢性病群体人数增多、失能老年群体扩大、恶性肿瘤上升为第一死因，安宁疗护的需求日益增加。调研发现，临终患者对安宁疗护的需求主要体现在：①专业的临终关怀机构和专科护士及专科医生提供服务，环境安静；②缓解症状提高生存质量，减轻家属的照顾负担；③避免不必要的治疗带来的痛苦；④家人、亲友的陪伴等心理关怀方面的照护。患者的安宁疗护需求受到文化程度、宗教信仰、费用等因素的影响。

但目前我国安宁疗护发展水平远远不能满足临终患者的需求，2015年某调查项目从终末期患者的照护环境、人力资源、照护质量、照顾负担及可行性5个方面对全球80个国家的临终患者的死亡质量进行调查，结果显示，中国大陆排在第71位。因此，大力发展和推进安宁疗护工作，提高临终患者的生命质量是当前乃至未来都十分紧迫的工作。

第二节　医患关系的现状

一、医患关系的概述

医患关系是指在正规医疗机构，根据法律程序合理构建的医疗活动过程中，医生与患者或患者家属之间的关系。在医务人员和患者之间建立的密切关系中，医务人员不仅指医生，还包括护士，以及其他医疗技术人员和医院管理者。患者不仅指患者本人，还包括患者亲属、监护人、单位组织和与患者相关的其他群体。医患关系是一种特殊的关系。良好的医患关系是以患者为中心，以治疗疾病为目的，并旨在推动社会和谐为基础的良性关系。

二、医患关系相关理论研究

(一)国内医患关系理论研究

我国现有的医患关系理论研究，基本可划分为三个阶段。

第一阶段，社会医患矛盾普遍存在，主要聚焦的两类矛盾是"缺乏医疗资源"和"医生的医风道德不强"，这在20世纪80年代初到90年代初最为明显。所以人们渴望医疗机构加大基础设施建设，以提供更多的医疗资源选择，同时，医疗机构强化对年轻医生的责任感和使命感素质培养。在这个阶段，从医院的角度开始进行探索，实行公共医疗体系改革。

第二阶段，20世纪90年代初到21世纪初，在市场经济快速发展的背景下，医疗机构逐渐市场化，当中包含着正面影响。正因为中国医疗行业改革和发展取得的进展，通过这些进展，致使很多人对市场有了新的认识，他们相信用市场化的方式来发展是正确的，但忽视了许多隐藏在改革进程中的问题和矛盾。从医生角度来看，希望政府部门不断加大对医院的建设投入；从患者角度来看，则希望能不断争取自己的合法权益，但事实却是不断地为医改做出让步。

第三阶段，从21世纪初到现在，医疗改革市场化进程中的潜在问题和矛盾逐渐显现。医生和患者之间的矛盾和医疗纠纷从医院层面蔓延到社会问题，甚至演变成民事纠纷或恶化到刑事犯罪。因此，这个阶段是需要人类社会的全面反思阶段。

(二)国外医患关系理论研究

1. 医患社会角色理论

在医患关系中，出现了两种社会角色理论。

第一种，是哈佛大学著名的社会学者塔尔科特·帕森斯(Talcott Parsons)提出的"社会系统"——"医生与患者的社会角色"。患者有康复的愿望，为了这个目的，医生会根据自己的知识、经验和权限进行不同方式的处理，患者应该信任他们的主管医生，并与他们保持良好的沟通，但在实际沟通中，患者却因为在角色上与医生有着信息不对称的差异，所以造成与医生认知上的冲突。

第二种是美国学者托马斯·萨斯（Thomas Szasz）与马克·荷伦德（MarcHollender）根据当时的重大疾病和社会医疗技术水平、社会道德认知要求以及医患的地位与主动性大小关系所

塔尔科特·帕森斯

提出的"主动与被动型""指导与合作型""共同参与型"三种医患/护患关系类型。这三种类型的医患关系是临床诊断决策和确定医生与患者之间关系的理论基础，引导人们如何梳理医患之间的复杂关系。

2. 医患交流与沟通理论

以往研究中，传统的医患关系里，处于主导地位的是医生，而患者只能是听从医生的话并按照医生的指示去做，处于被动的地位。大卫·海斯·鲍蒂斯塔（David Heyes-Bautista）则颠覆了这种观点，他认为患者也应该与医生处于相同的位置，在临床有争议的诊断时，可与其主管医生进行互相沟通、探讨，这样建立起的医患关系才能逐步消除双方的误解和冲突；威廉·马德森（William Madson）则强调医生和患者之间关系紧张的一个重要原因是文化特征的差异。现代医学认为，以中产阶级为基础，医生为主导的科学价值观遵循的发展规范、理论和实践都非常复杂。在不同的阶层中，存在着不同的患者，所以他们的素养也有差异，特别是在文化方面，与医生产生概念上的差异及沟通困难是不可避免的。因此，不难理解为什么医生和患者之间的关系会变得越来越紧张。

三、医患关系的现状

（一）医患关系现状概述

随着人们生活水平和生活质量不断提高，患者对医疗标准和医疗服务质量提出了更高的要求。他们不仅希望病情会得到及时有效地治疗，同时渴望能在治疗过程中得到优质的护理服务质量及服务态度。医疗纠纷往往是医患关系紧张所导致的，当医院及医护人员所做的工作，有时候不能达到患者的标准，这时候就容易产生矛盾，那么医疗纠纷也就随之发生。近年来，由于患者对医院认同感、信任度下降和患者自我意识的提高，医患之间关系紧张问题日益突出，受到社会各界广泛和高度关注。研究认为：缺乏社会功能，缺乏医生职业道德，患者要求不合理，医患之间缺乏信任，医疗纠纷等是我国医患矛盾的根本原因。我国医患纠纷呈逐年上升的趋势，而且矛盾激化程度越来越恶劣，医患之间的不和谐问题已经成为保障公众健康权益和社会和谐的热点和难点。医疗卫生工作与保障公众健康权益密切相关，人民群众往往通过医疗卫生服务看经济社会发展成果、政府管理水平、社会公平和谐。因此，医疗卫生事业的发展是构建社会主义和谐社会的重要组成部分，而构建和谐社会又离不开和谐的医患关系。医患关系紧张直接影响社会的稳定与统一，不利于构建和谐社会，不利于医疗卫生事业的发展。伴随我国医疗体制改革飞速发展，在这个背景下，基本医疗的高投入、新型农村合作医疗和城市医疗保险的高覆盖率等，解决了以前医疗资源分配不均衡的问题，从某种意义上来说，人们

的压力减小了，负担自然就减轻了，因此，紧张的医患关系得到了一定的缓解，从而营造了一种公平和谐的氛围，这对我们建设和谐社会是有帮助的。

(二)医患关系的特点

1. 医患关系"物质化"和"客体化"趋势

在过去，医生往往会采用"望、闻、问、切"来诊断，但随着现代医学的发展，医生诊断中出现了大量的诊断仪器设备和治疗工具，帮助医生做出准确的诊断并提供客观的检测数据。正是由于医生对患者使用大量医疗设备和其他第三方干预措施，导致医生对仪器设备的依赖性越来越高，而与患者之间的沟通越来越少，所以医生和患者之间的关系在一定程度上被物质化了。

在康威（Kathlyn Conway）的《平淡人生：疾病回忆录》（*Ordinary Life：A Memoir of Illness*）里我们也可以看到医护人员无视患者的主体地位，而是将其看作没有情感的客体的故事："布雷克曼医生跟一个实习生谈论了我的状况——以前被诊断有淋巴网状细胞肉瘤，乳腺癌早期，左乳房切除，没有发现淋巴结……"医护人员满眼满嘴都是客观的疾病，而没有患者作为主体所体验、所感受的疾苦。这里涉及对疾病的两种不同视角的理解。对于医生而言，康威的疾病只是医生日常工作中面对的小事件，却是康威人生面临的大危机。对于收到癌症诊断的患者而言："从听到诊断的那一刻起，就进入了一个封闭的圈子，这个圈子将患者与他/她以前的正常日常生活隔离开，与过去那个正常的自己隔离开，与那些他们所爱的人们隔离开；在那个封闭的圈子里，患者就像一个来自不同物种的生物。"

亚瑟·弗兰克在他的疾病回忆录当中这么描述他被告知罹患胃癌的一幕：

"医生告诉我他观察到我的胃部有巨大淋巴结。这对于我而言无异于晴天霹雳，但这位医生除告知我这个结果之外，再也没有开口说话。就这么一句话，甚至连再见或好运之类的话都没有说，我与他的会谈就结束了，我就这么走出他的诊室。这是科学的凯旋和人性的落幕。"

诊断结果对患者的人生影响的厚重与医生语言的精简之间产生强烈对比。精准诊断和客观描述是科学的重要特征，但从人文的角度而言，这是医护职业素养的彻底失败，因为他完全无视对方的情绪反应，完全没有考虑贸然地将这样一个噩耗告知对方会给对方造成什么样的情绪冲击。

弗兰克说："如果疾病话语测的是身体的话，疾苦话语则表达正在崩塌垮掉的身体内部的惊恐与绝望……我的生命有体温和循环，但同时也有希望与失望，欢乐与哀伤，这些情感因素却无一被测。"根据弗兰克的说法，医院给他创设了一个医院版本的身份，他从一个活生生的人变成了医生眼中口中的 P53 基因突变型精原细胞瘤。

卡伦也提到过的一位患者对医生将她视为瘤子的经历。这位患者说："我不是一个会喘气的瘤子！"如果患者的治疗感受、患病的痛苦和体验，医生全然不知也全然不顾，那么医生看到的就只是患者的瘤子，而非患者。这样的医生没有意识到作为科学的医学并不是导向患者健康的充分必要条件；健康的维护需要医生与患者（而非"疾病"）的共同参与。

2. 医患关系"复杂化"趋势

大型医院的学科越来越趋于细化、专业化，目的在于提高医疗技术水平和提升服务质量。但患者的病情是客观和自然的，是一种综合的、复杂的病理生理变化，这使得被细化、被专业化科室的医护人员在临床面临着更多更复杂的情况，在这种情况下，一位患者的综合诊断和治疗，仅仅靠一个科室的医生是无法完成的，要出动多学科联合诊断、联合治疗。与此同时，医生面对的患者不仅仅是一个人而是一个群体，对象的数量很多，医生和患者之间沟通就变得复杂，无形之中使得有效沟通增加了难度。由于沟通和交流的困难，医患关系的复杂性变得越来越突出，甚至出现误解和矛盾。医患关系的恶化直接影响医生对患者的救助以及患者对康复的最基本要求。

3. 医患关系"商品化"趋势

中国有十几亿人口，数量庞大，对于卫生保健，如果每个人都有自己个体化的需求，那么这个需求是十分惊人的。在目前，以现有的卫生资源是不能满足的，而且由于社会的卫生资源分布不均，导致存在局限性。一方面，存在"看病难，住院难，手术难"的情况；另一方面，还存在所谓的"特殊政策"在某些地方实施。如高价"点名"手术等，具有"商品化"的趋势。

4. 患者与疾病的分离趋势

现代医学教育之父奥斯勒强调，"好医生治病，伟大的医生治患病的人"，了解我们在给什么样的人看病非常重要，将患者简化为千篇一律的疾病或者将患者与疾病分离开都是去人性化的行为。奥斯勒的这一说法恰好也呼应了古希腊医学之父希波克拉底的至理名言："比了解一个人得了什么病更重要的是什么人得了这种病。"

在现代医学中，医生诊断患者疾病时，首先想到的就是使用现代化的仪器和设备来研究、探索和诊断疾病，注意力集中于设备诊断结果与数据，而没有考虑到患者也是人，即使他们患有疾病，但是作为一个人，他们是有思想、情感、理智、诉求和愿望的，这往往被医生忽略。因此，患者对医生更关注疾病的诊断和治疗而忽略患病个体，从而将患者与疾病分开。这种疾病与患者分离的现象，正如美国学者托马斯·萨斯和马克·荷伦德所说的"医生关注的是患者的'事'而不是患者的'人'。"

5. 忽略患病群体与正常群体的区别

从病理生理学的角度来看，所谓的患者与正常人是不同的，在某些致病因素的影响下，人体正常生理现象发生病理变化而产生了一系列临床症状。可能是单一或复杂的，可能是一个系统的，也可能是多个系统同时发生病变。由于患者的生理状况和情绪思维与普通人不同，在这个时候，患者恢复健康的愿望成为生活的第一需求。因此，当医生面对患者时，不能完全用正常人的行为准则来要求患者，应从患者的角度充分理解和关怀患者。

6. 患者对医疗服务期望值太高

随着社会的进步，物质文明水平的不断提高，人们对享有的医疗保健水平以及其他生活标准也有更高的要求。他们认为，既然花了钱，就必须达到预期的目标。现有医疗标准是需要不断改进的，并且是要循序渐进的，但是患者却不能理解。在我们的日常急救过程中，遇到患者的病情通常已经非常危重，处理起来非常棘手和复杂，但患者及其家属的关注点却是希望能尽快摆脱疾病，并迅速恢复健康。当医务人员尽力抢救但仍然无效时,许多家属难以接受,抱着高期望值的他们便对正常的医疗活动进行挑剔,甚至故意将矛盾转嫁给医护人员。

(三)解决我国医患矛盾的对策

在国家医改的推动下,医疗纠纷的处理机制日趋完善。为了实现和谐与稳定,国家医疗卫生事业的发展成为一个组成重要部分,也是构建和谐医患关系是不可或缺的重要环节。进一步加强国家法制管理进程;完善医疗管理制度;加强医务人员自身队伍建设;加强医院人文建设;加强医患双方沟通;正确的媒体舆论引导,以化解医患矛盾,解决医患纠纷,改善医患关系紧张的局面,构建和谐社会。

第三节　护理人文关怀对构建和谐医患关系的意义及策略

一、护理人文关怀对构建和谐医患关系的意义

医学是一门技术性很强的科学,其实质是技术与人文的结合。医学科技不仅承担着对生命现象和生命过程的理解和研究,而且还承担着社会和文化价值的责任。医护人员除了完成常规的诊疗护理工作外,还需要兼备多种人文能力,如领导管理的能力、有效沟通的能力、协调关系的能力、照顾患者的能力等。因此,作为医疗行为的代言人,医护人员有多重身份,他们既需要有高超的技术,还要有正确的价值观,从而在实践过程中充分反映出科学技术与人文文化在医学中的和谐统一。

构建和谐社会离不开和谐的医患关系。当前医患关系中的人文关怀越来越受到重视,这使得人文关怀在处理医患关系中的作用日趋明显。医患关系是十分复杂的,因为在研究这个关系的时候,人们往往以为医患关系仅仅是看病与治病的关系,其实不然,其本质是以医护人员为核心的医生与患者(包括患者的利益相关者)之间复杂的人际关系。而在这层人际关系中,人文关怀十分重要,如遇有情绪的患者,在人文关怀支撑下进行有效沟通并执行医嘱,就会呈现和谐医患关系。因此,护理人员除掌握精湛的护理技术外,在护理工作中,人文关怀也不可或缺,护理人员必须认识到关怀的重要性,并在实际工作中,以患者为中心,实施护理人文关怀。

二、构建和谐医患关系的护理人文关怀的策略

护理文化中的人文关怀强调以人为本,以患者为中心。医务人员不仅要解决疾病,还要以人道主义精神面对患者生命与健康,权利与需要,真诚关注患者的人格与尊严。与过去明显不同的是,人文关怀明确区别以医疗技术和药物作为医生和患者间的媒介,更注重人与人之间最本质的平等的情感交流。结合临床工作,我们认为可以从以下几个关键环节做好对患者的护理人文关怀,从而达到构建和谐医患关系的宗旨:

（一）医院管理方面

1. 人性化管理"促"和谐

树立医疗的对象首先是"人"，其次是"疾病"，以"患者为主体"，寻求服务创新点，关爱患者，尊重患者。以人为中心，不仅是一种服务理念，也是一种医疗行为准则。因为从医学角度来看，舒适的环境，人性化的诊断和治疗也是医疗保健的一部分。现代医学模式为患者提供人文关怀，是一种高层次的医疗服务，人文关怀体现在医疗服务的各个方面。医院除了努力构建一个舒适的就诊环境、完善医院的基础设施、提高医院的信息化水平、增强工作人员的专业能力外，同时还必须提高医务人员的人文素养，营造良好的人性化医疗环境。

2. 加强学习"重"培养

重视开展院内院外相结合的人文培训系列课程。

医院层面举办"医疗人文关怀与医患和谐"相关专题讲座，制定加强医疗人文关怀、构建和谐医患关系实施方案，明确分工及职责。科室层面组织学习"医疗人文关怀与医患和谐"相关专题讲座后针对医疗人文关怀、构建和谐医患关系、制定实施方案的详细操作内容，结合工作实际展开讨论，找到切合科室实际情况的人文建设的着手点。

3. 积累案例"广"宣传

医院和科室通过制作专题壁报和宣传标语、编发专题简报以及通过医院网站、微信微博和公众媒体，将优秀人文关怀病例面向全院、全社会进行广泛宣传、展示。

> **课程思政**
>
> 　　近年来，医患关系紧张、医疗纠纷增加，暴力伤医事件屡见不鲜。如何从根本上缓解医患矛盾，构建和谐的医患关系成为政府和大众关注的焦点。我们要在医学实践活动中运用叙事能力，认知和回应患者的疾苦与困境，积极与患者共情；把握与患者的交流语境，尽量使用通俗易懂的语言，避免医患双方由于信息不对称而产生的距离和矛盾，努力实现有效的全生命人文关怀。

（二）护理人员方面

1. 合理缓解护理人员工作压力

高强度的工作给护理人员带来了沉重的工作压力。当护理人员疲于应付基本护理时，自然无暇关怀患者。管理者要减轻护理人员的工作压力，首先要为护理工作配备合理规模的护理人员。人员严重短缺一直是护理人员压力较大的重要原因。医院必须依据医院发展规划部署和患者的发展趋势，合理扩充各层级护理人员的梯队编制。其次，管理者必须关注护理人员的精神状态。当护理人员面临沉重的生活压力时，自然会干扰她们的正常工作。医院应该尽量为护理人员的个人生活福利等方面提供便利，减轻她们的后顾之忧，让她们有更多的精力去工作。再次，为护理人员提供必要的缓解压力的对策与渠道。目前女性占护理人员的绝大多数，她们不仅要处理繁重的工作，还要承担照顾家庭的责任。在我国的传统观念中，女性遇到压力往往选择隐忍，可隐忍不但无法解决问题，反而会使问题叠加。当护理人员承受着工作和生活的巨大压力时，将不可避免地直接削弱她们的工作成效。因此，管理者必须定期为护理人员举行心理讲座，体育活动等，以缓解她们的压力，让他们以合理的方式发泄压力，以更良好的状态投入护理工作中去。

2. 完善护理人员管理体系

管理系统是对护理人员的一种约束。一旦将人文关怀的相关要求纳入管理系统，护理人员就必须遵守约束规则。首先，人文关怀护理必将纳入护理人员的绩效考核。一方面，医院可以将人文关怀量化为可评估指标，并通过谦辞使用和礼仪等直观标准评估护理人员的实施情况。另一方面，护理人员的态度和敬业精神也将纳入评估体系，通过对出院前患者的评估，作为对护理人员进行奖惩的重要依据；其次，护理人员应定期且有针对性地接受人文关怀培训，这也是为了避免当患者及其家属处于心理脆弱时期时，护理人员未注意到自己的言行，不合时宜的言行将直接加剧他们的负性情绪。因此，管理者应制定护理人员的规范言行，同时根据患者的需要提供相关的健康教育和康复知识，疾病预防的自我护理技能，避免患者的后顾之忧。患者出院前告知注意事项，复诊时间，科室电话号码等，充分地满足患者的需求。虽然这些事情微不足道，但对于患者来说，他们却收获了意想不到的温暖，从而缩短了患者和医务人员之间的心理距离。

3. 以良好的关系为中心，关爱并尊重患者

目前，人们的健康需求和生存期望逐渐增加，这要求护理人员不仅要满足患者的生存和健康需求，还要尊重患者的个人尊严和个人隐私。不能因为治病求医而使其尊严受任何损害。因此，护理工作中必须以关系为中心，帮助患者构建与生病的自我、与亲人和医护人员之间的和谐医患关系。

4. 转换视角，急患者所急，想患者所想

患者是一个特殊的群体，情感更需要得到同理心的对待，对情感的需求比较大。所以，护理人员不仅要理解，还要学会付出。急患者所急，想患者所想，让患者及其家属感受到被关心和理解，这样可以增加患者的信心，有利于战胜疾病。

5. 学会倾听，多听患者及其家属的想法和困惑

患者需要一个安静舒适的治疗环境，护理人员要学会做一个倾听者，听他们的想法和困惑，解决患者的生理性疼痛和心理困扰。在医务人员和患者的沟通中，"倾听"往往比说话更重要。通过倾听，给他们温暖，了解他们，让他们觉得自己受到了重视。

6. 学会观察

对患者及其家属的体态和眼神的观察，可以了解患者及其家属的需求。良好的有效沟通、人文护理是基础，所以，每个护理人员必须清楚自己的工作都是围绕患者为中心进行的。

7. 精通业务

护理人员必须具备娴熟的护理技巧、较强的操作技能、严格的操作规范，让疾病不再那么陌生。对于患者及家属来说，可使他们更加了解这些疾病，还保护了他们的权利，即护理治疗知情权。此外，它还与很多方面有关，比如，语言、沟通、心理、社会伦理等方面，可使护患之间有了共同语言，并有效疏导患者及其家属的恐病心理。

8. 注重个人修养与仪容

护士应注意个人修养、仪容，穿着大方整洁，上班时化淡妆，不仅让自己心旷神怡，也给患者展现一个良好的精神面貌，给人一种亲切感。还有一些小细节，比如，微笑、语言等，拉近了彼此之间的距离，让患者感到轻松，从而释放心理压力。

9. 对患者加强健康教育和心理护理

心理护理也是人文关怀护理的重要内容。过去的护理方式，护理人员可能只需要按照医嘱和患者疾病状况做好护理工作即可，但人文关怀护理要求护理人员做好患者的心理护理。护理人员应主动关心患者，了解患者的压力、顾虑、不满等负性情绪，倾听患者及其家庭成员的感受、困惑和抱怨，给予适当的安慰和鼓励，减轻患者的不安和烦躁情绪，并讲述负性情绪对疾病的不利影响。为了正确认识疾病，在医务人员与患者家属之间需要沟通，这对他们正确认识疾病是有利的。不仅要在医院实施，在患者出院以后也要给予关怀，患者出院时，处理好细节问题，药物使用方法、复诊时间等。在患者出院后按治疗疗程定期对患者进行电话及其他方式的访问，更体现出一种医疗人文关怀，还可以改善患者对医院和医务人员的信任和依赖。

推荐阅读书目

1. 赛吉维克（Eve Sedgwick）的《关于爱的对话》（*A Dialogue on Love*；乳腺癌）

2. 瑞曼（Rachel Remen）的《厨房餐桌的智慧：治愈你的故事》（*Kitchen Table Wisdom：Stories that Heal*；克罗恩病）

3. 昆德兰（Anna Quindlen）的《真情无价》（*One True Thing*；卵巢癌）

4. 魏玛（Joan Weimer）的《后背之语：教会迷失的自我讲述故事》（*Back Talk：Teaching Lost Selves to Speak*；背部损伤）

5. 巴特勒和罗森布罗姆（Butler and Rosenblum）的《癌症的两种声音》（*Cancer in Two Voices*；乳腺癌）

6. 珀罗契斯塔·卡克普尔（Porochista Khakpour）的《病痛：莱姆、爱情、病症和成瘾的生活》（*Sick：A Life of Lyme，Love，Illness，and Addiction*；莱姆病）

7. 萨义德（Edward Said）的《格格不入：一部回忆录》（*Out of Place*；髓细胞性白血病）

8. 埃里斯（Carolyn Ellis）的《最后的协商：一个关于爱、失去与慢性疾病的故事》（*Final Negotiations：A Story of Love，Loss，and Chronic Illness*；肺气肿）

9. 赛尔泽（Richard Selzer）的《起死回生：当医生自己面临死亡》（*Raising the Dead：A Doctor's Encounter with His Own Mortality*）

客观题检测

主观题测验

第六章

叙事护理实践中的患者叙事聆听分享

叙事护理实践中的患者
叙事聆听分享PPT课件

学习目标

识记：

1. 叙事与患者叙事的概念；
2. 患者叙事的方式及叙事的主体；
3. 患者叙事的特征；
4. 外化的基本步骤及注意事项；
5. 叙事护理实践步骤及常用技术。

理解：

1. 患者叙事的概念、特征；
2. 护士引导患者叙事的技巧；
3. 叙事护理在护理实践中的应用。

运用：

1. 患者叙事中的技巧：倾听、提问方式、观察；
2. 叙事护理实践步骤：关注、理解、反思、回应；
3. 叙事护理实践主要技术：外化、解构、改写；
4. 叙事护理技术及按护理实践步骤开展叙事护理。

第一节　患者叙事概述

一、概念

叙事就是讲故事，就是按照时间顺序组织发生的事件。关于什么是叙事有各种各样的表述。例如，美国教育心理学家布鲁纳(Jerome Bruner)认为叙事是人们"讲述事件"的各种方式，著名的新闻记者卡尔(David Carr)认为叙事不仅是人们描述事件的方式，叙事也是故事的一部分。比较清晰的一种表述是："叙事是为了告诉某人发生什么事的一系列口头、符号或行为的序列。"叙事是具有讲述者、聆听者、时间过程、情节和观点的故事。"叙事"一词并不仅仅指口头的、一对一的讲述，它还包括有声的和无声的两种。有声的叙事使用口头语言，多数情况下是有听众的；无声的叙事包括使用书面语言、回忆、联想等多种形式。

什么是患者叙事？患者叙事是患者讲述疾病在体内的产生、发展变化及后果的过程，包括主体身份的变化。通常患者叙述的故事，充满了挫折、失望、悲伤，或许有一丝希望，抑或者有时甚至是绝望。患者通过叙事重建属于自己的语境和故事框架，进而探索疾病的意义。近年来，医学技术的进步和医疗设备的更新换代，极大地提高了诊疗水平，医生在掌握越来越多的科学知识的同时，也需要学会倾听患者，尽可能地去理解疾病给患者带来的痛苦，尊重患者对于疾病叙事意义的理解，并为所看到的、所听到的而感动，从而在医疗过程中更多地替患者着想。

二、患者叙事的内涵

(一)患者叙事的讲述者

在患者叙事中，讲述者，即叙事的主体，可以是患者、家属、朋友、责任护士、主管医生、治疗师，以及其他曾在病历上书写记录的医生。在患者叙事中，我们要识别叙事的讲述者，有些叙事是由患者本人讲述，有些是由第三人讲述的，讲述者可能处于情节之外，也可能是位于情节之内的人物，他们以积极的行动者或观察者身份出现。讲述者受年龄、认知能力或动机的影响而表现各有差异，我们应当区分和判断出不同讲述者叙事内容的可靠性和权威性。

(二)患者叙事的方式

患者可以通过各种方式来讲述，包括话语、手势、沉默、描摹、面部表情、姿势形体等，甚至患者的体检结果、影像诊断和实验室检查数据也被认为是患者叙事信息的表达方式。医护人员的任务是将这些不同的，有时甚至是互相矛盾的信息来源逻辑地整合在一起，从而与患者一起创造意义。

（三）患者对疾病的理解

在临床医疗过程中，要清楚患者和医生之间关于疾病的理解和认识的不同，因为这些因素影响着医患之间的沟通效果，比如对疾病情境看法、对病因的认识、疾病后引起的情感变化、对死亡的理解等，患者与医生之间存在分歧。

1. 叙述疾病的情境

大多数患者对待疾病的认识往往会在个人生活的整体框架和范围内探寻和思考造成自己身体不适的原因，从而形成自己的解释。而医生把疾病视为狭义的生物学现象，需要进行医学和行为学的干预。患者给出的症状常常是按自己生活事件的顺序排列的，以便更好地理解自己的个人生活；而医生则试图把患者的症状按时间顺序排列，以便理解其生物学意义。

2. 对疾病病因的认识

患者对自己的疾病有自己的解释，常常认为自己身体的不适是由于长年累月干家务活所引起的，从中探寻和思考造成自己身体不适的原因。什么会导致疾病？什么能治好疾病？这些信念和想法与其生存的文化、宗教和家庭环境有关。例如20世纪40年代英国的反接触传染论者认为霍乱是因为瘴气整体因素或宗教力量对环境的影响而导致的，跟某个感染霍乱的人的行为没有关系，因而不会想到该病是由霍乱弧菌感染造成的。

3. 疾病引起的情感变化

当患者及其家属听到医生关于自己所患疾病的诊断，尤其是诊断为具有不良预后的恶性疾病时，会产生一系列的情感变化，如羞耻、惊愕、木讷、怀疑、抱怨、恐惧、懊悔、愤怒、绝望等情绪反应。这些负面情感，无限增加了疾病所带来的痛苦。如果患者不能开诚布公地承认并讨论这些负面情感及其所带来的痛苦，就可能妨碍其有效治疗。如恐惧，患者在进入医生诊室时内心常会充满恐惧感，即使是只做一个常规的检查；羞耻是出于内心隐藏的需要而产生的一种情感，很多人都羞于谈论身体内部的活动，与医生，特别是与异性医生，讨论自己的性行为、药物滥用或情感问题易让患者产生羞耻感。

4. 对死亡的理解

每个人与死亡接触的经历都是不一样的，有的在医院，有的经受过家人的逝去，有的经历了暴力或自然灾害带来的死亡。因为这些经历的不同，有些患者把死亡当作个人的敌人，有些患者则认为它是一个遥远而抽象的概念。医生对死亡有唯物主义的认识，接受我们都将死亡的现实；而患者因其关于疾病和死亡的经历不同，一般不会有这样具体的意识。医生会把死亡当作一种技术上的失败；而患者则觉得死亡既无法想象，也无法避免。现代医学把死亡从家庭转移到了医院，使普通人群仿佛与死亡绝缘了，完全不知道当死亡临近，从活着到死亡具体是什么样子。

三、患者叙事的特征

疾病是发生在人们身上的事件，有时是由可辨认的原因引起的，并在特定的时间和背景中发生，由一人从一个特定的角度讲给另外一个人听。医护人员该如何清楚地认识生命和疾病展开的时间性，从而去把握和评价每个人的独特性，去面对寻找原因的需求，去认可生命存在的偶然性和具体疾病的偶然性，去理解讲述自己故事和倾听他人故事的主体间性和伦理要求，这些都要求医护人员了解患者叙事的特征。

（一）患者的独特性

曾经医学因对疾病的可复制性和普遍性的追求而忽略了对患者独特性和创造性的认识。患者常抱怨医务人员对待自己像对待数字或流水线上的物品一样，哀叹自己的独特性没有受到重视，其他人身体上的遭遇在自己的身上重现。而患者叙事让患者讲述自身经历的"特殊意义事件"，可以从他们的认知和行为中挖掘体现个人特征的"独特性"，也就是个人所拥有的独特历史和经验。此外，医学实践的发展亦表明，在医疗活动中患者的独特性越来越被尊重，医护人员会主动去探寻患者为什么会产生这样的行为？他是如何在个人成长过程中内化了那些概念，然后联系在一起的？临床工作中，护士通过深入探究患者生命故事的背后，对患者有了更为深刻的了解，从而知道每个人的生命都是独特的，是由独特的社会文化、文化规范、家庭规条等塑造出来的。特殊意义事件在个人的生命历史背景中，可引领他们朝着正确的方向发展，重新正向框定，这意味着他们可能拥有更好的生活。

（二）叙事的时间性

人们通过叙事盘点时间的流逝，这也是唯一能够考虑事件的时间顺序和持续时间的讲述形式。哲学家保罗·利科（Paul Ricoeur）在其综合性著作《时间与叙事》（*Time and Narrative*）中声称，叙事居于时间性中，反之，时间也居于叙事中。在医疗活动中，无论对于诊断、预防、缓和还是治愈来说，时间都是医学的必要中轴，时间也是康复治疗中不可替代的成分，医护人员需要花时间来倾听、辨认和关心患者的叙事。临床上医护人员常常急于确定时间顺序以及症状持续时间，譬如医生打断患者的叙事时，大多数要问这样的问题：症状有多长时间？什么时候开始的？因此，患者叙事过程中要注意提高患者对叙事时间的敏感性，也就是训练他们对疾病时间的敏感性，认识到诊疗工作是在一个高度调控的时间框架内展开的。时间性也是疾病的鲜明特征。

（三）叙事中情节的因果关系

叙事是有情节的，它不仅宣布了一系列孤立的事件，而且还认定它们之间存在着有意义的因果关系。患者叙事渴望的是理解事情发生的原因，以及通过动机或原因找到或想象事物之间的联系。临床实践充斥着情节化，诊断本身就是努力将情节置于不连贯的事件和情形之上。医护人员从患者所表现的不同症状和情形中找寻多种可能的因果关系，可以帮助提高诊断的有效性和范围。而每一位禀赋启迪、愿意聆听的医生或护士，可以从患者的一段简单的倾诉中发现隐藏着的具有诸多可能性的情节。

（四）叙事的主体间性

主体间性是指人对他人意图的推测与判定。叙事就是"某人告诉另一个人发生了什么事情"，叙事中包含有讲述者和倾听者、作者和读者。叙事行为因传递信息、情感和心境而使叙述者与倾听者相互建立起关系。例如，亲密的护患关系可产生于患者的叙事过程中，这种亲密关系的形成基于护士愿意聆听患者的讲述。护士带着真诚和责任感去聆听患者的述说，认真负责的态度将赢得患者的信任，有助于和谐护患关系的建立；而护士也要学会借助这种和谐氛围，成为患者故事敏锐的接受者，思考如何与患者一起创造新的生命意义。

课程思政

人们在生活中与他人身处一段真诚的关系时要做的事情就是讲故事与听故事，然后在这些故事中寻找意义，希望能找到一个共同的线索和主题来给出一个明确的方向，从而找到一个前进的目标，找到能穿透黑暗指明道路的那束光。连接护患关系最有意义的方式就是让患者讲述自己的故事，护士可以较全面地认识患者并尊重理解他们的悲痛。护士在护理工作中如果具有叙事技巧，就可以引导患者讲述故事，更好地倾听患者，成为陪伴他们走过疾病旅程的可以依赖的伙伴。这样有利于建立和谐医患关系，对促进和谐社会主义具有重要意义。

第二节　患者叙事中护士的技巧

医护工作者具有关于疾病的知识，但往往对患者经历的巨大痛苦无法感同身受，他们难以体会疾病所带来的痛苦和愤怒有多么深重，难以体会当一位丈夫、母亲或孩子身患重病时，家中所有的一切都发生了彻底的变化，曾经重要的东西，譬如房贷、升职、股票指数等，与亲人检查报告结果(如白细胞计数)相比起来都显得微不足道了。在患者叙事中，护士要学会倾听患者的疾病故事，将某些事件有序地串联起来，领悟导致患者目前困境的问题根源，理解这些故事所包含的意义，理解患者通过叙事所诠释的生命经验，这些都需要护士掌握并运用一些技巧。这些技巧有助于护士更好地理解和接受患者的叙事，并可根据患者诠释的方法与过程决定发展这些故事的方式，从中归纳并创造新的生命意义。

一、引导患者叙事

"患者叙事"，即鼓励患者用自己的语言讲述自己的问题。那么，护士应如何引导患者叙事？一般认为，有如下几点需要注意。

(一)运用恰当的非语言行为

(1)表现出合适的非语言行为：目光接触、面部表情、姿态、语速、语调、声音暗示等。

(2)要注意方式，不要影响对话或和谐氛围。

（3）显示出恰当的信心。

（二）构建和谐氛围

（1）接受患者的看法和感受的合理性，不轻易去评判。

（2）适时用共情来沟通，理解并体谅患者的感受或困惑，明确公开地表示认可患者的观点和感受。

（3）提供支持：表达关心、理解以及帮助的愿望，赏识患者克服病痛所做的努力及适当的自我保健。

（4）敏感体贴地处理令人尴尬、烦扰的话题和躯体的疼痛，包括与体格检查相关的问题。

（三）运用恰当的提问

医护工作者在提问时要注意策略，避免让患者觉得自己被"审问"而产生胁迫感。采取开放式提问为主，结合封闭式提问，可能会取得比较满意的效果。就一般规则而言，护士应带着清楚的目的，注意遣词造句，谨慎地使用语言进行提问。有些看似简单而直接的提问会对患者的自我探索产生不可思议的影响。所提问题可以针对患者的过去、现在或未来。例如：

1. 过去

①"是否有某些东西曾经对你的生活特别重要或有意义，时至今日仍然还很重要呢？"

②"你能不能想起某种情形，比如面对问题你很想放弃，但你并没有这样做。"

③"是否有一次经历或一个环境曾经对你的生活带来极大影响，并且今天仍然在影响着你的生活？"

2. 现在

①"这些发现是否使你了解自己在困难面前的坚忍不拔？"

②"看到亲人们在面对危机时团结一致，你有什么想法？"

③"这些发现意味着你对生活的渴望是什么？"

④"是否有某些东西现在对你而言特别重要，或给你的生活带来重大影响？"

⑤"你对这样的叙说过程满意吗？有没有讨论到你关心的问题？"

3. 未来

①"你如何准备好采取行动？"

②"你是否会预见有某些东西对你未来的人生特别重要，或有重大影响？"

③"你是否会认为一个人或一个环境将会对你未来的人生有重大影响？"

在患者叙事过程中，护士的主要任务是倾听，但必要时给予适当的提问或反问，可鼓励患者更完整地诉说，从而帮助患者找到现在及未来对他而言什么才是有意义的。

二、常用技巧

(一)选择好谈话方式

当护士与患者谈话时,对话的方向就像旅程中的道路一般,有着许多的交叉路口、街道或小径可以选择。跨出一步,又有另一个不同的道路或交叉路口出现——往前、往后、向右、向左、对角,不同的方向,引出不同的故事。谈话中护士通常使用"什么""如何""为什么""能不能""愿不愿意"等词来发问。例如,"跟我谈谈你的胸痛吧""哪些情况会使你的胸痛加重或减轻?"等。话题的选择和把握是双方交流的关键。

跟护理实践必定同时牵涉一个护士和一个患者一样,叙事总是将一个人与另一个人牵扯在一起,需要一个讲述者和一个聆听者,一个作者和一个读者。通过提升叙事素养,健康医护人员会变得越来越关注患者个体,更加理解患者的经历,这样也就使得他们能够更准确地阐释患者在讲述疾痛时的故事,从而提升护理效率。

(二)语言沟通

希波克拉底曾经说过,医生有三样法宝:语言、药物和手术刀。医生的语言就如同他的手术刀一般,可以救人,也可以伤人。因为临床工作中,医学语言既可以治病,也可以给患者带来巨大的负面心理刺激,导致病情恶化,甚至死亡。因此,护患沟通中,要讲究语言的艺术,良好的语言表达能够增强患者战胜疾病的信心,给患者以希望和力量,能够帮助患者坚持完成治疗和战胜病魔。

在应用语言的同时,恰当的肢体语言的配合运用能够提升言语的艺术性,加深对对方的感染,增强语言的效果和魅力。懂得了这一点,护士在与患者沟通时,眼神、表情、动作和语调、语速应做到与述说的语言同步化,这样沟通的效果一定是理想而完美的。在后现代心理学当中,尤其是采取叙事疗法时,语言的使用要特别谨慎。

(三)倾听

要帮助患者,首先应该听患者讲故事。"不要自以为是,先学会倾听吧。"这句话自从出现在一位名叫斯罗利(Ernesto Sirolli)的意大利人的演讲里之后,就成了网红金句。这位演讲嘉宾用自己的亲身经历告诉我们要学会倾听,才可能真正帮助别人。在经历了技术之上和科学主义时期之后,当代医学逐渐转向情感关怀。佐治亚大学流行病学和生命统计学教授、家庭医生马克·伊贝尔(Mark Ebell)在《融合叙事医学》(*Integrating Narrative Medicine*)一书的序言中提到:学会真正倾听我们的患者的故事是叙事医学和叙事护理的核心要义。

法国哲学家西蒙娜·韦伊(Simone Weil)认为"用心倾听是最难得、最纯粹的慷慨",她总是采用同一个问题来表达对其他正在遭受痛苦的人的同情,那就是"你在经历什么?"叙事医学创始人卡伦在面对患者想引出患者的故事时常用的一句简单陈述具有同样的效果,她会说:"我需要跟你了解一些关于你的身体、你的健康和你的生活方面的事情,请跟我分享任何你认为我需要知道的信息。"只有这样,医护人员才能从一开始的倾听逐渐转向再现，也就是说医护人员应邀将患者讲述的信息重新整理理解变成一个故事形式，医护人员变得善于倾听，患者变成可被医护人员观察的对象，护理过程变成了具有治愈作用的对话。

倾听是指用心去听、去理解、去感受对方，并做出积极的反应。护士的倾听意味着对患者的信任，但是在工作繁忙的时候，护士常常忽略了这一点。世界卫生组织曾经做过一项调查，发现患者在描述自己的症状时，平均每19秒就会被医务人员打断，这种现象折射出医护人员在医患沟通中习惯性持有的一种居高临下的、不耐烦的态度，这种态度既阻碍着医患沟通的顺利展开，同时也影响到患者主诉表达的准确性和医疗质量安全。患者希望通过诉说引起医生的重视，能够将自身的痛苦释放，在情感上得到宽慰和满足。医护人员的耐心倾听可以让患者感受到被关怀与被尊重，为医患之间的成功交流打下良好的基础。护士如何聆听患者叙事背后的故事，陪着患者慢慢找到内心的想法和需求，学会倾听的技巧非常重要。

1. 专心倾听的技巧

成功倾听是一种素养和本事，要求护士心怀尊重和关爱患者的情感，采取耐心且专注的态度倾听患者的诉求，并运用自己的专业知识与智慧正确把握患者陈述的要点，透过患者语言的表象挖掘故事的本质。由于每一位患者的疾病故事都是独特的，诊疗环节最为经济且有效的沟通方法就是全神贯注地听取患者的倾诉，让患者切身感受到医护人员对他的重视和关心，从而为医患之间密切合作、为正确地诊断和治疗创造先决条件。

2. 倾听过程中的注意事项

首先，应耐心倾听和鼓励诉说，适度互动，适时回应。患者为了引起医生的重视，常常反复多次地诉说其躯体的不适和内心的痛苦，医生应当全神贯注地倾听，运用肢体语言和简单词语适时回应，例如可以点头示意或轻声地说"嗯""是"表示认同，这样有助于进一步深入地交谈，以便了解更多的信息。同时，要注意引导患者谈论疾病相关的话题。其次，核实和澄清患者所谈到的有关情况，对于重要内容应及时向患者确认，以保证获得的信息真实且有价值。倾听者必须要时刻注意患者自述中的"闪光点"，这样才能够抓住患者在讲述个人生命故事过程中不经意间或不得已而抛出的那些细微的线索。

叙事过程中，如果患者能自由地讲述，护士能专业地倾听，患者自我讲述的内容就能反射出其身体、心灵和生命之间丰富多彩与朴实无华的统一，并且能够充分揭示自我的身体、相互的关系以及通过叙事构建的身份。患者面对一位既值得信赖又谙熟倾听技巧的专业护士吐露心声，就能够无所顾忌地释放涵盖躯体、心灵和灵魂的所有细节之处。

(四) 观察

俗话说"听话听音"，即捕捉潜在的信息。某些情况下，说话人的真实含义往往潜藏在语言的背后，此时应以言语的环境为基础，抓住"听"和"看"两个环节，做出正确的判断。护理人员应该"关注"并"观察"作为主体和个体的患者。这种关注是对患者的尊重。在进行科学研究和临床分析的语境下，护理专业人员应该采用所属领域特定的工具和镜头来观察疾病和患者。但是在与患者进行面对面交流时，应该摒弃这样的交流方式。因为这种交流方式造成的视域差距会限制护患双方分享患者生活故事的可能性，造成医患之间的交流障碍。换句话说，也就是这时护士不应被以医护职业角色所主导，而是作为平等的人对患者的语言、语气、表情、姿势进行全面观察和关注。

"听"是指从患者说话的语音、语调、语速等语音形式上理解其话语中所隐含的内容，即不仅知道对方说了什么，而且要清楚心里想的是什么；"看"即察言观色，这里指的是观察患者的表情、动作等非语言形式，以帮助判断患者所诉事情的真实性。在判断过程中，护士应充分运用相关的专业知识和经验去思考，学会对患者所讲述的内容进行取舍、归纳和整理，最后做出正确的判断。在与患者的交谈过程中，护士要细致观察患者的特征，留意其气色、表情、声音、姿态、气息及其他行为特征，并适时通过医学用语把观察到的结果适度反馈给患者，以舒缓患者的情绪，满足其心理的需求，患者可以从中感受到护士对他的关心与重视。

（五）阅读

叙事医学证明阅读与书写的叙事训练有助于提高临床效果。医学背景下的阅读具有阅读的普遍意义。一个人讲述故事，无论是文字叙述，还是口头讲述，另一人以阅读者或倾听者的身份带着要理解这个故事的责任来接受故事。接受者的吸收能力、诠释精确性、性格趋势及其故事储备等都能帮助其理解或吸收讲述者所叙说的故事。

许多作家医生如葛文德（Atul Gawande）、维吉斯（Abraham Verghese）、马什（Henry Marsh）、奥弗里（Danielle Ofri）、穆克吉（Siddhartha Mukherjee）、卡兰尼提（Paul Kalanithi）和弗兰西斯（Gavin Francis）都认为只有将医生和护士的叙事与患者叙事并置起来研读，才能走上通向医护和生命真相的正确路径。通过阅读疾病自传叙事作品，未经历过疾病世界的人可以从中得到启发，珍惜健康世界的美好；经历过疾病世界的人，在阅读和写作疾病叙事时，思想能够从中得以升华；正在经历疾病世界的人，能够从中获得面对疾痛、征服疾痛的信心。

疾病回忆录或自传叙事是一种"危机叙事"。非虚构疾病回忆录或自传叙事的出现与社会科学的情感转向趋势相一致，带动了医学叙事从医生到患者视角的转向，促使医药从业人员对患者故事报以关注、尊重、理解的态度。如医学人类学家弗拉·卡里茨库斯（Vera Kalitzkus）所言，患者的故事让局外人理解他们病痛的感受，这种痛苦不是外表上能观察到的，而是来自内心深处的痛。它们提供了患者疾病经历的个人和社会背景，也给如何应对疾病提供了决策依据。

疾病与人类关系复杂，对于没有经历过疾病的普通人而言，他们了解疾病的机会并不多，包括医生在内的大多数人是在阅读小说或看电影时第一次接触到疾病和了解疾病带来的后果。另一种比较少见的情况可能是某个家庭成员患上某种病症。而对于未来从事健康职业的人而言，一般直到上大学接触到更专业的知识和实践才真正开始了解疾病。经典文学和现代文学作品中往往随处可见各种患者，他们患有各种神经的、认知的、精神的或身体上的疾病。我们甚至可以从作品里读到对疾病的细致精确的描述，作家似乎是在对真实个案进行近距离观察之后受启发而撰写出来的。

在临床工作中应该怎样阅读？医护人员对疾病的"阅读"发生在身体的表面层次以

及皮肤之下的病理生理结构；对患者话语的阅读发生在词语的明显意义层面，其深层次的含义则埋藏在患者话语所再现的临床和个人事件中。作为故事的阅读者，需要做的一项准备工作就是识别故事的讲述者。正如著名的英国作家弗吉尼亚·伍乐芙（Virginia Woolf）在《应该怎样读书》（*How Should One Read a Book?*）一文中写道，"阅读小说是一门既有难度又深奥的艺术，你需要有优秀的感知能力，还要有大胆的想象力。"

这也是医务工作者所应具备的能力。医护人员在临床上为患者提供帮助，可以不需要亲身体验患者的痛苦，甚至都不必为患者感到难过，凭借良好的感知力、想象力和同理心，同样可以理解患者，可以做到从患者的视角去看世界，从患者的立场去体验事件，仿如身临其境。医护人员如果能够更好地聆听或阅读故事情节，就可以更加精准地进行诊断，对其他的可能性也会更加敏感。一位好的读者必将成为一名好的医生或护士。

（六）书写

患者叙事中通过护患对话而丰厚了的生命故事可能在惯性思考下逐渐消逝，可能导致患者生命故事新的叙说版本再次回归到最初的问题故事。此时，能够长久保存的备忘录、笔记等可以帮助记忆患者叙说中所挖掘的具有特殊意义的事件。这些记录的文字在叙事疗法中被称为"治疗文件"。治疗文件的种类包括信件、声明、证书、电子邮件、创意书写、录像、录音、绘画、照片等。在叙事护理中，护士应具有书写治疗文件的理念与技巧。

1. 病历书写

临床工作者每天都在书写，用钢笔写在纸质病历上，或是输入在计算机上，抑或是口授后由另外一个人记录下来。书写的医生和护士不仅保留了而且创造了自己的临床印象，也标志着选择了自己的临床行动。病历本身就是患者每天情况的长期记录，由不同的医护人员书写完成，每一位作者都记录下了日期、具体时间，并且标注了自己。病历书写有格式要求，具有法律效力。

2. 与患者之间交流、沟通的书写

在叙事护理中，护士可借助一些独特的文本为媒介，即信件、电子邮件、QQ、微信等，通过这些平台与患者或患者家属进行平等地交流与沟通。

第三节　通过患者叙事，做好护理实践

现代医学模式的转变，"以患者为中心"整体护理观的兴起，要求护理人员为患者治疗躯体疾病的同时，关注他们患病的经历与体验，从"身体—心理—社会—精神"方面为患者提供全方位、个性化的人文关怀与照护。叙事护理是人文护理实践重要方法之一，护理人员通过"倾听和感受患者的故事，帮助患者实现生活、疾病故事意义重构，并发现护理要点，继而对患者实施护理干预"，以达到改善患者情感体验、构建和谐护患关系、提高护理工作效率等目的。

每一位患者的患病经历、疾病治疗过程以及他们对生命的理解与感悟都有着鲜明的

故事特征，叙事护理通过倾听、理解和重建患者故事来实现对患者的理解、移情和患者价值的重建。叙事护理实践过程可因护理对象的不同或需达到的目的不同，而采取不同的方法与步骤。国外学者泰勒(Taylo)总结出针对患者叙事的护理实践包括"倾听患者故事、理解叙事原因、衔接当前处境、确认故事含义、提问促进理解、重新认识故事、准备予以回应"七个环节；国内学者黄辉等指出叙事护理主要包含"进入患者的故事、正向回馈、总结反思"三大步骤；姜安丽等借鉴叙事医学理念及相关研究成果，并结合护理专业领域特点，提出了"双线制"叙事护理实践流程，总结叙事护理实践包括"关注、理解、反思与回应"四个阶段。

一、叙事护理实践步骤

(一)关注

关注是叙事医学的关键要素之一，也是叙事护理实践的起始阶段，通过关注过程，患者能够得到医护人员的认可，开始他们讲述个人故事的过程。临床工作中，由于整体护理的实施以及管床责任制、床边工作制的要求，责任护士每天绝大部分时间都围绕在患者的床旁，患者的言行举止都落入护士的眼中。护士在为患者实施治疗、护理措施或进行健康教育过程中，有些患者会主动向护士诉说身体的不适、个人的感受，寻求护士的帮助，但也有些患者虽感到痛苦和无助，却没有主动倾诉的表现。护士凭借敏锐的观察力和对细微事物的感受力，可发现患者身体、心理、情绪以及精神等方面的变化。护士在对患者的整体状况进行评估后，在其身体条件允许的前提下，可选择适当的时间和环境与患者进行交流，倾听患者表述内心对自身疾病的真实体验与感受。

在关注阶段，护士应灵活运用倾听与观察技巧，心怀尊重、谦卑与好奇，聆听患者讲述疾病在其体内的产生、发展变化及导致的后果。倾听与观察的技巧在上一节已详细阐述。需要注意的是，在患者刚开始讲述自己的故事时，护士应表现出积极开放的态度，让患者感受到护士是真诚、值得信赖、可以倾诉的对象。倾听过程中护士应注意与患者的互动，可使用有策略性的提问方式，鼓励患者诉说，并适度参与讨论，适时回应患者的问题，但不要随意判断听到的内容，不要打断对方的叙事。患者叙事的同时，护士还需对他们的气色、表情、姿态、声音、气息及其他非语言行为进行细致地观察，以便于了解患者情绪或内心情感的变化。在叙事过程中护士的关注度和积极回应，能引导患者疏泄情绪、感受被关怀和温暖，同时促进护患之间友好和谐相处；另一方面，护士对患者在故事中的表现和努力及时给予反馈、鼓励和肯定，能启发患者对自身故事从多角度思考，发现自身潜在力量，从而促进心境改善。

(二)理解

患者在讲述自己的故事时，内容常常是零散杂乱且缺乏逻辑性的，听懂这些故事并不像医生询问病史或家族史那么容易。护士需要注意患者表述中的用词选择、句子之间的联系，从患者的言语片断，挖掘患者没有说出的内容，从中发现所隐含的喻义；整合所讲述故事中的关键要素，分析故事发生的特定社会文化背景及影响因素，以形成对故事意义的整体把握，正确理解患者的疾病叙事；并通过深厚的知识储备，对患者讲述的信息进行加工、提炼，让它们获得专业的解读。叙事中患者有时会对某些问题选择沉默，有时患者的言语与他们的体态、动作存在矛盾，需要护士足够敏感、足够耐心，有足够的沟通能力，与患者共情，才能真正理解沉默与矛盾背后的故事。

理解阶段护士需换位思考，即站在患者的角度去考虑问题，对患者充满同理之心，感受患者的疾病经历和遭遇，体会患者的情绪和想法。解构患者所述疾病故事中的叙事要素，如时间框架、事件情境、发生过程等。Taylor 认为在患者叙事中，护士不仅要通过提问、分析让自己更好地理解患者讲述的故事，亦要帮助患者将他们的故事与当前的处境联系起来，帮助患者进一步理解自身疾病困境及其原因，重新认知自己的疾病叙事，进而获得积极的生命意义。

（三）反思

反思是一种辩证思维和情感活动，在这种活动中个体为了获得新的认知和评价，对所经历的事件进行剖析和反省，并将低层次的知识要素融合起来，从而产生新的、更高层面的知识以指导未来的实践活动。反思是叙事护理实践中的一个重要环节，护士在对患者的叙事做出回应前，需要对自身认知、理解及处理患者叙事所采用的方式进行反思，对患者的叙事方式、重要内容、叙述时的心情及原因等进行思考，对存在的问题进行总结。

患者叙事有助于还原其疾病的真相，后现代主义认为事实真相具有一定的主观性，可因倾听者或观察者的角度、方法、动机等的不同而改变，并且受到个体使用的语言、所处背景及环境等因素的影响。卡伦指出倾听者的一项关键技能就是清空自我，即把自己的思想清空，使自己成为另一个人的言语和经验的"容器"，接纳患者的疾病故事，聆听疾病背后的声音。在反思阶段，护士应思考自身固有的兴趣、爱好、偏见、情感态度及价值取向等是否对关注和理解患者的叙事产生了影响，是否因为自己事先做出的假设、评判和解释导致对患者所描述的疾病故事及患者的表现出现了偏差。通过反思，护士对可能影响自己进行正确思考和采取正确护理对策的不当情绪和习惯进行修正。

国外学者唐纳德·斯肯（Donald Schon）认为反思有两种模式，即"对行动的反思"和"行动中的反思"。"对行动的反思"指反思发生在行动前和行动后。叙事护理实践中，"对行动的反思"一般发生在护士与患者初次交流互动后、实施护理干预前，是对已完成的关注和理解阶段的反思。护士评判性地回顾分析前期患者的叙事过程，归纳总结从患者叙事中了解到的内容，剖析自身前期的表现，矫正自己在患者叙事前先入为主的印象和想法的偏差，更为客观地发现患者存在的问题；同时，以自己过去已有的经验和知识来引导制订下一步的护理干预计划，思考"我需要为患者做什么？""为什么要这么做？"及"可能的结果是什么？"等问题。

"行动中的反思"是过程进行中的反思，指护士在与患者面对面交流、倾听其遭遇疾病的过程中所进行的即刻思考，与关注及理解阶段同时进行。护士在患者讲述疾病故事过程中，对听到、看到的信息快速主动地反思，识别并接纳患者叙事与自身原有认知之间可能存在的差异，调整自己的行为与思考方式，并寻找恰当的方法回应患者。反思是叙事护理的核心，贯穿于叙事护理实践的全过程，包括在为患者实施护理干预过程中（即回应阶段）及干预实施后。叙事护理的反思性写作有利于累积和提升护士个人的工作经验，实现理论的重建与重构，成为护士未来工作中的有利知识储备。

（四）回应

回应阶段是护士帮助患者实现生命意义的重构，实施有针对性的护理干预措施的过程。叙事护理实践中的回应包括即时回应和延时回应。即时回应是指护士在患者的疾病叙事进行中做出反馈。这要求在患者讲述过程中护士始终保持专注、认真倾听，设法融入对方的角色，明晰患者的感受，建立与患者的情感共鸣；同时，主动积极思考，及时整理叙事线索，提炼重要信息，从患者立场出发捕捉其疾病叙事中反映的问题，并在患者表现出情绪反应或需要情感支持时做出针对性的反馈。延时回应是指护士在对患者叙事进行深度分析与把握的基础上，通过全面细致的反思，设计具体的回应方法，并做出回应的过程。

叙事护理更多关注的是患者讲述的故事背后的正向功能，尤其是他们生命历程中的"特殊意义事件"，即使是一些看起来是消极的行为当中也极可能隐藏着积极的意义，只要积极的意义被挖掘出来，患者重塑自我的力量也就会被激发。因此，无论是即时回应还是延时回应，护士都应以引导患者树立正确积极的疾病观、生活观为目的，增加患者的心理弹性，帮助建立积极的心理防御机制，以使患者更好地配合医疗救治，促进疾病康复。护士在倾听患者讲述故事时，可以通过提出一些带有正向引导作用的问题，进行正向反馈，例如，"您觉得什么人给了您支持和帮助？""您发现自己有什么能力或特点是之前没发现的？"等。护士也可以直接从患者的叙事中找出有意义之处并给予肯定。如肿瘤患者在讲述接受化疗的经历和感受时，说到因药物不良反应感到恶心、食欲下降，但患者知道加强营养对其完成治疗的重要性，故仍按要求保证每日的摄入量，护士对患者良好的依从性给予积极肯定的回应，并适时给予相关的健康指导，以帮助患者更好地应对后期的治疗。

护士在设计回应方法时，可以结合他人的故事为患者提供借鉴和思考，也可以运用自我暴露的技巧讲述自己的故事，从自己或他人的故事中寻找到积极、正向的意义传递给患者。此时，护士作为讲述者，要学会运用语音、语调及肢体语言等讲述包含角色、行为、场景和观点等基本元素的故事，避免灌输与说教或过分强调故事的寓意。解构、外化、重述等叙事技巧的运用也有助于护士对患者所述故事做出恰当的回应。总之，护士回应的方式可根据患者的特点、患者叙事内容的不同而灵活选择或综合运用。

二、叙事护理实践常用技术

在叙事护理实践过程中护士适时、灵活地运用一些叙事护理方法，有助于鼓励患者更为完整地叙事，疏泄情绪，倾诉内心的困扰和需求。常用的叙事技术包括外化、解构、改写三大主要技术和外部见证人、治疗文件两种辅助技术。

（一）外化

叙事实践首先要"通过运用背景、命名、改换指称方式等帮助当事人领悟到人和问题不同"，这一过程被称为"外化"，外化是相对内化而言的概念。"内化"一词源自心理学，是指人们通过认知将外部事物转化为内部思维的过程。从叙事医学角度来解释，内化就是个人依照自己所在文化中的支配故事框架去建构和诠释自己生活的过程。患者通常会将自己所遇到的困扰（即问题）"内化"为自我，也就是将问题内化成为个人问题，认为自己就是问题的根源所在，例如，身患癌症的人会将自己定义为"我是一个不幸的人"，这种认知（界定）会使患者在问题的控制下变得无力反抗，产生强烈的无能及无助感，削弱患者积极应对困难、改变现状的动力。

叙事治疗创始人之一迈克尔·怀特（Michael White）针对问题本身提出"人不等于问题，问题才是问题"的观点。外化的作用就在于把人与问题脱离开来，为患者提供一个检视自己与问题的关系的空间，帮助他们认识到当前的问题是如何形成的，发掘问题对其生活、人际关系、甚至人生目标、价值观等不同方面所产生的影响，解除消极的自我认同定论，增加患者的掌控感，促使患者从根本上改变原有的认知和行为。换言之，就是将患者所面临的问题当作一种对其产生影响的外界存在，而不是个人的性格或特质，以帮助患者跳出原有的问题情境，更为客观地分析问题，发掘问题产生的影响，从而采取实际行动削弱影响，解决问题，提升自我应对能力。

1. 外化的基本步骤

外化的基本步骤包括命名问题、询问影响、评估影响和论证评估。

（1）命名问题：即与患者探讨所存在的问题或困境的定义。探讨中护士可根据问题采取不同的提问方式，通常为开放式问题。本阶段所提的问题一般包括："最近有什么问题困扰您？""对这个问题您有什么感觉？""这个问题是什么时候出现的？""您是如何应对这些问题的？""用哪个词来形容或描述您的这个问题比较合适？"等等。通过提问让患者说明存在的问题是什么、问题的形成和发展过程，并与其商讨出适宜的词语（名词）以反映患者对这一问题的真实体验，问题的命名可采用拟人化方法。外化的内容可能会随着时间而发生变化，被外化的问题的命名也随之变化。

（2）询问影响：即调查存在的问题对患者生活各个方面的影响。问题通常包括："这个问题影响您的生活吗？如何影响您的生活？""这个问题对您的哪些方面有影响（睡眠、进食、行为、情绪、人际关系等）？具体有什么影响？哪些方面影响大？哪些方面影响小？""您觉得这个问题可能会导致什么结果？这个问题对您的影响强烈吗？""有什么人或事物让这个问题的影响更大吗？"等。

（3）评估影响：鼓励患者自我评价问题所产生的影响是好是坏？是不是自己所希望的？问题通常包括："您如何看待这个问题给您的生活带来的影响，是好、是坏，还是不好不坏？""这些改变对您而言还好吗？""对这些变化您的立场是什么，喜欢还是不喜欢？"等。

（4）论证评估：即询问患者为何做出这样的评估。这一阶段的对话通常以下列问题开始："您为什么对这样的变化有如此感受？""为什么会持有这种态度或有这样的想法?""为什么会选择这样的立场?",并进一步询问"您能讲讲这些想法在生活中是如何形成的吗?"等。

2. 外化的注意事项

(1)外化通过对话来实现,恰当的询问与沟通技巧有助于提高外化的功能。外化过程中护士可使用带有策略性的、启发式的提问方式,鼓励患者尽可能详尽、完整地叙述。此外,隐喻性语言的应用,尤其是一些温和的、非暴力的、非敌对的、非对立性的隐喻,可帮助患者减少问题对他们生活所产生的负面影响。

(2)外化式对话中护士不需扮演解决问题的专家角色,而应以尊重、谦卑、好奇的态度,专注地倾听患者的故事,并与之一起探索问题的起因,帮助他们更加积极地对自己的行为负责,发展自我应对策略和能力。

(3)外化并非适用于所有患者、所有问题、所有情境,尤其不适用于压迫性情境;而且,当患者的问题较为复杂时,单纯通过命名来实现外化可能使问题过于简化或难度太大,达不到预期的效果。

(二)解构

叙事医学认为患者的问题或者患者的问题故事,并不是由于患者的一些品质或者是患者的内在缺陷决定的,任何问题都具有社会文化意义,也就是说患者问题的产生都受到社会、文化和他所处的环境等的影响。解构就是探索问题背后的社会文化脉络的过程,也就是弄清问题的来龙去脉,挖掘讲述者没有说出来的内容,把个体已经内化认同的社会文化概念外化出来的过程,是在外化问题的基础上,对问题故事的重新解读。

人的生命并不是由单　故事(主线故事)组成,而是由许多不同且丰富的故事(支线故事)组成的,这些故事在人的生命主题形成过程中可能被忽略了、遗忘了。人是透过社会的规范、别人的回馈去理解自己的行为和生活的,当个人违背社会主流文化的时候,就是问题衍生的时候,因此,问题的形成往往受到未经察觉的社会价值、观念、假设等影响。叙事医学认为患者的生命故事,比他所讲述的问题故事要丰富得多,解构就是通过提问追溯患者生命中所出现过的不同故事,挖掘社会、经济、文化、政治等因素对其生命中那些问题所产生的影响。

护理实践中解构被理解为"倾听那些没有被说出的声音"。护士通过"解构式问话"帮助患者剖析问题形成的过程和机制,帮助他们重新审视被默认、被内化了的社会共识与文化假设,使他们认识到这些被文化、社会视为理所当然的观察是构成问题的重要因素。但是,这些观念不是永恒不变的,不同的人对问题有不同的理解方式。护士借助询问、质疑、解释、阐述及忽视等谈话技术,改变患者旧的思维模式,分解患者的自我认识,帮助他们重新看待那些问题,引导患者将已有的对问题的解释转换为新的有助于问题解决的新说法,从而改变原有问题故事的负面意义,重建自我认同,重写生命意义。

"解构式问话"可以帮助患者打开故事的包装,了解故事是如何建构出来的,或从不同角度分析故事的其他可能性。常用的"解构式问话"类型包括:

(1)提问关系的来历,如"失眠是你的好朋友吗?""即使感到疼痛也要忍着,这种想法是怎么来的?"

（2）提问背景的影响，如"这种做事方式对谁最有利?""在什么情况下你能克制自己不发脾气?"

（3）提问影响或结果，如"追求完美会使你在工作或生活中做出什么事呢?""当这样的信念来到你身上时，它如何影响你的生活、人际关系、自尊、欲望、理想……?"

（4）提问相互关系，如"你认为是什么观念和习惯，让这个问题变得更严重?""当你遇到开心的事时，失眠还会来找你吗?"

（5）提问策略或计划，如"你准备如何采取这个行动?"

解构式提问的类型不仅限于上述 5 种，在护理实践中各种方式的提问亦常常混合使用。

（三）改写

改写是指以对话中所发现的那些被遗漏的片段或偶尔出现的情节（特殊或例外事件）为起点，运用高度积极的好奇和耐心，借助策略性的提问方式，不断探索拓展故事情节，挖掘故事中的亮点，将一个个单薄的例外事件连缀成丰富的支线故事，为讲述者提供新的视角、新的选择，摆脱限定式的故事套路束缚，找到新的解决方案，从而让故事的走向发生改变。改写的意义在于帮助讲述者重新建构积极的自我认同，并将积极正向的力量和自我认同迁移到现实生活乃至未来。

迈克尔·怀特（Michael White）认为故事结构包括行为和意识（认同）两种蓝图，故事的改写就是在行为蓝图和意识蓝图之间不断穿梭往来探索的过程。行为蓝图是指故事的材料，由组成情节和主题的一系列事件所构成；意识蓝图，也称认同蓝图，则是由"行为相关人等的所知、所思、所感，或者所未知、所未思、所未感组成"。简单来说，行为蓝图包括事件、环境、结果、时间和情节，而意识蓝图是对这个行为或事件富有价值或意义的理解，也就是对行为所产生的看法和评价。叙事护理实践中，护士通过提问引导患者在回忆、思考自己的疾病故事的同时，学会在疾病事件本身和疾病的意义之间穿梭，患者渐渐发现疾病故事的意义开始发生改变，并逐步深入地了解自己的内心真实感受，看到不一样的自我，甚至会在护士的引导下，发掘自身的积极力量，重新整合疾病故事，建构新的自我认同，树立战胜疾病的信心，积极配合治疗。

改写的前提是发现患者叙述中的例外事件或独特的结果，怀特指出可以从过去、现在、将来三个时间层面上寻找例外事件。护士倾听患者讲述问题故事及与之探讨人对问题的影响过程中，通过询问"您曾有过不受问题影响的经历吗? 它发生在什么时候? 您是怎么做的?""您刚谈到对这个问题产生了不同的想法，为什么会这么认为?""如果您的问题解决了，您觉得生活会变成什么样子?"等问题，帮助患者回忆或察觉生活中被他们忽视却非常有意义的事件或经历，引导患者开放思维，运用想象力，从没有问题的视角设想自己的未来生活，为进一步拓展情节、丰厚故事提供素材。

改写的一项重要技术就是重塑对话技术。重塑对话是一个对例外事件进行探讨的过程，通过解构式提问有意识地引导讲述者重现不同的生命故事并加强故事的情节，进而将不同的故事情节和事件加以整合，形成新的支线故事，重塑新的自我认同。解构与改写犹如一个事物的两面，在对话中同时进行，问话的内容常常在行为蓝图与意识蓝图间

反复交替,例如:

　　"在那个例外事件中您做了什么?"(行为蓝图)

　　"您这么做时,表示您是什么样的人呢?"(意识蓝图)

　　"您认为它代表什么样的个人特征呢?"(意识蓝图)

　　"认识到自己这一点后,对您怎么做这件事有没有影响呢?"(行为蓝图)

　　"您以前有没有做过类似的事?您能举个例子吗?"(行为蓝图)

　　"您有没有被自己的形象或对自己的看法所影响?"(意识蓝图)

　　"您对此有没有什么计划?"(行为蓝图)

　　"是什么促使您在那个时候做这件事?"(意识蓝图)

　　"从这个事件中,您怎么看待自己的人际关系?"(意识蓝图)

　　叙事护理实践中,护士通过支持性的语言与行为鼓励患者参与疾病叙事的改写,以充分的情感投入,与患者建立深厚的情感联结,分享彼此的情感体验;营造适合情感表达的安全环境,以理解和接受的态度与患者沟通,支持其情感的释放与内心表达。通过故事改写,帮助患者接受自身的健康或疾病状态,通过对全新的疾病与生命意义的理解获得个人的满足感与成长感。

(四)外部见证人

　　外部见证是指借助他人的"眼光"和"说法"证实自己的改变(新的自我认同)。外部见证人除医护人员外,可以是对患者的生活具有重要影响力的家人、亲戚、朋友或邻居,也可以是与患者有着相似经历的其他来访者等。通过这些患者所在乎的人的眼睛,看到他转变的一面,并用某种方式向他"证明",会增强患者对自身这种转变的理解与认同。外部见证人技术的作用就是使患者的改变真实化,强化他的改变行为。

　　在临床上,通常需要使用外部见证人技术的时机包括:在界定问题时,如患者诊断明确、治疗方案已制定时;在取得阶段性进步时,例如肿瘤患者顺利完成第一个疗程的化疗时;在治疗结束时,如手术患者术后康复准备出院时。运用该技术时需遵循不伤害原则,即外部见证人的到来应对患者起到正向积极的作用。

　　患者在外部见证人面前采用自己的方式表现自我的形式被称为界定仪式。叙事实践中,界定仪式可分为三个独立的阶段:一是当事人讲述重要的生活故事;二是应邀参加界定仪式的外部见证人复述;三是当事人对见证人的复述再进行复述。其中外部见证人复述过程包括表达、意向、共鸣、触动、好奇五个连续的步骤,通过见证人的复述,给患者信心和鼓励,让患者感受到自己的存在感和价值感。界定仪式没有固定模式,可因时、因地、因人的不同而创造性地使用,以体现护理的人文关怀理念。

(五)治疗文件

　　治疗文件是指借助某种工具强化患者信念,以达到治疗的目的。叙事医学治疗文件类型包括治疗信件、宣告书、清单、手册、证书、录音、录像、声明、创意书写、绘画、照片等。护士为患者编写创造不同形式的治疗文件,记录患者的心理路程,记录患者叙事的进展、发现和新观点,并通过访谈、电子邮件、微信、QQ等媒介进行推送,使患者从中找到与自身情况相近或相似的特点，引导患者进行思考与借鉴，以修正自身错误的认知和行为。治疗文件也可用于庆祝及确认患者的改变和取得的成果，或者帮助患者摆脱他人强行灌输的专业知识。例如，接受了关节置换手术的患者克服对疼痛的恐惧，下床勇敢地迈出第一步时，护士不仅口头上给予支持与肯定，还同时送上一张精心绘制的爱心鼓励卡，可促使患者采取行动努力成为更好的自己。

马丁·佩恩（Martin Payne）在《叙事疗法》一书中写道，"通过对话而丰厚了的生命故事可能在惯性思考下消逝，生命故事的叙说版本也可能再次向最初的问题故事靠拢"。叙事治疗文件可以以被患者所接受且有效的形式延伸至患者的真实生活中，如可长久保存的备忘录、证书、录音、视频资料等，帮助回家后的患者依然记得新发掘的支线故事，保持和延续治疗效果，促使其积极主动地塑造偏好的人生和身份认同。

叙事护理实践没有固定的形式或方法，临床工作中，我们接触到的每一位患者都是一个独立的个体，他们的经历、所遇到的问题都不尽相同，并不是每一个案例都需要运用全部的外化、解构、改写、外部见证人和治疗文件等叙事技术，用叙事理念去指导工作，每一名护士都可以创造自己独特的叙事护理方法。叙事护理强调的不是技术而是态度，护士应怀着尊重、谦卑、好奇的态度去聆听患者的故事，感受故事背后的生命力量，帮助患者认清问题的本质，摆脱问题对自身的束缚，重构故事意义，改变自我认知，以更为积极的态度和行为方式去应对、去解决。

推荐阅读书目：

李春著《叙事护理》

客观题检测

主观题测验

第七章

叙事护理实践中的护患关系沟通建构

学习目标

识记：
1. 能正确应用护患沟通促进叙事护理的开展；
2. 叙事护理的概念及演变过程；
3. 叙事护理人力资源的培养。

理解：
1. 叙事护理的概念；
2. 叙事护理演变过程；
3. 护患沟通与叙事护理；
4. 叙事护理的步骤；
5. 叙事自我疗愈行动；
6. 叙事人力资源支持系统。

运用：
1. 护患沟通技巧；
2. 叙事护理的临床应用；
3. 叙事自我疗愈行动方程；
4. 用实例说明护患沟通在叙事护理的应用；
5. 用实例说明如何开展叙事护理。

第一节　护患沟通与叙事护理实践应用

护患沟通与叙事护理是相辅相成、相互融合的，两者本身就密不可分。护士通过对患者故事的倾听、吸收、有效沟通、融合，以达到打开患者心结，使其积极有效地融入对抗疾病的过程中，从心理上主动配合医疗，同时使患者得到切实有效的心理照顾和关爱，帮助其更好地回归到自己。古希腊希波克拉底有一句名言：世界上有两种东西能治病，一是药物，二是语言。在"以人为中心"的诊疗护理过程中，医务工作者不但要做到治疗与预防并重，更要从心理、社会等各方面理解与服务患者，即实现良好的医患沟通。沟通是人们分享信息、思想和情感的任何过程，其中就包括口头语言和非书面语言。语言是人与人之间的一种交流方式，是人类生活的基础。另外，语言是人们交流思想的媒介，语言具有指向性和传播性，因此，在整个护理过程中，我们都必须对语言的使用保持警惕。

希波克拉底

课程思政

胡锦涛同志在党的十七大报告中指出："加强和改进思想政治工作，注重人文关怀和心理疏导，用正确方式处理人际关系。"这一重要论述，体现了我们党以人为本的执政理念，是新形势下加强和改进思想政治工作的重要途径。"人文关怀和心理疏导"透漏出党的"思想政治工作的新变化"。注重人文关怀和心理疏导，需要在坚持党的思想政治工作优良传统的基础上，探索建构民主、疏导、尊重、关怀的思想政治工作新模式。

张仲景在《伤寒论》中说过"进则救世，退则救民"，自古就有"不为良相，便为良医"的说法。所谓的良医不光体现在医疗技术水平，还包含着医者父母心的人文素养。医务工作者的整个职业生涯就是关乎患者生命、责任、温暖与爱的课程，在工作中除了要提升医疗技术水平之外，还要加强医患之间的充分沟通，充分尊重患者的知情权、选择权、隐私权等。要将人文关怀和心理疏导贯穿在整个医疗过程中，从医务人员自身提升沟通能力、服务水平、责任心、同理心、人文关怀等，以切实行动来提升医务人员的职业人文素养，做一个有温度的医务工作者。

一、护患沟通在叙事护理中的简介

随着现代医学的不断完善和发展，整体护理观念的逐渐兴起，人文回归是整体护理的必经之路。目前人文回归的重要性在医护人员和医疗机构中均已达成共识。叙事护理作为人文回归医学中的重要组成部分，在国外已经备受关注。国外医学人文研究者强调医务工作者要加强自身素养，将人文关怀融入与患者的沟通中。

（一）护患沟通在叙事护理中的意义

作为医务工作者，沟通是职业行为的重要组成部分，也是工作基本素质之一。护理工作离不开人际间的交往与沟通，沟通的目的，是为了满足医患关系、医疗目的以及医疗服务情景的需要，是特定的人际交流，良好的护患沟通是一切良好护理的基础。因大部分医疗纠纷与服务态度及沟通不当有关，因此在践行"以患者为中心"的服务理念时，需要不断加强学习，提高沟通技巧和能力，这是每一个临床护理工作者必须要掌握的技巧。护患沟通是建立良好护患关系，促进患者健康，提高护理质量，加强护患间理解与支持、提高护理治疗效果的需要。

护患关系是评价医院服务质量的重要标志，建立良好护患关系的途径就是护患沟通。护士如何与患者及其家属交往和沟通是现代护理工作中不可忽视的问题，和谐的护患关系也体现护士的职业素质和水平。WHO 在谈到医患沟通时提出：所有医务人员都要学会与患者沟通的技能，缺乏同情和沟通应该被当作是技能不够和无能的表现。患者进入医院，对医院的环境、医护人员以及各种检查治疗设备等都会感到陌生，甚至有恐惧心理。护士既要配合医生治疗患者躯体上的疾病，又要了解患者及家属的心理反应和情感需求，根据患者不同年龄阶段的心理特点和心理反应，给予恰当的护理。因此，沟通本身就是一种护理，它可以取得护患双方的理解和配合，同时也督促护士不断学习，因为只有用丰富的理论知识和熟练的操作技术才能取得患者的信任并进行有效的沟通，从而提高业务水平和整体护理质量。可以说，沟通是诊断的需要，是治疗的需要，是减少医疗纠纷的需要，也是依法办事的需要。

（二）护患沟通在叙事护理中的特点

护患沟通是以患者为中心，是护士与患者、家属、陪护人员之间的沟通，是处理护患之间关系的重要方式，好的护患沟通，能缓解患者的身心痛苦，有效地维护护患关系，促进护患间理解与支持、提高护理治疗效果才能真正地体现出护理服务应有的价值，才能体现出最佳的医院形象，最终使护理工作事半功倍。

1. 治疗性沟通

护患沟通是一种具有专业性、目的性、工作性的沟通，围绕着服务对象的治疗，有特定的沟通内容及形式要求。

2. 以服务对象的健康为中心

沟通信息涉及服务对象的健康及生命安危。一般性的沟通中，双方的交往强调平等互利的原则，而护患沟通是以服务对象的健康为中心，护理活动主要是满足服务对象的健康需求。

3. 渠道多、范围广

沟通的内容涉及服务对象身心康复的各个方面，需要护理人员应用护理学、社会心理学、人文学、医学等知识与服务对象沟通。根据服务对象的年龄、文化程度、社会角色等特点来组织沟通内容，并采用相应的沟通方式。沟通渠道不仅涉及护患沟通，而且也涉及护理人员与服务对象家属、护理人员与医生及其他的健康工作人员的沟通。

4. 法律及道德意义

沟通信息有时涉及服务对象的个人隐私，具有一定的法律及道德意义。

（三）叙事护理：凸显新医学模式下一种有效护患沟通的方式

叙事医学作为在大健康观理念下推进医学人文的有效手段，可以促进医患之间更深入地沟通和"共情"。叙事护理是一种体现共情、反思、职业操守以及护患互相信任的医学模式，它以人性化服务为出发点，要求医务工作者尊重患者的生命体验，并耐心聆听、读懂患者的生命故事，这促使护理人员掌握患者具体的生理和心理状态，进而对患者提供科学有效的护理措施。当代的医学叙事具有更广的包容性，其中重要的一部分是患者对其生命故事及生命体验的感受和叙述。患者书写的叙事内容大体包括：对疾病的描述、对家属沟通照顾的感触、患者为病痛所困扰的方式、与疾病作斗争的心理和与医护人员的沟通感悟。患者的叙事是护患沟通的重要环节，不但体现患者的主观感受，更是从心理护理的角度将患者的经历融入护理过程，发挥患者在疾病治疗及护理过程中的主观能动性，使医生了解患者所思所想，进而"对症下药"增进医患共情。

二、护患语言沟通在叙事护理工作中的方法

临床护理工作语言沟通技巧在处理医患人际关系中非常重要。当护士用得体恰当的语言与患者进行沟通交流时，护士及患者的心理距离也会慢慢拉近，有利于护患关系的发展和护理工作的开展，同时也更有利于患者的健康，反之，则容易让患者对护士产生负性情绪，不积极配合护理工作，不利于护理工作的开展。因此护理语言沟通是叙事护理中最基本、最重要的工具。

1. 目标性

护患之间的语言沟通是一种有意识、有目标的沟通活动。护士无论是向患者询问一件事、说明一个事实，还是提出一个要求，均应做到目标明确、有的放矢，以达到沟通的目的。

2. 规范性

无论是与患者进行口头语言沟通还是书面语言沟通，护士应做到发音纯正、吐字清楚，用词朴实、准确，语法规范、精练，同时要有系统性和逻辑性。

3. 尊重性

尊重是确保沟通顺利进行的首要原则。在与患者的沟通过程中，护士应将对患者的尊重、恭敬、友好置于第一位，切记不可伤害患者的尊严，更不能侮辱患者。

4. 治疗性

在护患的沟通过程中，护士的语言可以起到辅助治疗、促进康复的作用，也可以产生扰乱患者情绪、加重病情的后果。因此，护士应慎重选择语言，避免使用任何刺激性语言伤害患者。

5. 针对性

要根据不同的情景，不同的疾病用不同的语言进行有针对性的交谈，不可重复，不可千篇一律，也不要漫无边际，乱说一气。

6. 情感性

在语言沟通过程中，护士应以真心诚意的态度，从爱心出发，加强与患者的情感交流，努力做到态度谦和、语言文雅、语音温柔，使患者感到亲切。

7. 艺术性

艺术性的语言沟通不仅可以拉近医护人员与患者和家属的距离，还可以化解医患、护患之间的矛盾。

8. 科学性

对疾病的解释、预后评估以及与法纪有关的问题，要严密谨慎，实事求是，有科学依据，切不可主观判断。

(一)护患口头语言沟通技巧

1. 提高亲和力及自身素质

护士的自身素质，技术水平也直接影响着护理工作，掌握扎实的理论知识，积极参加医院举行的各种学术会议，拓展自己的知识面，做到与时俱进，用过硬的素质赢得患者的满意和肯定。

2. 树立良好的形象，抓住时机、营造沟通的氛围

患者对护士的第一印象非常重要，一声称呼用词是否得体，会影响到护患交流。交流时护士可根据患者的身份、年龄、职业及文化层次的不同，因人而异地称呼他们。特别是新入院患者对环境陌生，在做入院宣教时，护士应主动用清晰纯朴的语言、温和关怀的语气向患者做自我介绍。与患者交谈时，对不同性格的患者用不同的询问方法，在与患者交谈时态度要诚恳、热情，认真倾听，注意语气，保持目光接触，不要有分心的举止，如看表或和他人谈话，不要打断对方话题。

3. 入院宣传教育

治疗护理前，护士应做好解释宣教工作，消除患者的紧张恐惧感。操作中，要不断地询问和关注患者的感觉和要求。如"您认为这种饮食如何?"等，以增加亲切感、信任感和安全感。如果患者因疼痛烦躁不安，护士应耐心解释、劝慰和疏导。

4. 不同文化层次的患者采用不同沟通方式

患者来自四面八方，年龄的差异，文化程度的不同，要求我们护士在护患沟通中要对患者有所了解，才能采取不同的方法和患者进行沟通。在临床护理中，经常能遇到很多患同样疾病的患者，由于文化程度的不同，对疾病的认知程度差距非常大，文化层次高的患者，经常阅读自身所患疾病的书籍，而且他们对自己所服药物的作用和不良反应了解得非常清楚，因此，对每日更改治疗药物非常敏感，护士应抓住这一时机，给这类患者讲解更改药物的原因及注意事项，并且就患者提出的问题进行准确的回答。然而，对文化程度低的患者或老年人，沟通要通俗易懂，多点耐心，必要时可重复。在回答患者问题时，应以实事求是的态度，知道多少回答多少，在与患者沟通中，抓住患者对所患疾病不了解、不知道经常诱发疾病的原因，以及更想知道自己预后的这一心理，耐心地给患者讲解一些患者能接受的医学知识，引导患者提问，针对患者提问，进行回答，让患者树立良好的战胜疾病的信心。只有采取不同方式进行沟通，才能达到有成效的

沟通。

5. 采用有效的提问方法

使用开放式谈话，避免使用封闭式谈话。用封闭结尾式问题，这种提问方式将答案限定了，患者只能做是或否的回答。如"您家中有人患糖尿病吗?"这种方法在很短的时间内，获取所需的信息。适时提出开放结尾式问题：护士在进行心理护理时可采用此方式，可诱导患者说出自己的观点、想法和感受，回答范围广泛，使患者宣泄内心真实情感，达到心理的平衡，如"这次发病是什么原因?"这样使患者有较大的自主权，同时护士获取大量信息，使心理护理更有针对性。

6. 把握良好的语言技巧

当患者询问病情时，护士应逐一耐心地做出解释，做到恰如其分地告知病情，又能让患者满意。这就要求护士针对患者的思想知识水平、个体心理特征，用不同的安慰性、解释性和暗示性语言，由浅入深地让患者了解病情。

7. 启发患者主动谈话，鼓励自我暴露

护士对患者是否有同理心，是患者是否愿意和护士谈话的关键。对于患者来说，他认为自己的疼痛很突出；而对于护士来说，患者有疼痛是正常的事。如果护士的情感没有"移入"患者，就会对患者缺乏同理心。如果患者感到护士缺乏同理心，他就不会主动和护士交谈，即使交谈也是仅限于护理的技术性内容，而不流露任何情感和提出对护理工作提出看法，而这些看法往往包括对医疗护理的意见，对病情的理解、担心和自我心理状态的描述，等等。这样就失去了进行心理护理的基础资料，所以，护士只有尊重患者，取得患者的好感，同情和理解患者，才能达到真正意义上的整体护理。

此外，对谈话内容感兴趣，也是使谈话成为可能的前提，特别是在引导那些沉默寡言的患者说话时，一方面要有意找出患者感兴趣的话题，另一方面在谈话中，对任何话题都要表示出相当的兴趣。但是也要注意，和患者闲聊，对患者热情过度，则会产生相反的效果。

8. 沟通中重视反馈信息，善于利用反馈信息

患者和护士谈话时，护士对所理解的内容要及时反馈给患者，例如，适时地回答："嗯""对"或用点头的方式表示赞同，这样表示护士有在仔细听，也听懂了，已理解了患者的情感。同样，护士向患者说话时，可采用目光接触，简单发问等方式探测患者是否有兴趣听，有没有听懂等，以决定是否继续谈下去和如何谈下去，这样能使谈话双方始终融洽，不至于陷入僵局。

9. 掌握倾听的技巧，了解患者的想法和他们对护理的期待

与患者交谈时，如果听着心不在焉，似听非听，或者随便中断患者的谈话或随意插话都是不礼貌的。在与患者交谈过程中，应集中注意力，全神贯注地倾听对方所谈内容，甚至要听出谈话的弦外之音，即听到患者的生理、认识和情感的反应。特别是老年患者由于生理的变化，往往叙述问题较慢，有时出现唠唠叨叨，有时讲话的内容很难听得懂，此时倾听应有足够的耐心，做到专心致志，抓住主要内容，边听边思考边整理分析，这样沟通效果会更好。

另外，谈话时要用互相能理解的词语，如告诉有的患者"此药对××敏感"，由于患

者对"敏感"二字概念不清，这一信息反而使患者增加疑虑。在临床上，经常发生护士埋怨患者不认真听以致记不住护士的话，"明明已经交代清楚的事还反复问"，这是因为对患者来说，他可能处于焦虑、恐惧等不平静的心理状态下，对所给予的信息很容易遗忘，而对护士来说，可能由于说话的速度快，所给信息复杂或比较含糊而使患者记不住。

10. 鼓励患者表达掌握信息

护士要学会倾听与沉默，伴随患者述说的语言、声调、表情等，加以点头和眼神的关注，使患者感觉到你不仅是在听，而且已经体会到他的心情。沉默一般用于沟通中期，主要是给患者提供思考的时间，尤其在患者悲伤时护士沉默片刻，患者会感到你在认真听他讲述，他的讲述已感动了你，而且达到了情感的交融，并给了他继续讲述的信心，同时也增加对护士的信赖感。恰当运用心理暗示：暗示是语言、寓意创造的一种非药物的治疗效果，是心理治疗的方法之一。有时暗示能带来优于药物作用的效果。在护患沟通中，有很多地方可以借鉴暗示来帮助护患架起沟通的桥梁。

11. 非语言沟通

护士与患者除了依靠语言性沟通外，还要善于用敏锐的观察和非语言进行沟通，以了解患者情况，有的放矢地做好思想工作。非语言性沟通，体现在护士的一个眼神、一个动作和一些举止上，这些往往是"此处无声胜有声"。①感官反应：面部的表情和眼睛的运动，可以表达出喜怒哀乐。②目光是眼睛的语言、心灵的窗户，为患者送去亲切自然的目光，可使患者感到舒适、轻松，双眼应平视患者的两眼到嘴之间，对视时间占交谈时间的50%~70%，这样患者可能会觉得被重视。③表情是情感的语言，面带微笑是护患交流时最常用的表情，它虽无声但可体现尊重、友好的情感，使患者感到亲切、安全。④触摸：如握手、轻拍背、抚摸背等动作，可使患者感到护士对他的关怀，减轻孤独感，轻轻的一个抚摸后背的动作，可给予力量的支持，此法应根据患者的性别、年龄、社会文化因素等不同因人而异，否则会有负面效应，造成工作被动。

(二)护患书面语言沟通技巧

书面语言是指借助文字、符号进行的信息传递与交流。书面语言是在口头语言的基础上产生的，是口头语言的发展和提高。跟口头语言沟通技巧相比，书面语言更加正式，也更严谨，可以长久保存和流传，同时也可以为法律提供依据。

书面语言沟通具有规范性、确切性、严谨性、长效性、权威性。主要形式有阅读和书写，阅读是理解书面语言最重要的形式。

(1)提高阅读能力的培养。专家指出一般人的阅读速度为每分钟5~200个词，经过训练，大部分人的阅读速度可以稳固的提高2~3倍。

(2)提高护理文书的书写能力。护理文书写作必须及时、规范、完整、准确、用语必须体现职业特点。

三、护患非语言沟通在叙事护理工作中的技巧

非语言沟通是相对于语言沟通而言的，指通过肢体动作、面部表情、语气语调、仪表服饰等方式进行信息交流和沟通的过程。在护理工作中，非语言沟通也是获得患者信

息的一条主要途径，掌握好相关技巧有利于护患交往，增进沟通效果，对患者的治疗起到积极作用。非语言沟通对人们的日常行为、动作姿势、时间空间、穿着打扮等方面有具体明确的要求，并在长期应用中逐渐形成了约定俗成行为准则。护理人员在日常的工作中要注意自己的非语言行为传达给患者的信息，要给患者留下美好的印象。

（一）护患非语言沟通的技巧

1. 倾听

信息交流中最关键的技巧就是把注意力集中在对方，能让对方感觉到亲切和被关心。要弄清楚患者谈的问题，就要善于倾听，要注意患者的语气、表情、肢体动作等，尽量能正确理解患者表达的内容，因此，在倾听过程中要全神贯注、集中精力。同时，在谈话时，要保持眼神接触，平视眼睛，适当地保持距离，身体稍向患者倾斜，在交谈过程中，也要给患者回应，如点头、微笑等。

2. 面部表情

面部表情是指通过面部肌肉的变化来表现各种情绪状态。因此在护患交流时，除了要注意倾听外，还要注意观察患者的面部表情变化，同时也要注意自己的表情，实施微笑服务，护士的微笑是美的象征，是爱心的体现。

3. 身体姿态

护士的仪态美，不仅给自己带来了自信，更是对患者的尊重。在护理过程中点头、摇头、握手、拍拍肩膀、竖起拇指、拥抱等身体姿态在护患关系中占有非常重要的地位。

4. 声调音量

声调音量就是我们说话所用的及所强调的词语、声音的强度、说话的速度、流畅度、清晰度以及抑扬顿挫等，它会起到帮助表达语意的效果，如"我给你提点意见"这句话，如果说的声音低一点，语气亲切一点，就会让别人理解为恳切的帮助；如果声音很高，语气又急又噪，就会被人理解为情绪发泄；如果加重"你"这个词，就突出对"你"一个人不满意，等等。

5. 接触

接触是指身体的接触，据外国心理学家研究，身体接触有时会产生良好的效果。按中国的文化背景和风俗，除了握手外，在医院这样的公共场所，只限和儿童接触较为随意，通过触摸儿童，会使儿童更好地配合治疗和护理，对成年患者，护士的某些做法如果得当，也可收到良好的效果。如，为呕吐患者轻轻拍背、为动作不便者轻轻翻身变换体位、搀扶患者下床活动、对手术前夜因惧怕而难以入睡、手术前焦虑、手术后疼痛患者进行背部抚摸，或者术前抱起患儿轻拍背部以示安慰并分散其注意力，以及双手久握出院患者的手，以示祝贺。对老年人，护士抚摸手、肩部或给予陪伴，患者会感到不再孤独。

6. 与患者家属沟通

在沟通环节中，还应重视与患者家属的沟通，了解患者需要哪一类的心理支持，并鼓励患者与自己所喜欢的人接触。往往这些来自亲人和好友的心理支持，对患者鼓起勇气接受治疗和护理会起到不可替代的作用。

在处理与家属的关系时应做到和气、耐心、主动，以表现出护士良好的修养并体现出护理工作的艺术性，力求减轻家属的心理负担，使之对护士产生信任，从而得到家属对护士工作的帮助和支持，共同为患者解除思想负担，起到事半功倍的作用。在与患者沟通发生障碍时，不能忽视患者家属的作用，利用探视时间与患者家属沟通不失为另一种良好的契机。

7. 移情沟通效果

护士要从患者的角度去思考和感受，理解患者的情感。在护理工作中，患者有许多生理和心理方面的需要，其中最强烈的需求是被人理解、同情，移情可使患者减少陷于困境的感受。如当患者了解到自己最后的诊断为宫颈癌时，你以同情的面部表情和语气去安慰、鼓励她，使患者感觉到你非常理解她的身心痛苦与处境，因此她会很乐意与你沟通。

8. 温馨环境营造

营造温馨环境，实现环境治疗。住院环境的好坏对于患者来说极为重要，要尽一切力量改善病房的硬件设施，尽可能地创设一流的住院环境。另外，还要开展相应的健康教育宣传活动，发放一些健康教育宣传资料，普及健康教育知识，提高患者的自防自护能力，实现环境治疗的功效。

（二）护患非语言沟通的禁忌

1. 禁忌的目光投射方式

斜视、盯视、他视、虚视是不正确的沟通方式，护患之间在沟通时，护士凝视患者的眼睛，表示对患者的关心和重视。

2. 禁忌的笑

禁忌的笑如假笑、冷笑、怪笑、窃笑等，这几种笑会影响到患者的情绪，产生负面影响。在护患关系沟通中，笑是职业礼仪的重要组成部分，真诚的微笑是患者最容易接受和拉近护患直接距离的有效方式。

3. 禁忌的站姿、坐姿

禁忌的站姿、坐姿指身体斜靠墙壁、双手插在口袋里、双腿抖动等，切忌身体不够端正，手脚随意乱动；切忌粗俗失雅、懒散感觉的坐姿。护士的外在举止行动可表现护士的态度，好的行为举止可赢得患者的尊重和信任。

4. 禁忌的手势

禁忌的手势指双手乱动、乱摸、乱放、抓脑袋等，禁忌用不礼貌、不稳重的手势，不要用手指点别人，更忌讳背后对人指指点点。在护患关系中，手势也是一种重要的表达方式，手势语运用得当，不仅能起到辅助、补充以及帮助交流的作用，还可以体现表达者的情绪。

(三)护患非语言沟通的训练

1. 目光的接触

目光是面部表情中非常重要的部分,目光的接触通常是希望交流的信号,表示尊重并愿意倾听对方的讲述,此外还可以通过目光的接触来判断患者的需求指数,交谈中运用目光接触技巧时,护理人员要注意视线的方向和注视时间的长短。一般目光大体在对方的嘴、头顶和脸颊的两侧这个范围活动为好,给对方一种很恰当地、很有礼貌地看着他面部的感觉,并且表情要轻松自然。其次是眼神,恰当地运用眼神,能调节护患双方的心理距离,当患者向你诉说时,不应左顾右盼,而应凝神聆听,患者才能意识到自己被重视、被尊重。

2. 微笑与表情

面部表情是沟通交流中最丰富的源泉,其他的身体语言可能无法与之相比。一个人面部表情如何,自己很难知道,而且控制面部表情有时也非常困难,护士应该意识到自己面部表情的重要性,并且尽可能去控制那些容易引起误解或影响护患关系的表情,因患者时常会仔细观察护士的面部表情,并且将它与自己的需要或焦虑相联系。护士也可以从患者的面部表情了解到患者的状况,如患者担忧时可能会出现皱眉,患者恐惧时脸上可能会显得很焦虑、恐慌,疼痛患者会出现非常痛苦的面部表情等。护理人员掌握这些知识,有利于把握患者病情的波动情况,同时也有利于在与患者交往中运用和调控自己的面部表情。

(四)护患沟通的注意事项

与患者沟通时态度要诚恳,要有同情心和耐心,留意患者当时的情绪,注意观察患者对沟通的要求,避免强迫性谈话。在谈到患者家属成员时要注意照顾其情绪,避免使用刺激对方心理的语言;在谈到疾病相关知识时要通俗易懂,避免使用对方听不懂的专业语言;在患者某些认识有错误时避免强求改变其不正确的观点;交谈中不要轻易打断谈话,必要时要向患者说明工作原因等;对患者的安慰不可搪塞应付,不能盲目使用保证性用语。同时每一位患者在住院期间的沟通要以主管医生、责任护士和护士长为主,严禁因对患者的病情解释不同而增加患者的焦虑程度。

护士通过掌握的沟通交流技巧及充足的护理专业知识,实施有效的护患沟通,能及时发现患者的心理问题并为其提供个体化的整体护理服务,从而提高患者及家属对护理工作的满意度,使护患纠纷明显下降,医护工作质量明显提高。

第二节 叙事护理概述及护理实践应用

一、叙事护理概述及发展

(一)概念及方法

1. 叙事

叙事简单通俗地说就是讲故事,讲故事用于医学护理中就是倾听病患或医护叙述他们有关疾病的境遇和疾苦体验的故事。

2. 叙事护理

(1)叙事护理的概念。其作为人文护理和心理护理的新途径,在护理教育和临床实践中开展较好,但其起源和概念尚未有明确定论,总结目前国内外研究笔者认为:叙事护理是指护理人员通过对患者的故事倾听、吸收,帮助患者实现生活、疾病故事意义重构,并发现护理要点,继而对患者实施护理干预的护理实践。

(2)叙事护理的功能。叙事的世界是一个极富人文关怀和情感魅力的领域。叙事护理具有如下功能:①可使得我们将疾病分析从患者的躯体抵达患者的心理、社会、情感、道德、灵性;②有助于沟通护患各自的体验、拉近护患之间的情感距离,增加护患之间的信任,开展建构疾患新意义的护患合作;③有助于护士通过患者个体性鲜明的疾病叙事制定个性化的护理计划;④帮助患者建构与疾苦境遇相匹配的角色意识。

3. 叙事护理能力

叙事护理能力是指在护理实践中,护士能够充分感受和理解患者所表达或表现的疾痛体验和疾病境遇,并能做出恰当回应的专业能力。

4. 叙事方法

叙事方法是指经过专业培训的护理人员主要通过积极倾听、适时回应患者的故事,使患者感觉被理解,产生深切的满足感,释放心里的负性情绪,使患者向正性积极的方向配合诊疗及康复。但是在叙事过程中,护士除了讲述,还可以利用书写文字,播放音乐,欣赏照片,观看电影等形式,多种途径的叙事方法更能充分释放患者的内心,也有利于护士资料的收集。

(二)叙事护理的演变

1. 叙事护理的演变过程

叙事护理是人文护理和心理护理的延续,起源于 20 世纪 80 年代,在 20 世纪 90 年代临床引进整体护理的理念,在护理领域全面地开展以患者为中心的整体护理革新,叙事即进入了护理领域。Boykin、Sandelowski、Aloi 等相继提出叙事护理的概念。但 20 世纪前对其研究极少,自 2001 年卡伦教授倡导叙事医学运动以来叙事护理研究处于快速发展阶段,目前美国、英国的叙事护理研究较为领先,可能与其较早开展叙事医学教育、注重培养医务人员叙事能力有关，我国在叙事护理研究方面有较大的发展空间。

2. 叙事在护理领域的发展

早在一百多年前，护理事业的创始人南丁格尔的实践工作让人们看到心灵照护的力量。在护理发展为一个专业后，许多护理专家及学者们都将护理解读为依据人的特性所给予的身心和文化的照顾，是一种同情、移情、共情的情感影响过程。相比医学关注的中心是治愈，护理关注的中心则是照护，护理的关怀特征显然是医学所无法企及的。一方面，照护比治疗的周期更长，俗话说"三分治疗，七分护理"，同时也显示护理的重要性。无论在医院、家庭还是社区，护士与患者接触的时间更多，更了解患者的身心需求。很多时候，对患者而言，在治疗上可能束手无策，但身体照护及心理护理尤为重要；很多疾病患者住院治疗时间较短，而照护之路却很长。另一方面，女性主义的生命视角能帮助护士更多地认同患者的体验，聆听患者的心理需求，在协助医生对患者进行疾病治疗的同时，采用共情与同情方法帮助患者正视疾病，重建信心，正确面对苦难甚至死亡。护理工作的以上特性决定了叙事在护理领域具有更广阔的发展空间。

虽然叙事护理在近几年才被引入中国，但也取得了一定的发展。近年来，叙事护理越来越受到我国护理人员的重视，一些临床运用的研究结果显示，叙事护理可以给予患者更加全面的照护，既包括生理方面，又包括心理情感方面。在进行叙事过程中，患者得到倾诉的机会，焦虑情况得到释放，情绪得到疏泄，感受到人文关怀。叙事护理有利于良好护患关系的建立，有利于疾病康复。

二、叙事护理的临床应用及意义

（一）叙事护理的临床应用

20 世纪以后，叙事护理研究处于快速发展阶段，目前，国外学者对叙事护理的研究主要通过临床干预，将叙事研究应用于临床护理教学、护理健康教育、护理理论构建等方面的问题探讨，改善了患者的情绪体验、提高了护理的工作满意度、有利于护患关系的和谐构建等。国内叙事护理起步较晚，现已有所发展，研究热点主要集中于叙事护理教育以及精神疾病患者、肿瘤患者、老年患者、痴呆患者的护理。国内已有学者构建并论证了叙事护理学课程知识体系，为开展临床叙事护理开辟了全新的途径。叙事护理作为人文护理与心理护理的新途径，将成为护理人员必须掌握的护理技能之一，在各个护理领域都有广阔的应用前景。

（二）叙事护理的临床意义

通过叙事护理，有助于护理人员沟通能力的培养和综合素质的提高，能够培养护士的倾听、共情能力，促进护患有效沟通，此外护士可以及时发现、纠正患者的错误认识，并运用解构和改写的叙事技巧帮助患者寻找生命中的积极事件，使其对当前及未来产生积极的应对心理，化解患者及家属心中的苦恼，发掘护理要点，使临床心理护理更加富有内涵，整体护理更加有效。

1. 叙事护理能提高护士专业知识储备

叙事护理除了需要护士掌握叙事相关知识理论以外，还需要护士有丰富的临床经验和全方位扎实的专业理论知识。除了对护士开展倾听、阅读、提问、写作、反思技巧的培训，护士还应该具备更多的理论知识以便适当地反馈患者叙事中的问题，赢得患者的充分信任，促进叙事护理关系的有效开展。

2. 叙事护理是心理护理的延伸

传统的心理护理更注重患者出现了某种心理问题后给予及时的评估和解决，叙事护理关注的是患者潜在的心理问题，重点在于发现患者叙事中可能相关联的问题，有针对性和目的性地解决，更加充分地剖析了患者的内心世界，帮助患者重新认识自己，将错误的意识制止在萌芽中。

3. 叙事护理是整体护理的基础

目前整体护理已经成为护理的核心内容，要求护理人员要关注患者身体、心理、社会、精神四个方面的内容。叙事护理可以深入了解患者的经历、体验及整个生活状态，从中透露出患者四个方面的需求，指导护理工作的进行，可进一步推进整体护理的开展。叙事护理是整体护理过程中的基础，倾听患者叙事是必由之路，因此，叙事护理是值得护理人员深入推广的一项重要方法。

4. 和谐护患关系

叙事是护患联系的纽带，叙事护理要求护士在积极倾听的同时适时回应患者的故事，当患者感觉被理解时便会产生深切的满足感，从而促进护患良好情感的建立，增加患者对护理人员的信任感，促进护患关系的和谐。但是在叙事过程中，护士对患者的情感认同要把握好尺度，以免被卷入患者的情感中，造成自身情感疲倦或同情衰竭等。

(三)叙事护理的步骤

1. 通过访谈收集叙事素材

护士应事先全面收集患者个性化信息，根据家庭背景、教育经历、家庭功能、性格特点等特征准备好访谈提纲，根据提纲与患者面对面访谈或电话访谈，引导患者述说疾病历程故事。在患者讲述的过程中需要收集的素材包括：患病时间、原因、后果认知、家庭成员或医务人员对其给予的帮助等。在患者叙事时可以播放符合患者喜好的轻音乐作为背景音乐，以营造安乐、便于沟通的叙事氛围。

2. 对叙事内容进行分析

深入故事分析材料，在专家指导下对收集的叙事资料进行分类、整理和分析。以干预目标为导向对叙事资料进行评价和选择，筛选出对干预目标有影响的叙事内容，分离出积极因素和消极因素。在专家指导下，全体护理组成员共同商议，最终制定出合理的叙事护理方案和内容。

3. 实施叙事资料干预

对叙事资料进行艺术加工，将积极内容和消极内容进行主题提炼，根据确立的干预目标，选择合适的叙事资料，题材包括电影、文学作品、视频短片、图片等，也可以按照干预目标编写纪录片微剧本，全组护士对剧本进行反复推敲，定稿后通过角色扮演形式拍摄成主题式微视频，强调干预措施的重要性。建立微信平台和 QQ 群，定时推送叙事资料，通过短信提醒方式提醒患者及时收看。

4. 反馈处理干预

叙事干预 1 周后，与患者进行面对面访谈，针对个体问题的差异，灵活选择交流辅导方式，在适当的时间、地点进行沟通交流，可适当渗透心理沟通技巧，以拉近与患者的距离。引导患者说出微视频观后感，了解患者对于疾病现状的态度和行为，帮助患者整理积极因素与清理消极因素。可通过重述、列举相似经历的故事等方法深入患者内心。研究表明，从事相同职业、有相似成长经历、有相似的训练条件及诸多共同点的人，彼此容易找到归属感，进而产生积极效应。给患者灌输积极的生活观，鼓励患者倾诉消极情绪，可适当辅以非语言支持。经过叙事干预之后，护士自身进行反思，小组成员集体反思，及时修改叙事护理方案。

5. 进行效果评价

在叙事护理干预结束后对患者进行心理测评，可通过填写护理质量评价表等方式测评干预效果。定期对出院患者进行回访，制定相应的量表进行测评，综合反馈信息，全组成员一起探讨总结，对存在的问题及时补充完善。

叙事护理是一种有效的临床干预方法，对改善患者病情转归，建立和谐、稳定的护患关系大有裨益。叙事护理增强了患者在疾病和健康经验中的个人控制感，促进了其自我意识的构建，具有一定的治疗意义。叙事护理是一份"医者仁心"情怀的产物，更是护理作为一门独立的学科不断发展丰富其内涵的必然。

三、患者叙事心理教育与治疗

中国古代名医华佗在其遗著《青囊秘箓》提过："善医者，必先医其心，而后医其身，其次则医其病"。现代医学模式也认为，医学不仅只在生理上减轻患者负担，更应从心理上减轻患者痛苦，如果仅重视药物治疗而忽略心理护理、健康教育，未能指导患者形成正确的疾病观及良好的生活方式，患者远期疗效并不理想。因此，治愈患者的过程应包含对患者心理问题的疗护，关注患者疾病背后的故事。

（一）叙事心理疗法的起源及现状

叙事心理治疗又称叙事疗法（narrative therapy，NT）诞生于 20 世纪 80 年代，创始人和代表者是澳大利亚临床心理学家怀特（Michael White）及新西兰治疗师爱普森（David Epston）。这两位学者合著的《故事知识权力——叙事治疗的力量》（*Story，Knowledge，and Power：Narrative Means to Therapeutic Ends*）是社会工作叙事治疗领域的经典代表作，本书以社会工作理论创新为宗旨，通过故事、知识、权利的互动，对相关问题提出了有针对性的解决方法。作者的预设是：人的生活故事如果不能完整地呈现真实的生活经历，就会遭遇问题。写作或重写这些人的生活经历的过程是一种治疗方法，叙事因此扮演了治疗过程中的主角。《故事知识权力——叙事治疗的力量》中针对叙事治疗提供了许多实例，邀请并鼓励遇到问题的人们通过反省，在叙述或重说自己故事的过程中，写作或重写自己的经验与关系。

叙事治疗是在家庭治疗和社会重构理论上发展起来的一种以人为本、尊重生命的心理疗法，以其治疗的有效性和实践的便捷性成为近年来最受重视的心理干预方法之一。叙事治疗起初用于同性恋、残疾人、双性恋等心理咨询，直至今天，该疗法经不断改良后，已不局限于心理治疗领域，还用于公共卫生系统、社会工作领域、学校等。越来越多的研究证明叙事心理疗法能够在多个专业领域内应用，是一种切实有效的心理治疗方法。早期我国翟双对叙事心理疗法与我国文化背景关系进行研究，认为叙事心理疗法符合我国当代短程心理治疗模式，旨在弄清问题、分类诊断、提出解决措施三部分。近年来我国护理与国际逐渐接轨，逐渐将其用于临床护理中。

(二)叙事疗法的概念

叙事就是讲故事，即按照时间的顺序组织发生的事件。这些事件既是我们过往生活的基本写实，也是实现未来充满意义的事件的希望源泉。叙事心理疗法是指咨询师通过倾听他人的故事，运用适当的方法，帮助来访者找出遗漏片段，使问题外化，从而引导来访者重构积极故事，以唤起来访者发生改变的内在力量的过程。这一治疗技术以来访者为中心，将个体的心理问题看作生活故事中的插曲，治疗师要做的是挖掘个体重构新故事的契机，激发其主观能动性，不断丰富、巩固美好的生活叙事，从而促进其现实态度、行为的改变。

(三)叙事心理疗法的基本步骤与方法

目前叙事心理疗法没有一套公认的或者相对固定的技术程序，但是经过多年的探索，从事叙事心理疗法的临床工作者已经在实践层面积累了丰富的经验，依照顺序勾勒实际的治疗过程，其主要的步骤为：问题外化、寻找独特结果、建立新故事、丰富新故事，同时也提出了很多在比较典型的治疗情境中切实可行的方法和技术。

1. 外化问题——将问题与人分开

外化问题是叙事心理疗法中最具特色的治疗方法和技术，是一种鼓励来访者将压迫来访者的问题具体化、拟人化的治疗方式。治疗师通常会将来访者存在的问题起名，将其作为一个现实存在的"个体"，将问题独立化，并成为可以丢弃或改变的外在事物，用语言强化"个体"对于来访者的影响而非来访者本身有问题。如将抑郁症起名为"罪恶的小黑"，是它干扰了你的生活，而不是"你变得抑郁"。

2. 创新时刻——由点到面，积极重构新故事

叙事心理疗法是在个体的问题叙事中，通过循序渐进地提问个体的方式来深度挖掘积极的例外事件，也就是创新时刻。如一位酒精依赖患者，治疗师通常会问："你觉得酒精改变了你的生活吗？""清醒的时候和喝醉的时候有什么不一样的感觉？""你一般在什么时候不喝酒？"一旦治疗师抓住了"酒精在某个环节点没那么重要"的创新时刻时，会不断扩大此时此刻来访者的态度、行为对于个体生活造成的影响，通过见证和仪式等支持技术，帮助来访者树立改变自己行为的信心。同时，我们在认同创新时刻对于个体生活的重要影响时，也有研究学者提出质疑："创新时刻是发生在患者症状改善之前，还是仅仅是因为个体症状改善所造成的结果？"对此，英国学者米格尔·冈诺尔瓦(Miguel

Gonoalves）等以抑郁症患者为研究对象进行了测验，实践证明，应用叙事心理疗法所挖掘的创新时刻能够对患者的症状改善进行有效预测。因此，我们在实施叙事心理疗法的过程中，应重视创新时刻的挖掘与利用。

（四）叙事疗法的应用

1. 应用范围

叙事心理疗法既可用于心理治疗技术起源地区及相似文化环境的不同人群的心理健康问题，也可通过本土引进，运用于不同的文化环境之中。这一治疗技术目前已被韩国、伊朗、葡萄牙、加拿大、南非、美国、英国等国家和中国大陆、中国香港地区广泛应用。叙事心理疗法所采用的方法与技术，被逐渐推广到心理治疗的情境之外。研究范围主要集中在家庭、社区、团体、企业、学校、临床康复、精神卫生中心等地方，已经远远超出了心理学理论和心理治疗领域的狭义范畴。而国内叙事心理疗法的研究侧重点则主要集中在教育、医学领域，较少涉及社区与家庭心理卫生保健，叙事心理疗法在国内这些领域范围内应用的有效性尚待国内学者进行验证。

2. 应用对象

由于本土文化环境影响，国内涉及家庭暴力和两性关系等敏感隐私题材报告较少。目前叙事疗法主要用于在校不同教育层次学生及其家庭的心理辅导、灾后青少年心理重建、家庭失独者哀伤心理辅导以及社区老年社会工作中。在临床医疗机构，护理人员常用叙事心理疗法来解决小儿不能进食的困扰、孕产妇疾病治疗时期的负性情绪。而国外叙事心理疗法的应用对象则相对广泛，除常用来解决社交恐惧症、注意力缺陷/多动症、电子网络成瘾，另外还包含社区药物滥用者和酒精依赖者的心理卫生保健，以及基于夫妻与个体之间的两性冲突（如女同性恋、男同性恋、双性恋、变性者）。

3. 叙事心理疗法在常见情绪、行为问题中的应用

（1）焦虑：是指患者面临不够明确的、模糊的或即将出现的威胁或危险时，所感到的一种不愉快的情绪体验。因此护理焦虑的患者时，在尊重患者的基础上，应用故事叙说将患者模糊不明确的焦虑情绪淡化，让患者换个角度看待自己的疾病，重新找到面对烦恼的现实状况的方法。情绪是潜意识的代言人，找到情绪背后的潜意识是心理护理成功的关键。例如，在为一位子宫肌瘤手术前失眠的患者进行心理护理时，发现患者由于担心自己子宫被切除会影响自己的女性特征而焦虑失眠时，可通过科普宣传教育，使患者重新认识自己的疾病，这样焦虑才会消失，从而恢复正常睡眠。

（2）恐惧：是指患者面临某种具体而明确的威胁或危险时所产生的一种心理体验。应用外化技术护理恐惧的患者，帮助患者将恐惧与自己分开，通过将恐惧隐喻，如请患者将恐惧隐喻为他自己害怕的蛇，引导患者叙说碰到蛇时会出现的情感体验，寻找战胜蛇的方法，以及被蛇咬伤后的救护措施，使患者摆脱恐惧或可以积极有效地面对恐惧。

（3）预感性悲哀：是指个人或家庭在可能发生的丧失（如人物、财务、工作、地位、理想、人际关系、身体各部分等）出现之前所产生的情感、情绪及行为反应。护理此类患者时，应用故事叙说从即将失去中寻找新的意义与方向，让患者能够清楚地看到自己的生命过程。如高位截瘫的患者丧失了自理能力，生活完全依赖他人，护士通过倾听患者

的生命片段故事，指出患者以往的兴趣、爱好，重新诠释生命的意义，重新积极乐观地规划未来生活。

（4）调节障碍：是指个体无意改善和调整其生活方式或行为，以适应健康状况的改变。通过故事叙说和由薄到厚技术帮助患者在消极的自我认同中，寻找隐藏在其中的积极的自我认同，主动改善调整自己的生活方式或行为，提高生活质量。例如一位42岁高血压男性患者，有吸烟、酗酒的行为，本身缺乏改变的动力，认为自己不可能改变生活习惯，我们可以通过患者主动走到护士面前咨询高血压的控制方法，指出咨询本身的积极作用，逐渐引导患者主动采取戒烟、限酒措施。

（四）关于叙事心理疗法应用的建议

近30年来，叙事心理疗法在心理治疗领域有较大进展，学习途径多样，时间安排灵活，但国内叙事心理疗法实施者的资格认证标准尚未统一，临床实践案例也过于单一，目前国内尚无规范开展叙事心理疗法治疗临床患者心理问题的大样本研究，其在我国本土应用的有效性还需要进一步验证。建议将其纳入高校护理教育与临床继续教育之中，使之成为在校心理护理的特色教育课程与医疗机构心理护理专项领域的有效实践操作技术。我们应注意当叙事心理疗法作为临床实践当中的一项心理治疗技术常规时，医疗机构管理者要注意加强专项的规范化管理举措，主要包括专业人员培训、制度与流程实施、资格考核与认证、档案管理和质量控制等。在应用叙事心理疗法解决临床患者心理健康问题时，要注意关注同一心理治疗技术应用于不同对象时及应用于同一对象时不同心理治疗技术的效果评价，以探究各心理治疗技术临床应用的特殊性。同时，要注意加强应用研究的深度与广度，将叙事心理疗法逐渐推广至社区、企业、家庭等不同领域范围，用于解决两性之间、残疾患者及恶性肿瘤患者等弱势人群的心理问题，充分利用叙事心理疗法的支持技术，根据个体差异及时调整治疗方案，观察叙事心理疗法对个体心理健康造成的远期影响。

总之，当前人文关怀愈发受国内医疗界的重视。叙事护理作为人文关怀和心理护理的方法和途径，能够让护士关注到发生在患者背后的故事和信息。患者不再是疾病的符号，而是全面、立体、完整的个体，有故事、有期待、有温度。故将叙事护理心理疗法应用到临床工作中显得尤为重要。

四、叙事护理及自我疗愈

在"本土化"叙事治疗过程中，内忍内倾的民族性格，让人们看到通过自我叙事达致自我梳理生命历程、自我疗愈的可能性。自我疗愈就是探析个体如何通过自我觉醒、外化问题、寻找遗漏片段、自我对话与演绎，从而达致重写生命故事的目标。

（一）叙事自我疗愈的概念

1. 自我疗愈

自我疗愈是来访者通过自我调节来实现心理平衡的过程。"来访者来求助治疗之前其实已经进行了很长一段时间的'自疗'，""治疗来自外部，但是，痊愈来自内部——生命体的本质中"。很多时候，人们试图通过与别人建立亲密关系来缓解自己的孤独和恐惧感。我们试图从别人那里获取能量和填补自己的空虚，于是我们渴望获得他人的认可、关注和喜爱，以此抚平自己的伤痛。但自我疗愈治疗师认为，把自己交给他人来填补空虚的做法是危险的。自我疗愈鼓励我们转向自我的、内在的，寻找内心那个迷路的小孩。鼓励我们去拥抱自己不良的情绪，不是要逃避，而是要正视内心的痛苦，哪怕是孤独、恐惧、被遗弃感等。

自我疗愈又可以分为内在和外在的两种自我调适。内在调适主要是指通过内心调节来获得心灵平衡，外在调适则是指通过活动、社交、环境改变等来辅助个人实现情绪、心理的平衡。自我疗愈以内在调适为主，但同时也并不排斥外在的活动调适，很多时候需要依靠外在的活动调适来刺激获得新的能量达成感悟，如适当的社会接触、良性的人际互动等都有利于自我疗愈。在社会工作助人活动中，很多治疗取向的同仁急于寻求某种技术帮助来访者渡过难关，反而淡忘了来访者自我疗愈的能力，我们的思维局限于医生看病必须是打针吃药的惯性中。退一步来说，即使真能够用医生看病的例子作为比喻，但作为治疗师应该看到来访者在这一过程中的主体性，而不是把来访者当成是一个被动的、有待接受修复的对象。忽视了这一最基本的量度，我们就会陷入过度治疗的陷阱，更让来访者形成"治疗依赖""技术依赖"，不利于来访者主体性、独立性的发展。

2. 自愈力

基于"自我疗愈"概念的提出，有学者同时提出"自我疗愈力"（简称"自愈力"）的概念。所谓"自然痊愈力量"（即自愈力）除了包含某些原始的痊愈疗法，如祈祷、冥想、静坐、气功、草药等外，还有来自身体内在的免疫机制的力量。这种免疫机制的力量无时不在运作，人能够持续地健康存活着就是自我疗愈力存在并保持运作的最强佐证。自愈力的概念来自医学，目前该概念更多地被中医和预防医学所运用。

在心理学方面，也开始有了一些治疗法越来越注重发挥来访者自我康复能力的做法。目前在辅导方面有的学者将自我疗愈与游戏结合来开展儿童辅导，如观察孩子在玩沙盘或是其他游戏的过程中是如何平复心情的。就如同我们相信来访者具有无限的潜能一样，我们相信来访者同样具有强大的自愈力。而自愈力本身就是属于来访者自我察觉、自我改变和自我增能的过程。

3. 叙事自我疗愈

叙事治疗为改写生命故事提供了可能。我们在反思越来越走向治疗取向的西方社会工作时，对"诊断-治疗-评价"这一医疗服务模式所带来的药物、技术和专业依赖有了更多的警醒。自我疗愈更适合于隐忍内倾、追求内在超越的传统文化性格。那么，在我们移植叙事治疗到中国文化过程中时，有没有可能将两者结合起来？

正如前面提到的，隐忍内倾的性格内在的心灵对话是很丰富的。这种自我对话其实就是自我叙事，更是自我合理化生命故事的解释过程。只要掌握一套恰当的叙事方法（叙事治疗师助人自助的使命最终也就是要教会来访者这样一套方法，而不是用这样一套方法"医好"我们的服务对象），就有可能改写有问题的生命故事，也就是说叙事自我疗愈也就有了可能。因此，可以这样认为，叙事自我疗愈就是一套鼓励来访者以自我生命对话的方式来获得内心平衡的疗愈方法。

叙事自我疗愈是充满主体性的。鼓励来访者用自己的话语体系进行叙说。或许有人会担心这样会不会陷入过度诠释的陷阱里？其实，这仍是实证主义思维范式在作祟。在叙事自我疗愈中，笔者认为，只要是内心真实的感受，就不存在过度诠释——因为话语权和标准都掌握在来访者手上。另外，哪怕新故事与所谓的标准和真理偏离，也不需要担心，因为我们要做的不是去推翻这些"真理"，而是借此反思是谁在利用所谓的"标准"与"真理"来操纵和压迫。以此，使得来访者获得解放，自我增权。

叙事自我疗愈的形式是自由的。自由书写，乃至疯狂书写都是叙事治疗师们所鼓励的。网络日记、口头阐述、录音……只要使用者（来访者）喜欢，它们就是叙事自我疗愈最好的方式。在自由的空间里，任由使用者天马行空，将最真实的自己跃然于纸上，无比淋漓酣畅。正如前面在解释"自我疗愈"概念时所述，叙事自我疗愈并不排斥外力（包括与亲友的分享、生活体验、辅导治疗等）的推动，相反，很多时候，在故事发展陷入困境时，更需要某一些外在的力量来刺激开启故事演绎的空间。

所以，需要说明的是笔者在本研究中探索"叙事自我疗愈"时并非是要把自己关起来，也绝对不是倡导与治疗师的"治疗"以及外界互动割裂的，而是把"自我疗愈"和"治疗"看作是来访者实现康复过程中两个重要的部分。"自我疗愈"是实现"助人自助"终极目标最根本的方法。而"治疗"则是协助个体实现"自疗"的重要支撑。由于人在自己的空间不能和其他人直接接触，所以也无法互相比较彼此的经验，产生不同的知识，建立同盟，反抗这种压制。这个严格划分阶层的观察体制，这个"个体化的金字塔"当中，不可能发生"多元化"常有的挣扎与反抗。反权力就这样有效地被中和掉了。

那么叙事自我疗愈的过程是怎样的？从解读福柯后现代精神当中，让我们似乎从解剖语言和关注对话中找到了出路。所以，人们提出福柯式方案，希望从挑战人学真言体系出发，解构各种有关正常人的学科标准和专业技术权力，开辟出来访者积极参与的另类的生活故事，建构不同人的主体性和能动性，以此作为一种抵抗策略。

（二）叙事自我疗愈的主体

并非所有的人生故事都是正向的，有问题的故事，把人囚禁了起来。作为后现代治疗学派的典范，叙事治疗主张重新审视故事，把问题与人分开，自我疗愈的主体即来访者通过问题外化，剖析故事背后的话语权，寻找遗漏的故事片段来重构生命故事，达到助人自助的目的。

1.有问题的故事

（1）被故事囚禁了的人：叙事也就是讲故事，人们每时每刻都以不同的方式在讲故事。亲朋好友间茶余饭后闲谈、朋友聚会时交心、写日记等，叙事无所不在地融入我们的生活。然而并非所有的故事都是好故事，有问题的故事把人囚禁了起来。

有问题的故事把人等同于问题。一个有学习障碍的学生会被标签为"坏学生"；一个腿脚残疾的人，会被说成是"废人"；即"学习障碍＝坏学生""腿脚残疾＝废人"等，我们给人贴上了标签，被问题绑架了。

有问题的故事进一步加剧了社会对弱势群体的排斥和抗拒，而弱势阶层则被进一步去权、控制和边缘化。为什么有学习障碍的学生越来越缺乏自信，腿脚残疾的人越坠越深，因为，他们都被囚禁于有问题的故事里，消耗了生命的激情与动力。

（2）对有问题的故事说"不"：有问题的故事就像是一个被套上枷锁、尘封已久的房间。很多人就这样被囚禁于这个房间里，怎么也走不出来。房间里面是灰暗、孤独和压抑的。深陷于其中的人迷失了、躁狂了，又或是顺从了、静默了。在这房间里，人们开始躲到一个角落，走向自我封闭，离现实世界越来越远。

这不是"我"的故事。面对死寂的故事，人们渴望改变，渴望自由和被尊重，要学习对有问题的故事说"不"。

2.叙事治疗带来改变的可能

（1）故事、文本与作者：艾普森和怀特把治疗比喻为"说故事"，或"重说故事"，认为故事是蕴含力量的，而且力量是巨大的。故事之所以具有如此强大的力量，不单在于其丰富多彩（因每天都有很多不同的事情发生），更在于我们怎样叙述自己的生命故事，即告诉自己和别人，我们是一个怎样的人，在怎样地生活，具有一个怎样的人生。

正如罗兰·巴特（Roland Barthes）将故事文本分成读者文本和作家文本一样，怀特提出"叙事文本"这一概念。就这样，文本模拟使我们进入了交织的世界，第一个意思是，一个人的生活是处在文本中的；另一个是，透过实行，每说一次故事或重说一次故事，这个故事都是新的故事，容纳且扩大了前一个故事。

怀特还告诉我们，故事当中存在着真实的作者和隐含的作者。我们看似是唯一的作者，其实我们背后所处的社会、文化、语言脉络和不良的社会互动早已侵蚀了我们的思想。有问题的故事是话语权力被剥夺的结果，最终形成的故事只能是乏力的、无助的。

（2）好故事：并非所有的故事都是好故事。若将连串无意义、徒然及充满问题的故事串联起来，就形成了一个"被问题充斥"的人生主题，支配着人们的生活和未来。

那么怎样的故事才是好故事呢？

好故事和形式严格的论据不一样，两者都可以用来说服别人。但是说服的东西根本不同：论据以其真理来说服人，故事则以其生动来说服人。前者最终诉诸求证的程序，由此建立形式的、经验的真理。故事建立的却不是真理，而是逼真。好故事关切的不是为了建立抽象或总体理论去遵守程序或成规，而是特殊的经验。它想建立的，不是什么普遍的真理状况，而是时间当中事件的联结。叙事治疗模式不导向"确定"，而是导向不同的观点。这个叙事的世界普遍存在的不是直叙语态，而是假设语态。

（3）叙事与权力：怀特认为，故事是充斥着知识与权利争斗的。很多时候有问题的故事是由有问题的知识造成的。就是因为有问题的知识占了优势，病态故事流行不断，所以探索"知识就是力量"才显得重要。作为叙事治疗师所服务的对象大多为身处弱势的群体，试想，如果再次用回强势群体的话语论述，那么故事就会进入死胡同，而故事里面的人依旧是无助、附庸和缺乏主体性的。

但是叙事模式却把人当作他自己世界的主角或参与者。这个世界是诠释行为的世界，故事每说一次都是新故事的世界，人和他人共同"重写"故事，因而塑造自己生活与关系的世界。

叙事治疗者坚信，语言不是中性的工具，它是文化的产物，背后带有强烈的权利与政治的色彩；他们还坚信，人不是问题，问题才是问题，把人等同于问题是压迫的结果，只要把人和问题分开，人就有进步的希望；而在反思问题的根源的时候，叙事治疗者认为这些都是主流文化压迫的结果。因此叙事治疗鼓励治疗者帮助来访者透过话语权力意识的觉醒，重掌话语权，重新塑造来访者作为故事主体的形象。透过掌握话语权这一过程，编写一段属于来访者的新故事，并从新故事中获取成长的能量。

（4）主线故事、支线故事和遗漏片段：布鲁纳认为，叙述的本身不可能涵盖我们丰富生活经验的全部。也就是说，所有的故事都不可能是完整的，都是人们根据现实因素的影响选择性解读的结果，这样一来就形成了主线故事和支线故事。

生活经验比论述的内容丰富。叙事的结构能够组织经验，并赋予经验意义，但是总有一些感受和生活经验是主流故事涵盖不了的。

叙事的建立需要诉诸筛选的程序，在这个筛选程序当中，从我们的经验里面，滤除那些不符合主流故事的部分。随着时间的消失，也出于必然，我们的经验大部分都没有说成故事，没有"说出来"或表达出来，反而是无形留在原地，没有组织，没有形状。

叙事治疗作为后现代治疗学派之一，它摒弃主流的和用统一的标准来评判来访者问题的做法，而是通过主张多元化的方式给予来访者反思和改写主流故事的空间。主流故事塑造了人的生活和关系，问题的外化却可以使人和主流故事分开。如此一来，人可以辨认出那些以前忽略掉、其实是非常重要的生活经验——这种经验无法从阅读主流故事中预知。

除了主线故事和支线故事，很多时候人们因为各种原因还会遗忘很多情节，这些情节就被我们抛诸脑后，所以治疗师必须帮助来访者拾掇这些被遗漏的故事情节。来访的求助者在选择和述说其生命故事的时候，会维持故事主要的信息，但往往会遗漏一些片段。家庭叙事治疗师就是要帮助他们找到这些遗漏的宝贵资源，让这些资源丰厚起来，在来访者谈到自己的"问题故事"时，引导他说出自己不曾察觉的积极部分，进而帮助他自行找出问题的解决之道，而不是直接给予建议。

（5）挑战真理与问题外化：在认识到故事和语言背后的权利政治问题之后，怀特对故事改写的前提，也就是人们信奉的所谓"真理""正常化"等问题提出质疑。这些"真理"是"正常化"的意思，是它们建构出一些标准，然后煽动人依照这些标准塑造或构成自己的生活。所以，这些"真理"实际上是在指定人的生活。

怀特认为，问题外化就是对所谓真理的一种挑战。人透过这一个外化的过程对自己的生活得到反思的观点，因而发现新的可能性，开始向那些界定他们、规定他们的"真理"挑战。这可以帮助人拒绝自身和自己的身体因为知识而客体化或"物化"。

把人和问题分开，对影响问题形成的社会因素进行解构为挑战真理提供了可能。在外化问题这种做法的背景中，人本身和人与人之间的关系都不是问题，问题才是问题，人和问题的关系也是问题。人学着把问题分开时，人被当作物体来建构，也希望把自己、自己的身体、他人当成物体"，这是把人定型，把人规格化。在西方社会，这种把人物体化的实行是普遍性的。

那么在中国文化里，习惯性地把问题等同于人，如一个肢体残疾的人往往会被标签为涵义更广的"废人"，这时肢体的问题与个人价值等同了，人陷入因为对肢体的不满进而衍生为对自己失去信心的困境中。

（6）自由书写与超脱：叙事就是要把事情整理好，然后"说"出来。这里所说的"说"

不一定就只有口语表达。有时候，有些人需要协助，但是却不想和任何人谈，甚至不想见任何人时，我们就会用书写方法处理。

怀特还极力主张通过书写来实现治疗。所以，依照他的想法，我们可以力主在治疗法中引进书写传统，因为书写传统能扩展一个时间段内我们可以处理的短期记忆的信息，并且"对语言信息做精密的组织"，将"观念单位"重组成各种"依赖关系"。换句话说，我们可以主张书写提供的机制，可以让人积极地决定怎样安排信息与经验，产生各种事件与经验纪录。

（7）重建新故事与意义再生产：叙事是一个意义建构的过程。当叙说以故事形式呈现时，事件与行为被一起描述成有意义的情节，这些情节在有意义的脉络下，被组织起来，成为一个整体的情节，便能呈现出事件的意义与丰富的内涵。

那么，面对困顿的故事，叙事治疗师的主要工作就是鼓励来访者欣赏自己的奋斗史，以此通过问题外化和寻找遗漏的片段来重新组建新故事。另外有些人试图依照自己喜欢的故事调整生活，建立新知识，但是因为别人对他们和他们的关系仍然怀有旧的、坏的故事或知识，所以觉得很难调整。这种情形下，治疗师应该鼓励人重述并且欣赏自己的奋斗史，探索是否可能建立一些情境，让自己实行喜欢的故事和知识，并且让这种故事和知识流传。

怀特认为，不同的来访者在不同的时空对于经验的阐释都会引出"独特的结果"，而正是这些独特的结果带动了故事意义再生产的可能。

这种不同的故事被称为"独特的叙述"，并且通过一套询问的方式，鼓励人寻找、产生、唤醒能够使独特结果"产生意义"的新故事。另外还有一些问话能鼓励人探索这些新发展反映的人和关系的属性与性质。在这样的问答当中，人会对自己和自己的种种关系产生独特的新描述。

（三）叙事自我疗愈的行动

好的故事给人以能量，不好的故事则把我们束缚起来。个体该如何做到自我疗愈？

1. 有问题的故事文本
有问题的故事如图7-1所示。

（1）用灰黑色的圆圈代表有问题的故事。

（2）整个故事文本的调子都是阴暗的，了无生机。

（3）身处其中的人或是还没有察觉或是已经感受到它的存在，却怎么也走不出来。

（4）这样的一个有问题的故事造成了个人的困扰，我们被囚禁了起来，汲取不到故事营养与正能量。

图7-1　有问题的故事文本

2. 故事文本内核
故事文本内核如图7-2所示。

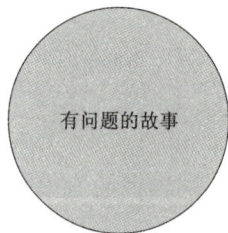

（1）有问题的故事文本中有一个内核，它是有问题的故事的症结。

（2）它主要是故事中已造成的不可复原的伤害和个人所形成了的固化的负面认知，如颓废、无力、无助等负面认知。

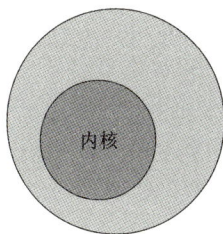

图7-2　故事文本内核

（3）文化语言方面，我们习惯性地将问题归因于个人化，忽视了主导这一故事形成的文化、语言、制度和社会环境等因素，让故事充满了无力感、无能感和自责。由此，创伤内核形成并被不断强化，而个人则变得越来越虚弱。

3. 故事碎片

故事碎片如图7-3所示。

（1）有问题的故事看起来像铁板一块，但是其实是由很多关联的小片段（姑且称之为碎片）组成。

（2）在建构故事的时候，有意识地把各个小片段融合在一起加工，才组成了最终的故事，并赋予了故事意义。

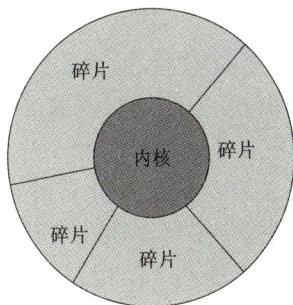

图7-3　故事碎片

（3）要解构故事，就得从每个碎片开始。当人们开始回忆伤痛故事时，一个个具有挑战性的故事片段便跑了出来。

（4）改写故事，需要对一个个故事碎片问题外化，各个击破。

4. 自我觉醒

自我觉醒如图7-4所示。

（1）每一个有问题的故事都是建构的结果，建构的过程中给人带来一种不舒服的感觉。从来就没有人会喜欢这种感觉，大家都曾尝试用不同的方法走出这一困境，有些人成功地走了出来，有些人失败了，屈从于这个故事。

（2）意识觉醒首先从对旧故事的不满意开始，我们开始进行故事回放，很多零散的故事碎片出现在眼前，也正因为这些碎片的出现，看似铁板一块的故事文本开始有了裂痕和改变的可能，也就成了故事被改写的开始。

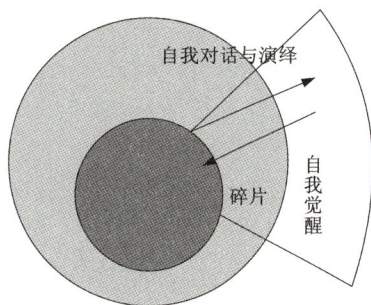

图7-4　自我觉醒

（3）人们开始努力尝试自我观察、自我对话和自我演绎这些内省方法。不断问自己我怎么啦？我为什么会这样？是什么让自己变成了这样？我希望改变的动机在这一演绎过程中会被不断强化。

（4）自我对话和自我演绎是叙事自我疗愈很重要的概念。独处让我们多了自我对话的时间和空间，丰富了自我心灵对话的内容。

（5）自我对话不一定只是内在的，还可以通过书面语写出来，有时候白纸黑字写下来的会更真实也更具体。

（6）自我对话书写还可以是一种自由书写的方式，什么时候有感而发就把它记录下来，这不单是解构旧故事的依据，更是建构新故事的素材。

（7）这种自我对话往往会不时陷入困境，很多时候需要通过与外在的交流来实现新思想能量的注入。这也就是我们为什么遇到问题的时候并不是全封闭式地把自己关起来就能够痊愈，而是外界有些东西挑动了我们的思维，让这个对话注入了新的活力。

5.问题外化

问题外化如图7-5所示。

（1）不舒服的感觉继续在泛滥，在自我觉醒的自我对话中我们尝试通过合理化故事来获得释放，但是从问题归因个人化的视角出发我们找不到进步的可能，也让自己越来越深陷于对话的困境。

（2）那么问题外化式的自我对话与演绎也就提供了合理化故事新的可能，也开拓了故事的空间和注入了故事发展的能量。

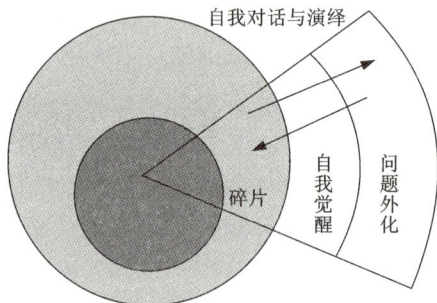

图7-5　问题外化

（3）人们开始从社会的、文化的、制度的、语言的以及语言背后的权力角度等方面去思考问题，探寻个人故事是如何被建构的，并反思自己在故事中的话语权是如何被剥夺的。

（4）这一探寻的过程就是解构旧故事文本的过程，我们不断获得惊喜，因为，越来越多有利于个人释放的答案跑了出来，我们也看到了更多的可能。

（5）当然，在叙事自我疗愈的过程中，开启空间的自我对话是最困难的部分。叙事自我疗愈并不排斥外在的社会交流与接触，这样给开启空间的对话带来了多种可能性，治疗师、朋辈支持都是开启空间的重要元素。

（6）如果有很好的外在支持与认同，问题外化的解说则被强化，否则就需要来访者收集更多的证据用以支持这些诠释。引用怀特叙事治疗的观点，能否找到一帮"好听众"在叙说过程中尤为重要。那么，在叙事自我疗愈时我们能否找到一帮好听众呢？笔者认为我们自己本身就是一名好听众，在故事书写的时候我们就已经是第一读者，而且在不同时刻的自己，还可以以读者的身份对故事进行解读和回应。那么这位听众是否能够坚持对自己的欣赏、尊重，保持开放的态度也就显得尤为重要了。另外，如果外在有很好的朋辈支持网络或治疗资源，我们不妨把这些故事告诉他们，以获得问题外化时候的认同。

（7）这个时候，很多治疗师其实只需要挑动来访者进行问题外化，提供环境支持便能够获得意想不到的收获，叙事治疗小组就是一个很好的环境支持资源，当然小组可以是介绍自我疗愈和小组支持的结合。

6. 遗漏的片段

遗漏的片段如图 7-6 所示。

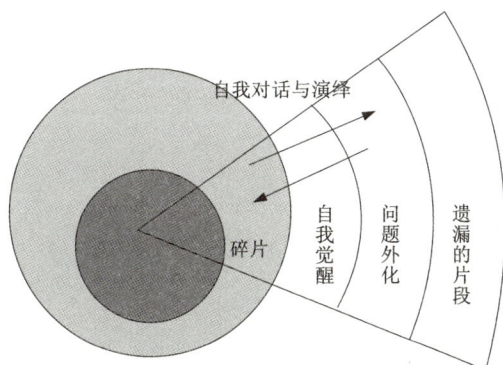

图 7-6　遗漏的片段

（1）人们在建构故事的时候经过了一个筛选过程。

（2）这个过程可能是有意识的，也可能是潜意识在推动。人们根据当下的情绪、语言习惯、思维习惯、社会舆论压力等有选择性地选着某些镜头来组成故事，也就是主线故事。

（3）而更多的情节则被遗漏掉，它们当中蕴含着丰富的动力。

（4）自我疗愈需要注意在寻找遗漏的片段时，让故事获得新的动力。

7. 丰厚故事

丰厚故事如图 7-7 所示。

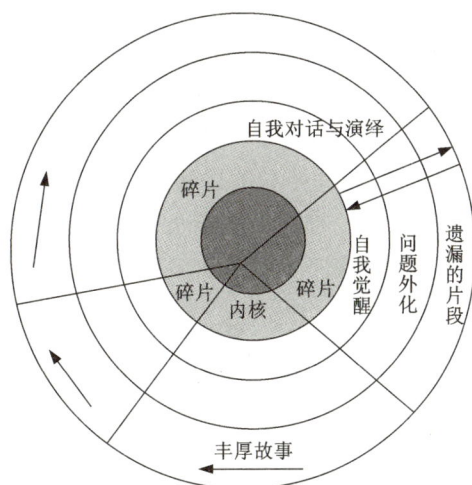

图 7-7　丰厚故事

（1）人们对故事中的每个片段进行解构，寻找主线故事以外的支线故事。

（2）通过这一丰厚故事的过程，让新故事的形成获得了无限的可能性，那么故事被改写也就成了可能。

（3）来访者和治疗师要做的事情就是不断解构和丰富新故事的素材。

8.新故事的诞生

新故事的诞生如图 7-8 所示。

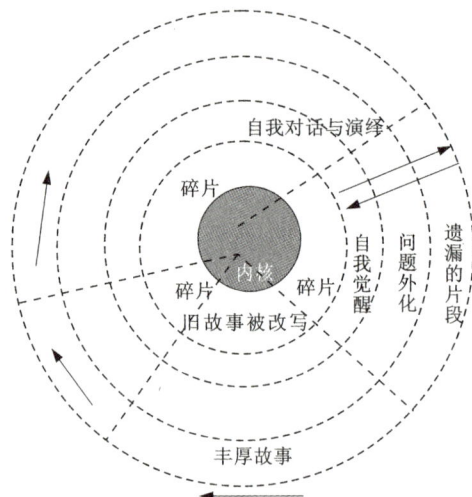

图 7-8　新故事的诞生

（1）故事有了改变，最理想的情况是，原本黑乎乎的（有问题的）故事文本不见了，迎来了新的故事，又或是被淡化。

（2）内核也发生了改变，造成的伤害被淡化，固化的负面认知被改写。

（3）对于一些已经造成的伤害，就像伤疤一样不可能被抹掉，但自我疗愈的来访者逐渐学会了拥抱这个"迷失的小孩"。

（4）很明显故事的空间比起原先扩展了，个人对问题的看法也会更加多元和豁达。

（5）对于个体来说，这是一个自我赋权的过程，实现了个人的成长。

（6）同时，叙事自我疗愈还是一种持续成长的疗法，当人们在不断重读新故事时，故事意义再生产的过程也就重新开始了，故事没有尽头，力量之源生生不息。

第三节　叙事护患沟通的人力资源支持

一、护患沟通与叙事护理的人力资源支持

近年来，随着整体护理的开展，满意的护患关系及人文关怀依赖于良好的护患沟通和叙事护理，是整体护理工作开展的内容之一，然而如何让科室护士认可、学习、使用正确的护患沟通方式和叙事护理技巧，是护理管理者需要面对的问题。

（一）医院领导者及护理管理者牵头

护士的工作效率，是决定医院管理最关键的一步。叙事护理能够提高护理的工作效率。由于叙事护理的推行是自上而下的。叙事护理作为一个跨学科融合的新事物，改变了以往心理护理不会做、做不好的情况，但也给护士带来了一定的工作量。要让叙事护理在全院甚至更大范围内推广，需要医院领导者给以足够的重视，且在叙事护理上有一定号召力和推行力度。

（二）构建心理护理门诊或心理咨询团队

由于国内医疗体制的限制，护理人员与患者沟通的时间被临床治疗所占用，有研究显示：75%的护士认为护患沟通时间偏少，阻碍了护患关系的发展。随着社会需求的多元化和医学模式的转变，现有的初级保健医生和临床医生无法满足日益增长的健康需求，护理门诊能有效解决患者出院后的康复指导、健康促进、社会支持、专业化护理及心理保健等问题，维护了患者安全，保障了护理质量，同时减轻了临床护理压力。心理护理门诊为叙事护理的进一步展开和延伸提供了充分的时空条件。但是患者叙述自己的故事就是叙事护理最基本的前提，且需要给予充足的时间，同时提供私密的倾听场所尤为重要。因此，叙事护理需要设置专人护理，并有团队的支撑，由护士长、各科室的骨干和心理科成员共同组成，定期去学习和探讨，积累成熟经验，组织开展培训，从而带动叙事护理由点及面地铺开。

（三）组建科室叙事护理团队

叙事护理应该是每个护士都掌握的，故应建立科室叙事护理团队，带动科室所有护士参与叙事护理实践。主要内容包括：①鼓励患者参与叙事研讨，在患者知情同意的基础上可开展集体叙事护理；②科室内建立专门的叙事护理聊天室以保护患者隐私，若工作繁忙时向患者耐心解释，并约定好下次叙事交流的时间；③医院科室建立有效的鼓励机制，如出版书籍或推送公众号，激发护士的荣誉感和进取心，或在奖金绩效上有所体现，让护士劳有所得，保持持久的积极性；④科室制作展板介绍叙事护理的内容，评选"叙事之星"，出版患者叙事故事书籍或制作短片，便于患者观阅，汲取力量；⑤鼓励医生参与培训学习，促进医护协作沟通，共同为患者提供叙事护理服务。

叙事护理是一种简单、有效、可依循的心理护理方法和人文关怀实践，能够提高患者的压力应对能力和幸福感。故在临床工作中，有效推行叙事护理，提升叙事护理实践质量，实施人文关怀的护理模式，重视护患沟通，倾听患者的故事和经历，注重培养护理人员的人文精神，以达到实现优质护理服务的目的。

二、护患沟通与叙事护理的培训机制

现代医学蓬勃发展的今天，医学人文却在逐步缺失。有研究表明61.92%的护理人员从未听说过叙事护理，34.10%的护理人员听过叙事护理但不熟悉，仅有2.09%和1.88%的护理人员对叙事护理比较熟悉和非常熟悉。护患关系与叙事护理的健康发展，依赖强有力的人力资源支持系统，而国内相关的研讨会和培训班较少、规模较小，缺乏全国范围的叙事护理研讨会和学习交流平台。如何对叙事护理人才进行管理及培养是叙事护理发展的关键点。2001 年，美国哥伦比亚大学临床医学教授卡伦提出"叙事医学"概念至今，叙事医学已成为国外各大医学院校的核心课程，对现代医学的人文回归起到重要的推动作用。在国外叙事医学理论成熟和广泛应用的基础上，我国从 2011 年引入叙事医学，尝试应用于医学生教育及临床医疗。相对于医学关注的中心是治愈，护理关注的中心则是照护。在叙事医学基础上发展而来的叙事护理更接近于医学的本源。

(一)国外高等医学院校的培养模式

目前，美国、加拿大、澳大利亚等国家的高等医学院校已设有专门的叙事教育课程，通过精细阅读和反思性写作等教学方法培养护生的叙事能力与态度。并有部分叙事护理研究从护士角度开展，研究护理人员的角色定位、工作经验和自我反思，以及如何促进护患沟通。

(二)国内高等医学院校的培养模式

1. 叙事护理学课程知识体系的构建

2011 年，上海第二军医大学护理学院姜安丽教授将叙事医学引入护理教育中，进行叙事护理素材开发。姜教授课题组根据生命周期理论，将人所处的不同生命发展阶段作为叙事护理素材分类的框架，开发出与母婴护理学、儿童护理学、成人护理学、老年护理学、临终关怀等专业课程相匹配的，符合我国护理教育特点的叙事素材。之后姜教授的课题组进一步进行叙事护理学课程知识体系的构建，她将"叙事护理学"界定为"将叙事学、人类学、心理学等理论、方法和技术运用于护理领域，以研究护理人员如何对患者所表达的疾病经历和困境予以理解、体验及回应，帮助其正视疾病意义的科学知识体系"，通过"关注、理解、反思、回应"4 个维度来培养护理专业学生的叙事护理能力，为我国叙事护理教育提供了一条行之有效的途径。

2. 叙事医学在护理人文课程中的运用

虽然目前我国护理教育中尚未开设"叙事护理学"课程，但部分护理学者已经开始尝试在理论教学中引入叙事医学。在人文课程如"护理人际沟通""护士人文修养""护理伦理学"课程教学中均有学者初步尝试了叙事医学教育法。对课程内容进行革新，通过电影及文学作品的精细阅读、角色扮演等方式改变以往枯燥的教学方法，将共情、沟通能力内化于学生自身。

3. 叙事医学在护理专业课程中的运用

在专业课程如"护理学基础""老年护理学""精神科护理学"课程教学中，部分学者根据郭瑜洁通过教学实验研究提出的运用叙事教育法开展人文关怀教学的 4 步程序：创设情境、激发情感、躬行实践、引导感悟，将叙事医学运用于课堂教学。课前根据授课内容，课题组选择叙事素材，与护生共同讨论挖掘关怀元素；课中通过文学作品的播放、角色扮演、情景剧表演等各种叙事形式创设情境，在对作品深入解读、展开讨论的过程中激发情感；通过课前关爱五分钟、临床关怀实践、关怀小组活动、敬老院服务等形式为护生搭建躬行实践的平台；通过课后记录反思日记，线上线下分享讨论引导学生感悟、分享关怀经验。

4. 叙事医学在我国护理临床教学中的应用方法

在临床护理教学中，部分医院开始尝试在临床带教中引入叙事医学。浙江大学医学院附属邵逸夫医院是较早针对护生使用反思叙事法培养的医院，在实习护生岗前培训阶段安排人文关怀课程，实习期间要求护生完成反思叙事作业，教师给予评价。护生在用文字描述工作中的所见、所感、所思的同时，也对临床工作进行自我反思，学会换位思考、主动思考，更深刻理解人文关怀的内涵和意义，促进人文关怀能力的提升。

此后随着临床护理人员对叙事医学的认知加深，更多的临床带教老师认可叙事教育在培养护生人文关怀能力中的作用，进行了一系列叙事能力训练，包括组织护生赏析文学作品、人文电影，并进行讨论，鼓励护生抒发自身情感与体会；实习期间要求护生近距离地走近患者，并通过书写反思日记对自身进行审视；每月组织护生分享人文关怀故事，既有利于护生之间的交流学习、支持鼓励，又有利于教师对典型案例的支持与指导；实习中后期举办人文关怀征文与演讲活动，通过真实故事的讲述，让护生切实体会到关爱的力量和人文的精髓；开展人文关怀操作培训，使临床带教老师的关爱态度在潜移默化中感染护生，让护生从日常护理工作中深切体会关爱他人带来的改变。

（三）临床护理人员叙事能力的培养

1. 培训形式

分阶段培训：叙事护理的培训应该是由浅入深的过程，大致分为熟悉、打基础、系统培训3个阶段。①熟悉阶段：首先，可通过相关课程、书籍、文献等自主学习，了解什么是叙事护理。如《叙事护理》《叙事医学尊重疾病的故事》《医院护理人文关怀叙事集》《叙事心理治疗》等书籍和"叙事护理""宣武医生医事""心灵病房"等微信公众号。②打基础阶段：所在医院或科室创建叙事护理专业的微信公众号，每天推送给临床护士学习，并在周会时面对面讨论，促进护士学习和思考。帮助护士深入理解和提升参与感。通过周会护士们可以一起学习专家叙事治疗的访谈录像，通过模仿分步练习，起到促进应用的目的。也可以分小组讨论，将叙事运用到护士本身，讲述自己的烦恼事情，由另外一组通过叙事技巧进行分析，从而掌握叙事的护理技巧。③系统培训阶段：定期参与叙事护理培训班，研讨会，邀请叙事护理专家进行授课和技术指导，进行实例案例分析，专家进行现场指导；优秀叙事护理护士传授经验，促进科室、医院间交流。

2. 培训内容

叙事护理不是单纯让护士倾听患者的故事，是让护理人员通过叙事的过程主动进入患者的世界，关注患者故事背后的正向功能，引导患者树立正确积极的疾病观、生活观，同时给予正向回馈。叙事护理培训应该包括叙事护理概念及意义，叙事护理技巧及方法，叙事分析总结方法，如何指导叙事护理方案等内容。此外，护理管理者可通过倡导阅读经典疾病文学叙事、撰写平行病历等，培养护士的叙事护理理念；并通过系统培训、专家授课、临床实践、交流研讨等方式，提升护士的叙事护理技能；叙事护理记录与分析是叙事研究中较为重要的一环，包括患者叙事方式、内容、叙述时心情及原因等，全面总结观点、情感及问题所在，制定护理方案。

卡伦教授倡导通过撰写文学化、叙事化的"平行病例"来记录患者的叙事故事，护理人员可以撰写叙事护理札记，将叙事资料整理总结，发现不足并改善，完善对患者的整体护理。此外，叙事疗法中的问题外化、解构、改写、外部见证人、治疗文件等技巧能够很好地帮助护士发现患者的心理问题，引导患者产生积极的心理应对和创伤后成长，促进护士的自我认同和护患关系的和谐。

3. 效果评价

由于护士"会做"和"能做好"叙事护理是很难考虑的。目前有学者采用关怀能力评价量表（caring ability inventory，CAI）、杰弗逊共情能力量表（the jefferson scale of empathy-health professionals，JSE-HP）以及自行设计的调查问卷来检验培训学习效果，但都缺少对护士解读、理解、反思等能力的评估。目前，也有研究者通过科室早上交班时进行提问来评估；或让护士把开展的过程、患者的故事和自己的感受写出来，通过写的内容来看护士的掌握程度。

国外叙事医学的广泛应用为我国叙事医学在医学教育中的应用提供了理论平台和实践基础。在此基础上，建立有效的叙事护理教育模式，开发符合我国护理教育特点的叙事护理学课程，并运用于广大护理院校及临床实践基地，为现代护理的人文回归提供有效的方法，但仍然需要护理教育者们不断深入研究。

本章推荐阅读书目：

1. 卡伦（Rita charon）著的《*Narrative Medicine：Honoring the Stories of illness*》，郭莉萍译的《叙事医学：尊重疾病的故事》
2. 李春的《幸福是尘埃里开出的花朵》
3. 郎景和的《一个医生的读书》
4. 中国医学论坛报社编的《死亡如此多情》
5. 陈华莉和姜安丽的《生命的颜色：一群护理学专业女生的成长日记》

客观题检测

主观题测验

第八章

叙事伦理素养与面对死亡的叙事力量

学习目标

识记：

1. 护理伦理学的概念；
2. 临终关怀的概念；
3. 叙事伦理学的应用；
4. 叙事在临终关怀中的作用；
5. 我国临终关怀的发展历程。

理解：

1. 医学伦理与护理伦理；
2. 护理伦理与叙事；
3. 叙事疗法与临终关怀。

运用：

1. 叙事伦理的发展和应用；
2. 叙事疗法在临终关怀中的应用；
3. 护理伦理学与相关学科的关系；
4. 临终关怀在护理工作中的需求及在叙事护理中的应用。

第一节　护理伦理与叙事伦理

一、医学伦理与护理伦理

(一)医学伦理学的定义与特点

1. 医学伦理学的定义

医学伦理学是医学与伦理学相交叉的学科,是认识、解决医疗卫生实践和医学科学发展中人们之间、医学与社会之间伦理道德关系的科学。随着人类社会的发展和全面进步以及医学模式的转变,医学伦理学在医学领域中的地位和作用越来越重要。医学为"人学",医乃"仁术",这一传统而现实的重要医学理论和实践,是医学教育和医疗服务的永恒主题。但由于中国正处在"黄金发展期"和"矛盾凸显期"并存的特定历史阶段,在市场经济条件下,快速发展的现代医疗体系使医学科学人文性、人的完整性被淡化;生命原有的动态性、系统性、文化性更多地被静止性、局部性、生物性所掩盖;医学过程的情感性、意义性有时则明显表现为逻辑性和功利性。受上述因素的影响,医学本质的人与人的关系突出地表现为人(医务人员)与躯体(患者)、人与数据、人与设备、人与物的关系。疾病、健康在生物与心理、生物与伦理道德等社会文化层面上的相互转归、相互影响的内在关系,演变为生理上的器质性病变与病理上的的抽象关系。医学科学研究与医疗服务过程中的利益与价值、权利与责任、技术与道德、手段与目的等矛盾日益突出。医患矛盾成为当今社会矛盾中的突出矛盾,"看病难""看病贵"已成为人们广泛关注的社会问题。

2. 医学伦理学的特点

(1)实践性:医学伦理学是与医学实践密切相关的学科。医学伦理学的理论、规范来源于实践,是对医学实践中的道德关系、道德意识、道德行为的概括和说明,是在长期的医疗活动中形成、发展的,而来源于医学实践的道德原则、道德规范又对医学活动起着重大的指导作用。医学实践既是医学伦理学的基础动力,又是医学伦理学的目的和检验医学伦理学理论正确性的唯一标准。

(2)继承性:弘扬伦理道德是医学进步的基本条件和重要标志,是贯穿医学发展史的一条主线,"救死扶伤""为医者仁"等伦理道德原则为医学工作者自觉地继承、恪守,在医学事业的发展中不断发扬光大。

(3)时代性:医学道德伴随着医学发展和社会进步而不断发展。医学的发展,不仅表现为诊治疾病手段的进步,而且表现为医学道德的进步。新的预防、诊断、治疗方法相对应的伦理原则的制定是医学道德进步的重要标志。任何时代的医学道德都与特定的社会背景相联系,都为解决该时代的具体问题而存在。医德原则、医德规范、医德评价、医德教育都是时代的产物,都不能脱离时代。反映社会对医学的需求、为医学的发展导向、为符合道德的医学行为辩护是医学伦理学的任务。

（二）护理伦理学与相关学科的关系

护理伦理是研究护理职业道德的一门新兴学科，是医学伦理学的重要组成部分，它与相关学科相互渗透、相互影响、相互联系，广泛吸取新成果，在研究内容及研究方法上不断发展和更新。它是伦理的一个分支，属于应用规范伦理的范畴，是护理和伦理交叉交融形成的交叉边缘学科。其中，护士与患者的关系是护理伦理的核心问题和主要研究对象。

1. 护理伦理学与医学伦理学

护理伦理学与医学伦理学都是以生命伦理学的基本原则为基础，以保障人类生命安全、维护健康为共同目标。两者的研究对象和研究内容都是医疗领域中发生的人与人之间的道德意识活动。但两者之间还是有一些细微的差别。其一，护理实践与医疗实践是不同的，医疗工作围绕着对患者所患疾病的诊断和治疗进行。而护理工作是集中对患者的护理、关怀、照顾。其二，护士对患者的护理，通常比医生对患者的治疗更为直接，也更为连续。这种行为使得护士与患者的关系要比医生与患者的关系更为密切，护士比医生更加了解患者，了解患者的意愿和利益所在。其三，护士的职责在于减轻患者的痛苦，比医生更加将对患者的关心和照顾视为其工作的中心。医生往往更加关注对患者疾病的治疗，而忽略对患者的关心和照顾，但治病只是恢复健康工作的一部分，其中非常重要的、不可缺少的是对患者的关怀照顾及心理护理。

2. 护理伦理学与护理心理学

护理伦理学与护理心理学是"姊妹学科"。护理伦理学是对护患关系、护际关系等伦理道德的研究。护理心理学则是研究护理工作中心理学问题的科学，它研究护士与护理对象的心理问题，并以护理学和心理学的理论与方法去解决护理过程中出现的有碍健康恢复的心理活动。它的任务是指导护士根据患者心理需要和心理活动规律，做好临床护理和心理护理。尽管二者研究的侧重点不同，前者侧重研究护理道德规范，后者侧重研究护理活动中的各种环境因素对人们身心健康的影响。然而，二者不可分离，护理伦理学研究的这些关系是人们心理变化的客观条件，护理伦理学所涉及的关系直接影响到患者及其他社会人群的心理变化。同时，护理心理学提供的良好心理状态，也是护理伦理学确定护患关系的重要依据。因此，护理心理学对患者心理的了解和研究，必须以良好的护患关系为前提，而良好护患关系的建立，又有赖于从事护理心理学研究的护士高尚的护理道德。

3. 护理伦理学与护理学

护理伦理学与医学伦理学都是以维护、促进人类的健康为目的，但两者又都有着各自特定的研究对象和内容。护理伦理学是在护理学基础上依据社会、职业道德要求建立起来的，主要研究护理学领域中的道德现象，是揭示人们在探索人类生命与疾病做斗争过程中，人们相互关系的道德准则与规范的应用性科学。护理学则是一门生命科学中综合自然、社会及人文科学的应用科学，它是以人的生命为对象，研究人类生命过程及如何同疾病做斗争。护理学的发展必须要有护理伦理学给予的支持和保证。同时，护理学的发展也为护理伦理学的发展奠定了新的物质基础和科学技术基础，并对护理伦理学提出了更高的要求，以解决新技术提出的新的道德难题。护理学也是一门关于对人的关怀照顾的专业，体现人道主义，具备伦理道德的坚实基础。随着社会及护理学的发展，护士将面临更多的伦理决策。

4. 护理伦理学与法学

法律与护理道德都是调整护理行为的规范，是护理行为控制的重要手段，二者联系密切，法律为护理道德建设提供有力保障，护理道德又为法律的有效施行起着辅助作用。但在研究对象、依靠力量、作用范围等许多方面，护理道德与法律存在着差别。在调节范围上，护理道德比法律发挥作用的范围更广泛，护理道德适用于护理活动的一切领域，而法律仅在违法的情况下适用；在依靠力量上，法律依靠强制力推行，而护理道德则依靠自觉性、社会舆论、人们的信念传统习俗及教育的力量来维持。总之，法律与护理道德相互渗透、相互补充、相互包含，共同调节护理活动中各种道德关系。

5. 护理伦理学与社会学

社会学主要研究社会协调发展的条件和机制，包括护理领域的各种社会现象和社会关系，其中也涉及护理伦理道德问题；而护理伦理学的研究内容也涉及许多社会性问题如患者与社会的利益关系、卫生资源分配等。所以，护理伦理学与社会学是紧密相连的，尽管二者的研究对象和内容不同，但二者的研究相互补充、相互支持，都是以维护和促进人类和谐和健康为目的。

课程思政

习近平总书记在党的十九大报告中指出："完善国民健康政策，为人民群众提供全方位全周期健康服务"。充分体现了党对健康促进在全面发展和经济社会协调发展中重大作用的整体思路，这是改善民生水平的内在要求。

二、护理伦理学的原则与临床应用

（一）护理伦理学的基本概念

护理伦理学是以伦理学的基本原则为指导，以护理道德为研究对象，探究护理实践中护士与患者之间、护士相互之间、护士与其他医务人员之间、护士与护理科学之间及护士与社会之间关系的护理道德意识、规范和行为的科学。护理伦理学作为护理学与伦理学相交叉的边缘学科，属于职业伦理学的范畴。为护理专业学生提供正确的价值导向，树立"以人为本，关怀照顾"的理念，培养学生识别护理实践中的道德问题，理性、公正决策，兼顾服务对象最大权益。护理伦理学是护理人员在履行自己职责的过程中，调整个人与他人，个人与社会之间关系的行为准则和规范的总和。它要求护理人员尊重患者的生命和权利，维护和履行护理职业的荣誉和责任，兢兢业业，为维护人民的健康作出贡献。

护理道德作为一种相对独立的职业道德，是构成整个社会道德的组成部分，是护理人员在各种条件下尽其所能完成护理任务的保证，是推动护理学科不断发展的动力之一。构建和谐护患关系，我们应自觉地运用职业道德来规范自己的言行，爱岗敬业，以自尊、自爱、自强、自制的情操，良好的语言修养，学会使用礼貌性语言、安慰性语言、治疗性语言、保护性语言、得体的行为举止、端庄的仪表、态度和谐、技术求精，让患者感受到亲切、温馨的感觉，能够给患者带来安全感和保障感，使良好的护患关系贯穿于患者从门诊入院—病房—治疗护理—康复出院的整体过程。护理伦理学主要研究护理道德的产生、发展、变化规律及如何运用护理道德原则与规范去调整护理人际关系，解决护理实践中的伦理道德问题。

护理伦理原则、规范和范畴是护理伦理的核心内容，在护理伦理中居于非常重要的地位。护理伦理原则是护理伦理规范和范畴的总纲和精髓，是指导护理工作者的最高道德标准；护理伦理规范是在护理伦理原则的指导下，规范护士言行的具体道德标准和要求，是护理伦理原则的进一步展开。因此，作为护理工作者应该要了解和掌握护理伦理的基本原则、规范和范畴，这对于树立正确的护理理念，指导护士的护理道德实践和修养，形成高尚的护理道德品质和达到良好的道德境界，以及提高护理质量等都具有十分重要的意义。

(二)护理伦理的基本原则

1. 行善原则

"救死扶伤，防病治病"是社会主义医疗卫生事业的根本任务，也是实现医德目标的途径和手段。医务人员应该把"防病治病，救死扶伤"作为自己的神圣职责和基本的道德标准，运用自己的专业知识和技能，竭尽全力地减轻和消除患者的病痛，做好疾病的预防工作，维护和保障人类的健康。

2. 尊重原则

"实行社会主义的医学人道主义"是护理道德继承性和时代性的统一。医学人道主义是贯穿医德发展史中的一种先进思想，社会主义的医学人道主义要求医护人员关心爱护和尊重患者，维护、保障广大人民群众的健康。

3. 不伤害原则

全心全意为人民的身心健康服务是社会主义道德原则，也是护理伦理的基本原则，是医护人员为人民服务职业生活的具体化，也是护理道德的根本宗旨，强化以患者为中心和维护患者利益的动机和意识，坚决杜绝有意及失职伤害。

4. 公正原则

提倡护患交往公正，尽最大限度做到资源分配公正，要求以公平优先、兼顾效率为基本原则，优化配置和利用医疗卫生资源，实现平等对待患者。

(三)护理伦理学的基本范畴

1. 功利(utilitarian)

功利即功劳和利益，是护士在医学服务过程中对利益的基本认知，是所有基本范畴中最基础的范畴。护理职业是一项平凡而又崇高的职业。护理工作在社会中承担着重要的角色，它关系到社会的发展、民族的繁衍和广大人民群众的身心健康，护士应该充分认识到自己的职业价值。

2. 奉献（dedication）

奉献即呈献，给予贡献。护理的本质就是照顾，在护理实践过程中满足患者的各种需要，热忱服务、乐于奉献正是这一本质的具体体现。

3. 义务（obligation）

义务是指个人对社会、对他人应尽的责任。在社会生活中，人们要承担的义务是多种多样的，包括政治义务、法律义务、职业义务、道德义务等。在伦理学上，义务与责任、职责、使命具有同等意义，是一定社会道德原则和道德规范对个人的道德要求，也是个人给予自己的道德信念，出于高尚的道德动机而自觉履行的责任。

4. 责任（responsibility）

护理服务的责任就是防病、治病，恢复、维护和促进人的健康，护士不仅有配合医生诊疗疾病的责任，还有预防疾病的责任，敢于承担风险是护理责任感中的一种高层次的道德情感。

5. 诚信（honesty）

诚，意为真实的，信，意为讲信用、信任。诚信就是指人要诚实守信用，言行与内心一致，不虚伪，诚信是每一个护士必备的品质。各种护理行为应从实际出发，从需要出发，要有实事求是的态度，要科学合理，在实施护理技术操作时，更要做到目的明确，程序完整，技术规范，切忌粗枝大叶，偷工减料，更不能弄虚作假。

（四）护理伦理学的临床应用

1. 门诊患者的护理伦理规范

（1）热情服务患者，工作高度负责。患者因为各种疾病来就诊，渴望能尽快解除病痛。应做到患者来有迎接声，见面有称呼声，问有答声，答有笑声。候诊期间患者往往存在情绪焦虑，护士应主动安慰患者以体现人文关怀，如测量体温、脉搏、呼吸、血压，操作前有解释声，操作中有问候声，操作失误有道歉声，操作完毕有应答声。对无人陪伴的需要住院的患者应告知如何办理相关手续；年老体弱患者，传染病患者，陪同去辅助科室检查或治疗。此外，在消毒隔离方面，尤其要敏锐地鉴别出感染患者，及时指导其到隔离门诊就诊，并对其接触过的物品进行严格消毒。

（2）技术扎实过硬，作风严谨求实。要求护士必须掌握扎实的医学理论、人文社会科学知识和娴熟的护理操作技能。门诊患者数量多、流量大，护士要详细登记患者的家庭地址及联系方式，严格执行"三查七对"制度和消毒隔离制度，严密观察患者治疗过程中的变化，不能轻易放过任何可疑病情。对于病情不稳定的患者，要让其留院观察直到确认安全，以防意外的发生。护理工作中的任何疏忽都可能铸成大错，如果患者已离开医院，造成的损失将难以挽回。

（3）尊重服务对象，讲求团结协作。门诊护理工作是一个系统工程，护士不仅要处理好护患关系，尊重患者及家属，而且还要协调好医护关系、护护关系及与其他各部门关系。和谐的人际关系是做好护理工作的重要因素，也是护士个人成长不可缺少的外在条件。要不断加强人文知识方面的学习，对周围的人做到"以敬待人"，提高自己的人际交往能力。总之，一切从患者的生命健康出发，门诊各部门之间要创造团结友好的氛围，彼此相互信任，相互支持，不但可以提高工作效率，同时也为患者提供良好的治疗环境。

(4)创造优质环境，做好健康宣教。优美、安静、标识清晰、方便快捷的就诊环境，可使患者、医护人员产生一种舒适，愉快的心理效应，有利于提高工作效率和诊治观，还使患者就诊更加方便快捷，避免四处奔波，浪费时间。在创造良好就诊环境的同时，护士肩负着重要的责任，如门诊科室的合理安排，就诊秩序的维持，禁止吸烟及大声喧哗等。门诊护士要充分利用患者候诊的时间开展健康教育。

2. 急诊患者的护理伦理规范

(1)急患者之所急的情感。急诊患者多为遭受意外伤害或突然病情恶化者，如果抢救不及时，方法不得当，可能会留下严重的后遗症甚至死亡。因此，急诊护士须牢固树立"时间就是生命"的观念，时刻突出一个"急"字，尽量缩短从接诊到抢救的时间。急诊护士平时要熟练掌握各种急救护理技术，建立各种突发事件的应急预案，如应对成批伤、传染病等应急预案，提高抢救成功率。对待急诊患者，护士要沉着、果断地进行处理，表现出良好的应急能力。

(2)高度的责任感。急诊患者往往病情危重，有些抢救措施要冒一定的风险，承担一定的责任。在患者家属不在抢救现场的情况下，急诊护士要从患者利益出发，技术扎实过硬，作风严谨求实，要求护士必须掌握扎实的医学理论、人文社会科学知识，严格执行"三查七对"制度和消毒隔离制度，护理工作中的任何疏忽都可能铸成大错，造成的损失将难以挽回。

(3)尊重服务对象。门诊护理工作是一个系统工程，护士不仅要处理好护患关系，尊重患者及家属，而且还要协调好医护关系，和谐的人际关系是做好护理工作的重要因素，也是护士个人成长不可缺少的外在条件。要不断加强人文知识方面的学习，对周围的人做到"以敬待人"，彼此相互信任，相互支持。

3. 护理伦理在危重症患者护理中的应用

(1)果断与审慎。危重患者的病情瞬息万变，护士应及时把握抢救时机，果断采取应急措施，严密观察病情变化。

(2)敏捷与严谨。抢救危重患者时，护士要强化"时间就是生命"的观念。迅速地采取救护措施，应付各种突变，以保证成功抢救患者。

(3)机警与冷静。危重患者的病情复杂多变，险情可能随时发生。在护理过程中要求护士必须像侦察兵一样具有高度的警觉性和良好的观察力，及时发现危重患者出现的危险信号和险情。

(4)理解与宽容。危重患者病情变化快，抢救费用高，患者及家属容易惊慌失措，可能会对医护人员的态度不够冷静，提出不恰当的要求，面对这种情况，护士在繁忙的工作中，应以克制的态度，谅解患者，决不能与患者发生争执而使矛盾激化。

(5)慎独与协作。危重患者的抢救护理工作大多数在无人监督的情况下完成，家属往往很难发现治疗护理处置是否得当，用药是否准确有效，收费是否合理，全靠医护员的慎独精神，同时也要靠医护人员的紧密配合甚至多学科合作。

4. 护理伦理在临终患者护理中的应用

(1)保护临终患者的权利。临终患者在未进入死亡状态之前，作为独立个体仍有他们个人的利益和权利，作为临终关怀者应尊重他们的权利，维护他们的利益，应尊重他们参与治疗、护理方案的决定，选择自己喜欢的死亡方式。

(2)理解患者的心理行为。患者处于临终状态，此时大多数患者会表现出抑郁，沮丧，甚至悲观、绝望。有的感到命运不公，表现出愤怒，不讲道理，不配合，做出周围人难以接受的反应。对此，护理人员一定要把握临终患者的心理特点，善于应对其情绪，要以真诚、亲切的言语和行为对待他们。护理人员应有宽容大度的胸怀和谦让、容忍的品质，不与患者计较得失，尽力做好本职的工作，并满足其合理要求，使其在极大的安慰中逝去。

(3)帮助患者接触恐惧和痛苦。临终患者对死亡有着程度不一的恐惧心理，伴随着消极、痛苦悲观、绝望等不良情绪和行为反应。对此，护理人员应主动、热情地与患者接触，鼓励患者表露其内心感受，帮助患者排解不良心理，满足患者的心理需要。积极主动地给患者以精神上的鼓励和支持，帮助患者以乐观的态度度过其生命的最后阶段。道德责任是采取医学的、心理的方法并尽最大努力去帮助患者解除肉体上的痛苦，提高其临终生活质量。

(4)照顾和关心临终患者的家属。在临终关怀中临终患者及其家属都同样需要获得关爱，死亡与其说是临终者的不幸，更不如说是生者的不幸，关心体贴家属，真心地帮助他们解决实际问题，尽可能地减轻家属的精神痛苦，使他们早日从失去亲人的痛苦心境中解脱出来。

三、护理伦理理论构建

护理伦理学的形成与发展具有丰富的理论基础，以义务论、功利论、美德论和关怀论等理论形成了对护理伦理学强有力的理论支撑。理解和掌握这些理论，为学习和研究护理伦理学及解决现代医学发展中的护理伦理难题提供了理论依据。

(一)义务论

义务论是关于义务、责任和应当的理论，即强调行为本身的正当性，认为义务是绝对的，而不关心行为本身的价值及其所导致的结果。

1. 义务论的表达形式

义务论的具体表达形式是人们应该做什么和不应该做什么，以及如何做才是道德的。这种表达形式体现在制定的道德原则和规范中，反映了道德义务的他律要求，当道德主体将道德义务升华为内心的道德责任感时才由他律转化为自律。

2. 义务论在护理伦理学中的价值

(1)培养了一代代具有优良护理道德的护士。义务论除了要求护士继承传统的护理道德外，还顺应护理科学的发展和时代要求，向护士提出明确而具体的护理道德义务和责任的要求。因此，它在指导护士的护理实践和护理道德品质的养成中发挥了重大作用，从而培养了一代又一代具有优良护理道德的护士。

（2）促进了护士为维护、促进人类的健康和护理科学的发展作出贡献。长期以来，广大护士认真履行护理道德义务，刻苦钻研、勤奋工作、不断进取等，从而为维护、促进人类的健康和护理科学的发展做出了贡献。

（3）义务论是护理伦理学的核心内容。护理伦理学是应用规范伦理学，在义务论思想的指导下，制定了护理道德原则和各种规范及道德要求，成为护理伦理学的核心内容，并经久不衰。

（二）功利论

功利论，又称功利主义，是与道义论相对立的伦理学说。

1. 功利论的含义和类型

功利论是主张以人们行为的功利效果作为道德价值的基础或基本的评价标准，强调行为实际效果价值的普遍性和最大现实的伦理学说，即强调效用原则和为最大多数人做最大的善事的原则。

2. 功利论在护理伦理学应用中的价值导向调整

在护理实践中，功利论有助于护士树立正确的功利观，将患者的健康功利和社会大多数人的健康功利放在首位，将有限的卫生资源投入到最需要的患者身上而避免浪费。同时，功利论也肯定了护士的正当个人利益，对调动广大护士的积极性有促进作用。但是，也应该认识到功利论容易导致以功利的观点对待生命和利己主义、小团体主义的滋长，从而忽视全心全意为人民健康服务的宗旨和医疗卫生单位经济效益与社会效益的统一。因此，功利论的应用应注意价值导向及时调整。

（三）美德论

1. 美德论的含义

美德论又称德性论或品德论，它主要研究和说明做人应该具备的品格、品德或道德品质。换言之，美德论就是试图探讨道德上的完人应当具备怎样的品格，以及如何才能成为道德上的完人。

2. 美德论的内容

护理伦理学中的美德论是关于护理人员在工作中应该具备的职业道德品质，以及怎样具备这种道德品质。它是一般美德论的特殊表现和具体应用，对医疗护理实践发挥着重要的作用。美德论的主要内容包括：善良仁爱、忠诚真实、审慎严谨、敬业进取、公正廉洁等。医德品质是医德行为的内在依据，医德行为是医德品质的外在表现形式，离开了一定的医德行为就不能构成医德品质。因此，考察一个医疗护理工作者的医德品质就要看他的医德行为方方面面的表现。美德的培养是一个长期、逐步发展的过程，是在一定的社会环境和物质生活条件中，通过系统教育和医疗实践的熏陶，以及个人自觉锻炼和修养逐步形成。护理美德品质主要有以下内容：

（1）仁慈：即仁爱慈善，同情、尊重、关心、爱护患者。

（2）严谨：即具有严肃认真的科学态度，周密思考，对工作审慎负责。

（3）公正：服务过程中，不分种族、宗教信仰、贵贱贫富，对患者一视同仁。

（4）进取：即刻苦钻研，勤奋学习，在业务上做到精益求精，不断提高护理质量。

（5）协作：即在工作中，与其他医务人员相互尊重，相互支持，密切合作。

（6）奉献：即不怕苦、脏、累，不畏困难，敢于牺牲个人利益。

（四）关怀论

1. 关怀的含义

关怀的含义有多种解释，如《西方哲学英汉对照辞典》对关怀的解释是："关怀或关心是一种道德情感和对他人幸福的关注。不同于根据抽象的道德原则把他人当一般人来关心的仁慈和同情，关怀是一种把其他个人当本人对待的情感态度"。关怀论的代表诺汀斯（N. Noddings）认为关怀有两个基本含义：其一，关怀相当于承担，当某人承担了某事的烦恼时，他就是在关怀这件事；其二，如果他注意到某人的想法和利益，他就是在关怀这个人。著名的关怀论者琼·C. 特朗托（Joan C. Tronto）认为，关怀是能够维持、延续和修复这个世界的实践活动，是一个过程，它包括四个阶段：关心、照顾、给予关怀、接受关怀，成功的关怀要求四个阶段合为一体。

2. 关怀论的兴起

1982年，美国著名的女性主义哲学家吉利根（C. Gilligan）发表了《不同的声音：心理学理论与妇女的发展》一书，在书中她提出了一个观点，即男女有着两种不同的伦理推理方法：男性的伦理推理方法以普遍的道德原则为基础进行抽象逻辑分析；女性的伦理推理方法是一种集中于情境和情感的细节分析。以吉利根的心理学研究和伦理学为基础，1984年斯坦福大学的诺汀斯出版了《关怀：女性主义的伦理学和道德教育》一书，此后又发表了一些关怀理论的专著，提出了理论模型。诺汀斯还对男性和女性的自然特性、社会特性做了进一步分析，指出了可用于男女两性的关怀伦理学。

（五）护理伦理学研究的内容

（1）护理道德的基本理论。护理道德的基本理论包括护理道德的产生、发展及其规律；护理道德的本质、特点及其作用；基本原则与范畴；护理道德与其他学科的关系等。

（2）护理道德的规范。护理道德的规范包括护理人员的基本道德规范；护理人员在医疗、科研、教学和预防医学中的各种护理方式中的各项具体道德规范；护理人员在护理关系中的道德规范；护理管理人员在护理管理中的道德规范和要求；生命伦理学特殊道德规范和要求。

（3）护理道德的教育、培养与评价的问题。

（4）护理伦理学的难题，即高技术应用中的伦理问题。

（六）护理伦理学与护理学的关系

伴随着现代医学科学技术的发展和护理模式的变化，护理工作也出现了许多新变化，尤其是护理伦理学与各学科相互影响、相互渗透的趋势越来越明显，对护理人员的要求也越来越高。因此，我们有必要了解护理伦理学与护理学之间的关系。两者既有区别又有联系。

(1)区别：两者的研究对象不同。护理伦理学以护理道德为研究对象；护理学以人的生命与健康为研究对象。

(2)联系：两者相互影响、相互渗透。护理伦理学是在护理学的基础上发展起来的，它的研究必须围绕护理学展开；护理学为护理伦理学的产生与发展奠定了科学技术基础，护理伦理学反过来又会促进护理学的进一步发展和提高。

第二节　叙事伦理与临终关怀

一、叙事伦理学的发展历史

19世纪90年代以后，我国越来越多的医学院校开设了医学伦理学课程，医学伦理/生命伦理学也因此成为医学人文学科群中的"显学"，而"正宗"的医学伦理/生命伦理学莫过于美国生命伦理学家比彻姆(Tom Beauchamp)和邱卓斯(James Childress)的重要著作《生命伦理学原则》，强调"自主、不伤害、有利和公正"原则的生命伦理学。国外各医学院和国内已经开设医学伦理学课程的医学院校无不系统性地教授这些原则和理论，并引导学生利用这些原则和理论分析各种伦理问题。

(一)叙事伦理学的发展

二战以后的19世纪60年代至70年代，生命伦理学诞生于对医生和医学研究者的怀疑和不信任中，其经典议题如知情同意、保护患者的自主性、资源分配等都是以医患关系的对抗性为假定前提的，它的诞生就是为了保护患者不受医生和医学研究者的侵害。但在20世纪末至21世纪初，美国学者在分析了当时的临床决策过程、医患关系、卫生法案例判决结果、医学教育和临床研究的现状后宣布，美国已进入了"以患者为中心的医疗临床工作中的叙事伦理学实践"阶段。

随之而来的是，从20世纪80年代末到90年代初开始，西方学界对这种起源于对抗关系、基于原则的生命伦理学的批评日渐兴起，并用略带贬义的词"原则主义伦理学"为其命名。学者们认为，新的医学模式需要一个新的范式来定义医患关系，即"关系医学"，医生对患者的伦理责任也要由决定性伦理转变为关系性伦理。原则主义伦理学认为这些原则是普遍适用的，超越了文化、传统和个人特质的，但在实际的伦理情境当中，原则之间可能会有冲突，原则也有可能与特定的判断相矛盾；此外，原则主义没有足够关注现实和临床实践的实际情况。因此，我们需要新的伦理方法来弥补原则主义伦理学的不足，如案例法、女性主义伦理学、社群主义伦理学、解放伦理学、诠释主义伦理学、关怀伦理学、微观伦理学等。

这些伦理学的共同特点并非是根植于法律或欧陆道德哲学，而是根植于个体的独特性、信仰的特殊性、真理的相对性，以及主体间性的义务。这些方法在20世纪80年代自发地，并几乎是同时出现，它们不是臆断患者必须被保护，以免受到医生的伤害，而是更强调医患为了患者的利益而联合，丽塔·卡伦（Rita Charon）把它们称为"叙事伦理学簇"，以突出它们的共同点都根植于某个复杂的叙事理论和实践，并都关注被原则主义伦理学忽视的叙事，这一点与叙事伦理学有共同之处。越来越多的美国临床工作者开始使用叙事的方法来解决临床实践中和临床决策中的伦理问题，"叙事伦理"已然成为一个热词。医学实践因其内在的伦理性，医患几乎无时无刻不在做决定，医生们应该熟悉和使用叙事伦理的方法来面对无时无处不在的临床实践的伦理性。

（二）叙事与伦理的关系

意大利诗人但丁说过："一个知识不全的人可以用道德去弥补，而一个道德不全的人却难以用知识去弥补。"作为医学生，我们除了需要阅读科学著作、文献和教科书之外，还应适量阅读叙事性作品并善于阅读和聆听患者及其家属的故事，这是因为我们从科学著作里学到的是脱离现实的理论和知识，而深厚扎实的"科学知识"并不等同于"生活知识"。医学生最终要脱离远离现实的象牙塔，走向临床、走向现实、走向生活，需要医学生获取生活智慧。在学习医学科学知识和技术时，我们获得的是关于解剖、生理和生物学方面的智慧；在阅读叙事作品（在某种程度上，每一个患者就是一部值得探究的叙事作品）时，我们获取的是关于生命的智慧。

在《尼各马克伦理学》中，亚里士多德注意到刚刚走上社会的年轻人往往不具备实践上的智慧，叙事理论学家认为叙事阅读可以弥补这一缺陷。他们提出对年轻人进行大量的叙事阅读和阐释训练，促使他们的实践智能快速提升。哲学家兼小说家默多克（Iris Murdoch）在她的《利益的主权》（*The Sovereignty of Good*）一书中提出，文学是道德感知教育和发挥道德想象力的最根本途径。著名的小说评论家和叙事学家韦恩·C.布斯（Wayne C. Booth）将叙事性作品当作道德论证和道德形成的试验场，提倡通过文学叙事共同培育人性，构建一种健康良性的公共领域。医院是需要医生与患者共同构建的公共领域，因而倡导双方开展叙事作品阅读是构建和谐关系的重要途径。

悉尼大学的哲学教授康宁翰（Anthony Cunningham）认为伦理是对"什么是好与最好"这一问题的理想标准、渴望目标与过程想象。伦理除了善良与邪恶以及正确与错误这两对概念之外，还涉及羞耻、嫉妒、尊重、同情、残酷、尊严等丰富概念。叙事性作品描述的是特定人物在特定环境里过着的特定生活。这些作品展现了生活和人物的详细图景、人性和环境的复杂、内心活动的变化。细节的描述和故事进程的推进都适时地吸引着我们的注意力，伦理反思所需要的信息就蕴含在这些细致入微的故事里，因而，这些细节就有了道德的力量。虚构叙事可以过滤我们的道德经历，它们让我们不至于在平淡无奇的日常生活中丧失了对故事的敏感性和反应性。

当代哲学家玛莎·纳斯鲍姆（Martha Nussbaum）是推动通过叙事阅读来体验生活智慧的重要人物。她的《诗性正义：文学想象与公共生活》是对布斯文学共导理念的扩充与延伸。在她看来，这种文学共导所引向的实质是一种"公共理性"，是"一种要求我们关注自身的同时也要关注那些过着完全不同生活的人们的善的伦理立场"，这种包含了情感的公共理性所引向的是一种更为和谐的关系。她在《善良的脆弱》（*The Fragility of Goodness*）里提到"一个故事的'虚构'往往比科学研究的'事实'要更令人信服"。纳斯鲍姆认为,四世纪的雅典人就已经明白道德生活不是没有语境的抽象抉择这一道理。作为文学叙事形式的希腊悲剧与道德伦理论著之间形成互补关系,都有助于伦理道德在现实生活中作用的实现。也就是说希腊悲剧故事是对苏格拉底对话的必要补充。纳斯鲍姆的论点在《爱的知识》(*Love's Knowledge*)一书中得到扩展,书中提到了亨利·詹姆斯(Henry James)的一部小说。她认为道德知识包括基本的情感要素在詹姆斯的小说中展现得非常充分。

在《我们所交往的朋友:小说伦理学》(*The Company We Keep: the Ethics of Fiction*)中,韦恩·布斯(Wayne Booth)提出阅读叙事作品的行为是与故事中的人物共同建构经验的过程,也是构建道德观念(伦理洞察力和道德判断力)的过程。道德观念的构建和性格的形成(无论好坏)在阅读中不知不觉地发生着。

丽塔·卡伦(Rita Charon)认为叙事能力,作为正确判断医学伦理问题的必要技能,能通过文本阅读和故事阐释进行培养,"具有叙事能力的医学实践,它能够识别、解释他人的困境,并能因为感动而采取行动"。赫尔维茨(Hurtwitz)进一步阐明:叙事医学既是实践也代表知识和态度,在以常规疗法为主的医疗实践中,叙事医学使医生超越生物机制的局限,注重语言陈述的思维方式和叙事技巧,关注医疗实践中的情感宣泄和人际关系。叙事医学被认为是目前开发得最好的平台,通过训练敏感性和必要的叙事技巧,在临床科学知识中结合人际洞察力理解医疗实践中许多各不相同的状况。

医学不仅仅是科学,而是运用科学(医学)知识和技术对人进行照护的一种实践活动。亨特(Kathryn Montgomery Hunter)经过近一年在医院参与及观察医学活动并对其进行分析,认定医学知识在本质上是叙事的,叙事在医学知识的传播上起到了中心的作用。不论医学知识在总体人群中是如何确定,在个体病例中总有不确定性,因此,叙事是架在个体病例和医学一般原则之间的桥梁。医生在这座桥上来来回回,用医学的抽象知识解释患者的疾病故事,然后又以病史再现的形式做出试探性的诊断返还给患者,这其实是医生用医学的解释框架为患者重述的疾病故事;有经验的医生掌握的很多临床病例是以故事的形式存在的。

除此之外,基于经验和传统的准则,如实用的指导原则、临床信条、经验法则等,医生的判断在当中也起很大的作用。这是医生习惯的判断方式,在遇到伦理问题的时候,医生更倾向于把手头的问题与这些以故事形式存在的"病例库"中的伦理决定进行比对,并利用"基于经验和传统的准则"做出判断。这种方式更多的是叙事的方法,而非原则主义的方法,因此就伦理判断的方法来说,医生对叙事伦理的方法其实比对原则主义的方法更为熟悉。

(三)叙事伦理的运用

在西方,叙事伦理学是一个不断发展的研究领域,正如上述各种以叙事理论为理论背景的"叙事伦理学簇"展示的那样,学者们在 21 世纪初提出了各自对它的理解,众多的叙事学家、文学家、哲学家、思想家对叙事伦理有过不尽相同却又相互关联的阐释。叙事伦理的核心概念概括如下:

(1)每一个伦理情境都是独一无二、不可重复的,普适性原则无法获得每个伦理情境的全部意义。

（2）在任何一个与健康相关的情境中，评判任何决定或行动是否恰当的标准是看它是否与患者的个人生命故事相一致。

（3）个人的第一人称叙事不应该是不切实际的、夸大的叙事（个人叙事有时候是不可靠的），这些叙事还应该与别人眼中我们自己的形象相吻合。

因此，这些个人叙事是可以被质疑和修改的。叙事伦理的方法认为，每一个事件都是嵌于个人生活的全部叙事之中的，如是否同意结束治疗、是否同意剖宫产、是否同意进行化疗，这些临床选择都不能孤立于个人生活的其他方面，而是这个持续进行的叙事当中的一部分，基于他对这个事件赋予的意义。疾病对患者来说不仅仅是身体的病痛，它决定着一个人的未来、他与他人的关系、他的生活意义、他对自我的认知。因此，患者所做的决定不是基于抽象的原则，每一个患者对临床情境的认识都基于他的生活经历和经验。

叙事伦理就是要关注这些具体的细节和关系，医生要通过自己的共情能力，来理解患者的处境，真诚地与之沟通，医患共同做出尽可能被患者和家属认可的高质量的决策。叙事伦理也要求医生反思自己在患者的叙事当中的角色和位置，要求医生"不能假装自己存在于患者的生命故事之外"，要认识到自己具有"还在患者展开的生命故事当中的权力"，这样的反思也有助于医生与患者和家属的合作，也能保证在做治疗决定时听到每一个声音。

掌握叙事伦理的方法依赖于叙事医学的重要工具之一——细读法，但我国尚无为培训医务人员掌握细读技巧的实践，甚至文学阅读也不普遍。因此，为使医务人员真正掌握叙事伦理的方法，推动叙事医学在我国的进一步发展，需要举行叙事医学工作坊，以提高他们的叙事能力，使之有机会反思医学的阐释框架与患者阐释框架的区别，从不同的视角审视患者的疾病经历，提高共情能力，改善患者的就医体验，提高医生的职业满意度。

课程思政

2019年8月15日，甘肃省卫生健康委员会在甘肃省肿瘤医院启动全省安宁疗护试点工作，并举办培训班，明确从5个方面推动实施安宁疗护试点工作，要求将安宁疗护工作纳入健康甘肃战略布局，纳入健全完善老年健康和医养结合服务体系建设重点任务，重点在县级以上医疗机构设临终关怀科，开展安宁疗护服务。

二、临终关怀及其伦理要求

生、老、病、死是人生的必然历程，谁都无法逃脱，一个人的精神可以不灭，肉体却不可能永存。临终关怀（hospice）是近代医学领域中一门新兴学科，它涉及医学、护理学、心理学、伦理学、社会学等诸多领域，有其独特的伦理价值。这一模式的出现正在逐渐地改变人们传统的死亡观，而且影响着医疗的目的，并对医护人员甚至整个社会公众提出了更高的技术与道德要求。

（一）临终关怀的概念

所谓临终关怀是指社会各阶层（医生、护士、社会工作者、宗教人士、志愿人员以及政府和慈善团体等）组成的团体，专门为临终患者及其家属所提供的生理、心理和社会的全面支持与照护。它不以延长临终者生存时间为重，而是以提高临终患者的生命质量为宗旨。

随着人类社会的进步和医学科学的迅速发展，临终关怀学越来越得到社会的重视。作为一门新兴的学科，一种新兴的护理方式，临终关怀为临终患者提供了一个符合人性的，科学的护理方式，使其能舒适、安详、有尊严地走完人生的最后旅程，又能为临终患者家属提供包括居丧期在内的生理、心理全方位、高质量的关怀与照护。

（二）临终关怀的历史发展

早在公元 4 世纪的修道院中出现了名为"hospice"的特殊房间，是基督教徒专为容留远道而来饥渴疲惫之人的地方，旅游者、生病者或即将死亡者都可以在此得到庇护与关怀。现代的临终关怀运动始于 20 个世纪中期桑德斯（D. C. Sunders）博士在英国伦敦创办的世界上第一所临终关怀机构——"圣克里斯多弗"临终关怀医院，该运动被认为"点燃了世界临终关怀运动的灯塔"。近二三十年来，临终关怀有了长足的发展，随后美国、加拿大、南非、荷兰、瑞典、挪威、瑞士、法国、印度、日本、中国的香港和台湾地区等都陆续设置了临终关怀机构。据不完全统计，目前世界上已有 70 多个国家和地区成立了临终关怀机构。

在英国，临终关怀机构已形成了一个健全的服务网络体系。据统计，英国每年死亡人数接近 30 万，其中 2.8 万人死于临终关怀护理院。1983 年美国联邦政府和美国国会通过专用设备立定法案，将"临终关怀"列入医疗保险的项目中，此法案通过后，临终关怀组织在美国如雨后春笋般增长。目前，临终关怀工作已发展成为国际性活动，世界各国的临终关怀组织机构和从事临终关怀的专业人员每年都举办专业学术会议、交流经验。临终关怀事业在最近三十多年的发展中，已越来越受到全世界、全社会的普遍重视。

中国的临终关怀事业开始于 20 世纪 80 年代，1988 年 7 月天津医学院在美籍华人黄天中博士的资助下，成立了中国第一个临终关怀研究中心。同年同月在上海也诞生了临终关怀医院——南汇护理院。1990 年在北京成立了松堂医院。此后，沈阳、南京、西安等城市相继开展了临终关怀服务。目前中专、大专及本科教学中增添了有关临终关怀护理的教学内容。

中国临终关怀之父与
临终关怀医学

这些都标志着我国已跻身于世界临终关怀研究与实践的行列。由于临终关怀进入我国仅二十多年的时间，此项事业对于公民甚至一些医务人员来说还是个较陌生的概念，许多人尚不能正确理解临终关怀的真正意义。加上几千年来，我国传统文化的束缚，对我国临终关怀事业的发展产生了一定的消极影响。

(三) 临终关怀的伦理意义

临终关怀是人类社会最具人性化的医疗护理服务，是医学人道主义在现代社会的具体表现。医学的发展和社会的进步提升了人们临终关怀护理服务意识，作为一项符合人类利益的崇高事业，临终关怀对人类社会的发展产生了重要意义。

1. 有利于医学人道主义的升华

临终关怀首先从多方面照护患者，不以延长患者的痛苦生命为目标，而主要是满足临终患者在生理、心理、伦理和社会等多方面的需要，使患者在一个舒适的环境中有尊严、无忧无虑地离开人间；其次，临终关怀把对家属、亲人的关心也作为他们工作的一部分；最后，临终关怀工作是运用了整个社会中有爱心的力量来从事这些工作的。

2. 体现了生命神圣，质量和价值的统一

当人的生命经过医务人员全力的支持、治疗、护理、抢救后，其生命处于临终状态时仍受到了应有的关心和照顾，这就维护了生命的神圣。

3. 有利于医学道德水平的提高和社会文明的进步

临终关怀特点要求医务人员应具有高度的同情心和责任感，对患者生命、人格和权利予以高度尊重，并对患者家属给予同情和关怀。

4. 有利于卫生资源的节约

医学高技术的发展使得医务人员在维持临终患者的濒死状态，延缓死亡来临成为可能。

(四) 临终关怀的伦理要求

1. 保护临终患者的权利

临终患者在未进入临终状态之前，作为独立个体仍有他们的个人利益和权力。作为临终关怀者应尊重他们的权力，维护他们的利益。临终关怀者要允许临终患者保留自己的生活方式，尊重他们参与治疗护理方案的决定，选择自己喜欢的死亡方式并保守他们的个人隐私等。

2. 理解患者的心理行为

患者处于临终状态，不得不面对即将到来的死亡问题。此时他们大多数表现出抑郁、沮丧，甚至悲观、绝望。有的感到命运不公，表现出愤怒、不讲道理、不配合等令周围人难以接受的反应。

3. 帮助患者接触恐惧和痛苦

临终患者对死亡有着程度不一的恐惧心理，伴随着消极、痛苦、悲观、绝望等不良情绪和行为反应。对此，护理人员主动、热情地与患者接触，鼓励患者表露其内心感受，帮助患者排解不良心理，满足患者的心理需要。日常生活中可以开展一些患者和家属都可参与的活动，增加患者的生活乐趣、促使患者以积极乐观的心态走完人生的旅程。

4. 提供临终患者及家属心理支持服务

在临终关怀中，临终患者及其家属都需要获得同样的关爱与照顾，因为死亡与其说

是临终者的不幸，更不如说是生存者的不幸，实际上活着的人由于对临终者的留恋带来的精神痛苦和为照料患者所承担的躯体、心理等方面的痛苦可以超越临终者自身的体验。

5. 创造适宜临终患者的环境

世界上绝大多数的临终关怀医院都在着力突出其环境的非医院化特色，临终关怀工作者都在试图把临终关怀的医院变成一个温馨的大家庭、美丽的花园、休憩的场所，他们认为这样的环境对临终患者来说是最好的。

三、临终关怀的普及

(一)临终关怀的理念

1. 以照料为中心

临终关怀是针对疾病晚期、治疗不再生效、生命即将结束者进行的照护，一般在死亡前 3~6 个月实施临终关怀。

2. 维护人的尊严和权利

维护人的尊严和权利，实行人道主义，使得临终患者在人生的最后历程同样得到热情照顾和关怀，体现生命的价值、生存的意义。

3. 提高临终患者的生命质量

临终关怀不以延长患者的生存时间为目的，而是以提高临终阶段的生命质量为宗旨。

4. 加强死亡教育，以使其接纳死亡

临终关怀将死亡视为生命的一部分，承认生命是有限的，死亡是必然的。

5. 提供全面的整体照护

在生理、心理、社会等方面给予全方位的关心和照护。

(二)临终关怀的需求

1. 生理需求

在临终患者的各项需求中占第一位的是受病魔侵扰，生活无法自理而出现的各种生理需求。临终关怀需要建立"身-心-灵"的模式，首要满足的就是生理需求。

(1)生活照料：临终患者需要家属及照顾者承担大量日常生活照顾，导致照顾者在各方面存在巨大的压力，不利于临终关怀事业的发展。

(2)疼痛护理：疼痛是临终患者最普遍、最重要的症状，不仅会造成患者生理上的痛苦，而且让患者在心理上饱受折磨，部分临终患者因无法忍受疼痛而选择死亡。

(3)舒适：舒适是一种主观的自我感觉，舒适护理是让患者的生理、心理处于放松状态，没有紧张、焦虑等负性情绪。

2. 心理需求

临终患者的心理大致经历否认期、愤怒期、协议期、忧郁期和接受期 5 个阶段。重视临终患者的心理状况，能更好地服务患者，让患者积极乐观地接受治疗，既能提高患

者及家属的生活质量，又能推动临终护理事业的发展。

（1）精神慰藉：无论患者有无宗教信仰，在生命终结前的精神慰藉都是临终患者的深层次需求。

（2）精神文化：精神文化是在人类物质文化基础上产生的一种特有的意识形态，是人类各种意识、观念、形态的集合。精神文化可以影响临终患者对疾病的认知态度和配合治疗的程度。

（3）文体活动：临终患者的共同特征就是身心比普通人更加脆弱，身体素质相对低下，更容易出现孤独、抑郁、焦躁等心理问题。适当开展文体活动可以帮助他们在锻炼身体的同时，减弱甚至克服心理障碍、心理问题。

（4）心愿满足：临终患者的心愿不仅可以帮助他们解决心理问题、提高患者的自我价值感，还能让患者积极配合治疗，提高生活质量。

3. 社会支持

社会支持是指运用一定的物质和精神手段对社会弱势群体进行无偿帮助行为的总和，这需要家庭、朋友、政府及社会各界人士多方面的配合。社会支持包含灵性关怀、居丧服务、尊严死、尸体料理、和谐的人际关系，等等。

（三）我国临终关怀的发展与特点

1. 我国临终关怀的发展现状

目前中国包括香港和台湾地区在内的 30 多个省、市、自治区相继创办了临终关怀机构 100 多家，拥有近千名从事这项工作的专业人员。我国尚无完全符合国情的临终关怀模式，公认的理论模式有李义庭的 PDS 模式和施榕的"施式模式"。在具体的运营模式上有临终关怀医院、综合医院的临终病房和家庭模式的临终关怀。

2. 国内临终关怀的特点

（1）发展地域分布不均，整体覆盖面较窄。一方面，临终关怀事业在沿海地区和内陆地区发展不均衡，内陆地区发展水平明显落后于沿海，如交通便利、经济发达、开放程度高的北京、上海、广州等地的医疗卫生事业高速发展，为当地临终关怀的普及和完善提供了便利条件。相反，中西部内陆地区的临终关怀事业的受重视程度和可投入力量均受到严重制约；另一方面，城市和农村经济社会发展不均衡。

（2）临终者比例分布与我国实际情况相矛盾。相较于英国、美国等临终关怀发展成熟的国家不同，我国的临终关怀服务对象绝大多数都是晚期癌症患者。然而临终关怀事业发展成熟的标志之一，便是其关怀的对象为所有病种垂危患者及家属。

（3）临终关怀"重老轻幼"现象明显。临终关怀服务偏重老年人，忽视了患有白血病和先天性遗传性疾病的儿童对于临终关怀的需求，对儿童临终关怀尚未引起足够的重视。

（4）临终关怀者职责混淆，分工不清晰。从事临终关怀服务的医务人员与其他医务人员的身份、职能相互掺杂混淆。相当一部分从事临终关怀服务的医师和护理人员是直接从各科室转调出来，没有接受过专门的学习和训练，没有掌握镇痛药物、化疗、放疗等在临终关怀中的应用与临床上治疗的根本区别所在。

（5）现代临终关怀发展缺乏支持。在部分地区尤其是内陆地区，临终关怀的发展缺少当地政府的政策支持和社会资助。除资金匮乏问题之外，临终关怀事业还缺乏社会人力的支持。

我国如今面临着人口老龄化、社会老龄化的问题，这也从一个侧面表现出我国临终关怀学科的前景广阔，需要更多的人力、物力和财力投身于此。临终不是死亡，在人道主义人文关怀蓬勃发展的当今，我们有能力和义务让临终患者人生最后阶段的旅程走得安详舒适。有了政府的大力支持和社会力量的保证，同时加强临终关怀医护人员自身素质与专业意识，中国的临终关怀事业将会得到长足的健康的发展。

第三节　临终关怀与叙事力量

一、叙事的力量——维持生命最后的温度和尊严

随着人口老龄化的加剧，慢性病和恶性肿瘤患者日益增多，他们不仅要面对身体的衰弱和病痛的折磨，还要忍受内心的孤独、死亡来临的恐惧与不安。特别是对于一些临终患者，如何让他们安宁地、没有痛苦地、有尊严地死亡已经成为当代叙事医学需要直面的新课题。死亡叙事教育（death narrative education），就是以讲述故事的形式对护理人员、患者以及患者家属开展有关死亡、濒死与丧恸的教育。

伊丽莎白·库伯勒·罗斯在《论死亡与临终》一书中提出了人濒死前心理发展的五个阶段：否认和隔绝、愤怒、讨价还价、沮丧、接受事实。临终患者每个阶段所历经的时间长短会有差异，但无论是家属还是患者最终都不得不接受这一无法改变的现实。随着现在媒体移动终端的普及，人们对死亡的认知态度正在潜移默化地发生着改变，如何维持生命最后的温度和尊严也逐渐走进寻常百姓家，减轻和消除临终患者的痛苦，旨在提高死亡的质量、有尊严的死亡观正在临终患者及其家属之中普及。特别是在疾病的终末期，临终患者极端痛苦又治愈无望，丧失了基本的生活能力，加之经济与家庭的双重压力，选择有温度有尊严的死亡已经成为多数临终患者的期待。

（一）叙事在临终关怀中的运用

1. 临终患者的叙事护理

叙事护理能够有效引导临终患者舒缓压力，改善睡眠，重新思考人生意义。护理人员必须主动了解临终患者面临死亡的心理反应，通过改写、解构、外部见证人、治疗文件等叙事疗法技巧帮助患者排解心理问题，实施心理护理。掌握患者的心理变化特征，在护理工作中做到有的放矢，针对不同的患者给予相应的护理措施。

临终患者的心理反应分期

（1）否认期的护理：大部分患者在得知自己患不治之症时都会恐惧，不愿意去相信，此阶段的情绪很脆弱，护理人员在与患者沟通时要倾听患者内心感受，缓解内心创伤，

逐渐接受现实。对此期患者，不可将病情全部揭穿。与患者交谈时，要认真倾听，表示热心、支持和理解，经常出现在患者的身边，让他感到没有被抛弃，而是时刻受到人们的关怀。同时也要防备少数患者心理失衡，以扭曲方式对抗此期的负重感。

（2）愤怒期的护理：愤怒是一种健康适应的反应，此时，护理人员应有足够的耐心和爱心，让患者以发怒、抱怨等方式发泄内心的负性情绪，并注意患者人身安全，防止意外发生。作为医护人员要谅解、宽容、安抚、疏导患者，让其倾诉内心的忧虑和恐惧，这样对患者有益的举措，切不可以"愤怒"回击"愤怒"。

（3）协议期的护理：此时的患者会以很友善很合作的态度配合医护人员的工作，希望可以改变现实，护士应给予患者希望并积极引导患者配合治疗。护士应看到这种情绪对患者是有益的，他能提供合作，共同对抗病魔，护士通过将病魔外化、解构等技巧实施心理护理，延缓死亡。因此，要尽可能地满足患者的需要，即使难以实现，也要做出积极努力的姿态。

（4）忧郁期的护理：护士要多关怀多理解患者，多与患者沟通，鼓励患者诉说并认真倾听，及时回应患者的反应，让患者感到宽慰和安全。对忧郁期患者，允许其哀伤、痛苦和诉说他的哀情，并耐心倾听。同时还应鼓励与支持患者增加和疾病做斗争的信心和勇气。

（5）接受期的护理：护理人员一定要想办法帮助临终患者降低对死亡的害怕、逃避，而能以坦然、积极的态度面对死亡。加强临终护理，尊重患者的意愿，如患者提出有未完成的心愿，为患者做一些力所能及的事情或指导家属完成遗愿，减少患者遗憾心理。开放病房探视，对患者家属进行配合指导，告之家属避免"死亡""癌症"等刺激字眼，同时应避免悲伤情绪，给予患者关心、爱护，尊重患者的信仰，延长护理时间，让患者在平和、安逸的心境中走完人生之旅。

综上所述，对临终患者采取叙事疗法，在互动过程中引导患者以故事叙说的形式将问题外化，使问题是问题，人是人，并通过重构新故事，使人的主观能动性得到充分发挥，从而有助于问题的自主解决。采取全面的综合护理，提高患者临终前的生活质量，使患者保持良好的心理状态，同时提高了护理满意度。为护理人员提供切实可行、易掌握的心理护理方法，培养护理人员倾听、共情能力。叙事疗法为临终患者心理护理提供了新途径。

传统医学过于专注人体机能失常的个体部位，而且这一关注过程甚至细化到细胞乃至分子水平上，这容易忽视作为整体的患者，不适应当今的医学发展模式。叙事医学是患者通过叙述来反映他的疾病和痛楚，它可以是言语、描摹、手势，也可以是沉默和意象。有时候这些"叙事"往往是相互矛盾的，甚至是难以准确表达的。叙事医学也是医生用叙事性的语言将诊疗过程中的细节、心理活动、患者的疾苦和体验乃至家属的感受都记载下来，充分体现医生对患者的人文关怀，这大大加强了医患之间的交流，使临床医学更加充满人性和温情。这是生物心理社会医学模式的具体践行，也是从"以疾病为中心"到"以患者为中心"的转变体现。因此，临终个体"讲"的任务和医护人员"听"的任务同样艰难。"叙事能力"是人类用来吸收、解释、回应故事和他人处于困境时的能力，这种能力有助于医护人员在医疗实践中提高对患者的共情能力、职业精神、可信赖程度和对自己的反思。

纳德尔哈夫与博内巴克（Ruth Nadelhaft & Victoria Bonebakker）合编的《想象它的样子：文学与医学作品集》（*Imagine what it's like：a literature and medicine anthology*）。这个合集包含有短篇小说、书信以及诗歌等多种叙事文类。创作者既包括医护人员，又有经典作家和当代创意作家。比如说里面收录有美国浪漫主义诗人（内战时期男护士）惠特曼（Walter Whitman）的信件叙事作品《受伤的伤口包扎员》（*Wounded Dresser*），有霍桑（Nathaniel Hawthorne）的短篇叙事《拉帕契尼的女儿》（*Rapaccini's Daughter*），又加入了当代著名的护士诗人考特妮·戴维斯（Cortney Davis）的诗歌叙事《护士面面观》（*What the Nurse Likes*）。

这部合集分为五个部分：疾病经历、生与死（开始与结束）、创伤与恢复、妥协以及疗愈的代价。护士作为阅读者从目录中可以马上发现这五部分与美国精神病学家库布勒-罗斯（Kubler-Ross）的死亡和濒死五部曲理据的对应：拒绝、愤怒、抗争、抑郁、接受。临终患者心理活动的五个发展阶段，并非前后相随，而是时而重合、时而提前或推后。因此，在护理工作中应掌握患者千变万化的心理活动，从而进行有效的护理。

梁启超在其《论小说与群治之关系》一文中说，"小说之以赏心乐事为目的者固多，然此等顾不甚为世所重，其最受欢迎者，则必其可惊可愕可悲可感，读之而生出无量噩梦，抹出无量眼泪者也"；"小说有不可思议之力支配人道故"。小说里的故事有"不可思议之力"，这种不可思议之力就是一种伦理力量。通过打动读者，激发他们的情感和伦理想象，读者会对自己的选择进行伦理考虑。

梁启超继续说，"人之读一小说也，不知不觉之间，而眼识为之迷漾。而脑筋为之摇飏，而神经为之营注，今日变一二焉，明日变一二焉，刹那刹那，相断相续，久之而此小说之境界，遂入其灵台而据之，成为一特别之原质之种子。有此种子故，他日又更有所触所受者，旦旦而熏之，种子愈盛，而又以之熏他人，故此种子遂可以徧世界……而小说则巍巍焉具此威德以操纵众生者也"。这里讲的是虚构叙事在潜移默化中对一个人和一群人的伦理素养产生影响。

2. 消除患者对死亡的恐惧

中国台湾地区一位学者曾说过："死亡本身并不可怕，可怕的是我们竟然毫无准备。"作为医护人员我们有责任帮助患者正确面对死亡。我国对死亡的态度现状，目前以恐惧的态度最为普遍，逃避少一些，接受就更少了，很多人未树立正确的死亡态度，不了解如何处理与死亡相关的情绪和举动。受传统儒家思想的束缚，我们更加重视生的意义，视死亡为禁忌话题，更增加了大多数人面对死亡所产生的包括恐惧、悲伤等消极应对。死亡虽是人类社会一大禁忌话题。人皆乐生而怖死，但事实是，生存必定指向死亡。叙事生命和死亡教育帮助医护人员与患者及其家属树立正确的生命价值观。

生死叙事教育主要目的在于培养医护人员透过生与死的对照，反省人类、社会、与自身的存在意义；透过东西方不同文化价值的比较，接触不同文化下的生死意涵；了解自己对死亡及濒死问题的观点，主动对死亡进行有意识地思考，从而体会自己的生死观，了解临终关怀的意义，掌握全方位身、心、灵的安宁照顾，与丧亲哀恸辅导等。只有医护人员自己接受了生死叙事教育，医护人员才能更好地引导临终患者及其家属接受死亡。国内学者黄丽群等提出"四阶梯"死亡教育模式就是某种叙事性生死教育。黄丽群的四阶梯模式包括"认识死亡、直面死亡、准备死亡、超越死亡"四个逐渐深入的层面，采用"推荐阅读、影视欣赏、课堂讲授、死亡体验"四种逐渐深入的形式为教育方式。

在生命的最后阶段，临终患者求生已不能时，在与死亡的交涉中他们的心理都发生了极大的变化，他们开始对死亡进行思考，有的患者会不时地问"我还能活多久?"，有的会以不同的方式如按铃、叫喊、摔东西来"折腾"医生和家属，有的会流露出忧郁、无奈甚至绝望的神情。此时家人、朋友、医生以及志愿者等社会工作者对临终患者的陪伴、照护以及对人类的终极关怀就显得格外重要了，医护人员要以叙事的方式倾听患者对死亡的态度及恐惧，要充分理解患者的心理需求，尊重患者，主动真诚地与患者沟通，真正理解患者的心理感受，学会与患者共情，设身处地站在患者的角度看问题，慢慢地消除患者对死亡的恐惧，让患者正视死亡，给患者精神上的安慰和寄托，心灵的慰藉和人道主义关怀，能够使他们内心得以平静，坦然地面对死亡，接纳死亡，让患者自然、有温情、有尊严地对待死亡，使人生最后一站平稳过渡，使临床医学更加充满人性和温情。

不仅医生需要生命和死亡教育，我们的患者也需要正确的死亡教育。患者不一定要有文学的基础，甚至都不一定能够读懂一首诗，但是我们去读、去体会的过程，就是疗愈的过程。医生可以引导科室里的绝症患者阅读里奥·帕斯卡尔力（Leo Buscaglia）的短篇小说《叶子弗雷迪的坠落：一则适合所有年龄人阅读的人生故事》（*The Fall of Freddie the Leaf: A Story of Life for All Ages*）。这首短篇小说式的诗歌用春夏秋冬四季来隐喻人的生命的各个阶段，通过叶子弗雷迪的故事引导我们理解生死枯荣以及生存的目的和死亡的去处。著名的侦探小说之父爱伦坡也是浪漫主义诗人，他的诗歌《钟声》（*Bell*）中也用春秋季节更替为隐喻感叹年轻生命的逝去和身体的衰弱。

约翰·济慈（John Keats）的《当我心有恐惧》（*When I Have Fears*）、《关于死亡》（*On Death*）和《致秋天》（*To Autumn*）都是围绕疾病和死亡创作的诗歌。随着家庭成员一个个地生病离去，济慈的肺结核病情越来越严重，他强烈地感到死亡的迫近。通过创作诗歌，抒发自己对生死的哲学思考，减轻自己对死亡的恐惧。许多研究者认为患者在高声吟读这样的诗歌之后，心肺功能得到明显改善，孤独失落感得到一定的缓解。

死亡叙事教育不仅让人们懂得如何活得健康、活得有价值、活得无痛苦，而且还要死得有尊严。它既强化人们的权利意识，又有利于促进医学科学的发展，通过死亡教育，使人们认识到死亡是不可抗拒的自然规律。目前，我国已进入老年型社会，人口老龄化问题已经引起社会的广泛关注。工作的丧失、生理功能的减退和社会关系的变化均使得老年人承受着沉重的心理负担，很多老年人感受不到生活的意义。死亡叙事教育让他们学会调适不健康、趋向死亡的心理，重新认识生命的意义，可从容地面对死亡。死亡教育也是破除迷信和提高素养的教育，是社会精神文明发展的需要，也是人生观教育的组成部分。面对生死问题逐渐增多的这样的一个社会，死亡教育对死亡及濒死的正确了解和调试、以及充分认识生命的本质是非常必要的。

3. 帮助患者做出正确的死亡抉择

生命是无常的，死亡却是正常的，但人们总是为无常的事做预备、做计划，而不会为正常的事做准备、做打算。在医院语境下，医护人员可以主动从哲学伦理的角度、医学科学的角度、理性思维的角度以及作为患者和患者家属的角度，与患者及其家属一起探讨如何作合乎信仰、伦理和现实的医疗决定。如何让人死得有尊严，而且不需要经历太多痛苦也是我们应该做出的选择。一般人对绝症和死亡的态度都是恐惧、否定、绝望、分离……如果生死教育得宜，对死亡多一点了解，在死去的过程中会更加从容些。

医疗和护理都涉及决定，医学的进步增加了治疗和护理方案的选择，因而需要医护患共同作出的决定越来越多。不同的方案会带来不同的结果，结果往往是不可逆转和永久性的，存在诸多不可预测的因素，因此，要作一个理性的决定绝非易事。无论医生和护士的角色和责任如何，作出医疗的决定和生命价值的决定是截然不同的两件事。虽然医护人员可以从专业的角度判断治疗和护理方法的成效，有资格决定治疗的价值，但我们绝对不能决定患者生命的价值或者谁值得活下去。

在癌症等不可治愈性疾病的患者的临终关怀中，当患者完全丧失临终时做重要决定的能力时，往往是患者家属代替患者做出决定。有研究调查结果是被授权人的患者家属62.5%承认曲解患者不用复苏的决定和88.4%的家属误解减轻痛苦的选择为延长生命。加之当前维生医疗设备的使用，针对不同家庭来把握非治愈患者治疗的"度"，实现"符合个人意愿而且有尊严的死亡"，对减少医疗纠纷，合理使用医疗资源有很大意义。通过叙事护理，加强对患者和家属的沟通指导、对疾病的认识，让这些患者拥有坦然、从容面对死亡这种积极的生命态度；让这些患者家属面对和接受现实的同时，做出符合患者意愿和家庭状况的选择并帮助患者实现遗愿；让护士对这些患者思想有准确的、善解人意的理解。

美国作家医生阿图·葛文德（Atul Gawande）的著作《最好的告别：关于衰老和死亡，你必须知道的常识》（*Being Mortal：Medicine and What Matters in the End*）不仅能够帮助大众更好地理解医学，知道医学的局限和可能，也帮助我们面对死亡问题进行思考和抉择，比如如果你的心脏停搏，你希望做心脏复苏吗？你愿意采取如气管插管和机械通气这样的积极治疗吗？如果不能自行进食，你愿意采取鼻饲或者静脉营养吗？在生命临近终点的时刻，我们和医生应该谈些什么？

思考死亡是为了活得更好。葛文德在书中通过各种不同视角的故事围绕三大话题进行讨论，分别是：临终医疗、护理和养老。通过讲故事以及对比的方式，高度评价了姑息治疗和善终服务，即临终时不以治疗为主，而以帮助患者减少痛苦，在亲人的陪伴下安静死去为最佳选择。许多国内外研究都表明，接受家庭善终服务的临终患者比在医院里持续进行治疗的患者经受的痛苦更少，身体能力更强，能够更长时间同家人进行更好的沟通。此外，这些患者在去世半年后，他们的家人患持久抑郁的概率非常小。

4. 寻求生命最后的价值与意义

人的生命具有无法估量的价值。生命的价值在于生命本身，而非在于它对别人的价值。生命的价值与生俱来，没有程度等次之分，不同个体的生命不能做比较，也就是说，无论处于哪个年龄阶段、社会地位、性别分类和健康状况的人都具有相同的价值。人不会因为患病而影响其本身价值。然而，在某种意义上，人总是将自我的尊严与自我功能联系到一起。自我功能包括工作生产能力、自力更生状态、智力创造活动等，如果这些功能减少或者丧失，自我尊严和自我价值也就大打折扣。对于患者而言，当他们的病情每况愈下，身体逐渐衰残时，自然地丧失了独立性和生产力，需要别人的照顾和帮助，慢慢会将自己当作别人的负担，感到自己的生命已变得无意义和无价值。

传统的教育把焦点放在人生的发展上，重视成功和成就，对于死亡教育一向忽视。于是，人们普遍不知珍惜生活和生命之美，忽略人生意义的探究与体验，特别是对于绝症者或临终者的照顾，几乎没有善尽应有的关怀。因此，我们有需要注意死亡的研究，重视死亡教育。它对于个人精神生活的成长，乃至文化的提升，都是积极而值得肯定的。

理论是灰色的，生命之树常青。越是深入挖掘那些濒死患者的最后生命的叙事，越是能更多地思考生命的价值与意义。面对生命的有限性与无常性，临终患者常常遭遇痛苦与死亡的艰难选择，需要更大的勇气寻求生命最后的价值与意义，有温度有尊严的渡过生命的最后一站。正因为死亡的召唤，生命才变得更有价值。

临终患者大多认为自己处于无助、无能的状态，甚至认为自己的生命已经毫无价值。事实上，尤其是长者，他们一生对家庭、对事业、对社会曾经做出各种各样的贡献，这些人生故事是值得大家回顾的。这些故事能够在临终前让亲人肯定自己一生的辛劳和功绩，无愧于家庭和社会，从而使他们安然地面对死亡。

从濒死患者的故事里，我们可以体验到生命是多么可贵，又是多么无常，是多么脆弱，又是多么坚韧。陪伴一个患有重病或者濒死的患者，我们才懂得如何正确地面对死亡，如何正确对待濒死者和幸存者，如何更加积极地创造美好生活。既然每个人生下来都是向死的存在，那就努力学会永远无私地去爱，最大限度地实现自己的生命价值。即使在生命最后时光里，平静接受人的必死性，带着人性的尊严做最后的告别。

二、叙事与临终关怀的案例分享

叙事医学是由美国学者哥伦比亚大学医学院的临床医学教授丽塔·卡伦在 2001 年首次提出的新名词。所谓叙事医学，即用叙事能力来实践的医学，对患者的故事进行认知、吸收、阐释，并为之感动，与患者建立彼此信任的关系，旨在为患者提供更好的医疗照护。叙事医学医患沟通模式通过倾听患者和家属的声音，尊重他们的选择，以帮助他们减轻对死亡的恐惧，正确认识死亡，使患者乐观、平和地面对死亡，家属顺应地接受事实。

【案例 1】

"医生我想你们告诉我实情，我到底是不是肾衰竭？能不能好起来正常工作生活呢？她们一直说我会慢慢好起来的，可是我现在感觉越来越不好了……"。王先生是一位肾癌、慢性尿毒症患者，肾脏已经无法正常工作了，只能靠血液透析治疗来维持肾脏的功能，他双下肢水肿，呼吸衰竭，右大腿上留置了股静脉导管，经济上的拮据，全身乏力，连自己如厕都做不到……死亡即将来临的恐惧感无时无刻不提醒王先生。他的家人害怕将真相告知会影响他的情绪，打垮他的求生意志，始终幻想着他会慢慢好起来。在旁的护士把话题转向他的夫人，虽然答应了医生告知患者的病情，但是等真的面对时，又开始编造"善意的谎言"了，"你安心养病不要乱想了，检验结果还没出来，你可能只是短暂的肾脏失功，治疗一段时间就会好起来的，相信这里的医生，你会慢慢好起来的……"

患者对家属始终隐瞒病情感到强烈不满，情感开始失控起来，冲我们发火：“今天不告诉我真相，我就不去血液透析了，自行了断算了”。王先生的老婆一边擦着眼泪一边道歉道，“都是我不好，都是我不好，我只想他好好的……”

【案例分析】

通过患者的语言与非语言表达等方面传递出的信息分析出患者开始意识到死亡离自己越来越近了，这个时候，护士需要与患者建立真诚沟通，以引导的方式与患者交谈。“您说的感觉越来越不好了，你想到了什么？你想让我们怎么帮您？评价患者对死亡的恐惧和接受程度，同时针对患者对死亡知识的不足进行补充及讲解，有针对性的教育。指导患者的同时应该将家属遇到的困难或担忧记录下来，通过记录日志释放情绪，减轻患者焦虑与恐惧感，有利于临终关怀的有效实施。叙事中显现出面对死亡，患者及家属最强烈的情绪是“恐惧”，“善意的谎言”隐瞒病情，妻子内心希望与现实绝望感的差距，加之对未来无法想象的恐惧导致情感崩溃。善意的欺骗不仅会使癌症患者陷于孤立无援的境地，还会影响他们与医护人员的真诚合作，不利于临终关怀的实施。因此，叙事沟通能及时收集信息帮助我们寻找一个告知病情的最佳切入点，对患者是有益的，患者知晓自己的病情，医患之间能真诚沟通，有利于临终关怀的有效实施。叙事沟通能建立医患彼此信任关系，有利于开展临终关怀。当患者经过医生诊断其疾病不可治愈时，护士对患者进行恰当的临终关怀，使患者对死亡有比较正确的认识。

叙事医学沟通是一种吸取、解释、回应故事和其他人类困境的能力，其核心是共情与反思。叙事医学，开辟了一条通过叙事抵达医学认知的新路径。在由于死亡而引起的一系列问题上，通过叙事医学沟通进行临终关怀，包括对患者家属的心理失衡、可能的家庭组合改变而带来的痛苦、丧葬仪式的筹划及给予死者亲属予以慰藉、关怀，以疏导悲痛过程，帮助其减轻痛苦，使他们深切感受到人间的情谊，这是人道主义的进一步升华和全面完善。叙事医学将技术至上的生物医学提升到有情、有趣、有灵的层面，在还原医学应有温度的同时，最终实现从医患之间的小沟通到公众理解医学的大沟通。叙事研究已经被广泛地应用于护理领域的诸多方面，如护理教育、家庭康复、伦理道德及临终护理等。叙事临终关怀不是要人们追求死亡，而是要人们学会认知死亡和正确对待死亡。临终关怀的工作者有责任帮助这类人群，在工作中运用叙事医学医患沟通模式为患者及家属开展相应具有针对性的临终关怀，通过临终关怀以减轻患者对死亡的恐惧，缓解焦虑的情绪，树立正确的生死观，让患者认识生老病死是人生的自然规律，使其在生命的最后阶段通过医务人员的关爱、亲人的关怀、社会的关注与支持产生心理的满足、精神的舒缓，提高自身的心理承受能力，能够坦然面对死亡，从而改善生活质量。

本章推荐阅读书目：

1. 拜厄特（A. S. Byatt）的《黑色小书故事集》（*Little Black Book of Stories*）

2. 麦琪·奥法瑞（Maggie O'Farrell）的《我与死亡十七次擦肩而过》（*I Am，I Am，I Am：Seventeen Brushes With Death*）

3. 伊丽莎白·库伯勒·罗斯（Elizabeth Kubler-Ross）和大卫·凯思乐（David Kessler）

《用心去活：生命的十五堂必修课》(*Life Lessons：Two Experts on Death and Dying Teach Us About the Mysteries of Life and Living*)

4. 伊丽莎白·库伯勒·罗斯的《当绿叶缓缓落下：与生死学大师的最后对话》(On Grief and Grieving：Finding the Meaning of Grief Through the Five Stages of Loss)

5. 葛雷·安德森(GregAnderson)的《当医生宣布你得了癌症》(50 *Essential Things to Do When the Doctor Says It's Cancer*)

6. 简尼斯·斯尔夫曼(Janis Silverman)的《教会孩子与逝去的人告别》(Help Me Say Goodbye：Activities for Helping Kids Cope When a Special Person Dies)

7. 郑晓江的《中国死亡智慧》

8. 大卫·卡罗(David Carroll)的《生死大事》(Living Dying)

9. 查尔斯·科尔(Charles A. Corr)的《死亡课：关于死亡、临终和丧亲之痛》(Death and Dying，Life and Living)

10. 巴西著名作家若热·亚马多(Jorge Amado)的《金卡斯的两次死亡》(*The Double Death of QuincasWater-Bray*)

客观题检测

主观题测验

第九章

叙事护理语境下的有温度的护士

学习目标

识记：

1. 通过临床真实故事感触患者面临的痛苦和担忧，或固执或倔强的原因，以及患者家属的顾虑和担忧。

2. 增强护理人员同理心。

3. 护理人员能敏锐而正确的接受患者的信息和感受并对患者做正确引导。

理解：

通过从不同病种、不同年龄、不同背景的患者的几个叙事故事探讨，护理人员能对患者的故事进行倾听、吸收，帮助患者实现生活、疾病故事意义重构，并发现护理要点，继而对患者实施护理干预的护理实践。

运用：

1. 在临床工作中善于倾听、观察每位患者的个性行为和心境，协助调适并有效护理干预。

2. 利用实例和方法对患者做出正确的引导，使患者改变态度和观念，以配合临床护理工作，或往更好的结局发展。

1. 梦想，有时只需要一丝温和的坚持

她是一位"两性畸形"的患者，她用坚毅的性格震撼了我们。她只是一位想拥有平凡爱情的普通人，却要付出 10 倍普通人的心血，她的愿望很简单，就是想穿着美丽的花裙子，像一只蝴蝶，跟着心爱的他翩翩起舞，飞向他们蔚蓝的天空……

梦想的力量在于它可以让人忘却工作带来的疲惫，可以让一个没有生活方向的人的世界里开满缤纷的玫瑰花，也可以让一位身体有残障的患者忍着冰冷的手术刀一次次地划过自己的躯体，只为了实现她心中的"伊甸园"。疾病、残缺都是我们对她的标签，我们甚至用泛滥的同情心去包围她，她却不在乎上天对她的"特别宠爱"，她还满怀感恩地期盼我们给予她新的生活，我偷偷问过她，手术的痛，你能坚持吗？后期的康复你能忍受吗？她总是微笑着说：没有什么痛比不被人认可的伤更痛，心里的痛是无法用言语去诉说的。我们最重要的就是要放松心态，去坦然面对。她的笑容治愈了我，我们都害怕疾病，害怕挫折，我们把疾病这头恶魔想象得太可怕，感觉它是最难战胜的魔头，可我们往往忘记了，还有梦想这样的天使存在。她是能给我们无穷力量的，是我们的信仰所在……

为了给她的梦想增添一分力量，我们给了她一份惊喜。为她量身打造了一条属于她的"花裙子"。一个慵懒的午后，我将这份礼物送到她的面前时，她热泪盈眶，满心欢喜，迫不及待地穿上这条裙子，在病房旋转着，调皮的阳光不安分地跃上她的身体，此刻，是多么美好。

倘若不是亲身经历过的人，绝不能理解一个兼具男性和女性特征的人所受的煎熬，这种什么都具备，却又什么都不明确的两性特征禁锢的身体，让她遭受了无休止地非难和摒弃，甚至感到绝望。

我们都很平凡，但都因为对美的追求，而变得不普通。有时候，生活可能枯燥乏味，但世界的美是丰富的，人的想象力是无限的。我们无须屈服于现实，也不用封印理想，对待那些深埋在心里的梦想，我们也许只需多一丝温和的坚持。

我相信，得知她故事的人们都会为了她的坚强、她的憧憬而祈祷着。我们也将祝福她，愿她安好，愿她梦想成真。远离疼痛，觅得幸福。

（易文英　王一丁）

2. 靠近你，温暖我

每个人可能都会有一段冰冷的就医史，面对冰冷的仪器，冰冷的语言，冰冷的面孔。因此，我们非常需要有温度的护士。

2000 年的一个夜晚，护士小刘像往常一样交接班后开始又一个漫长的夜班。一声尖锐的电话声响打破了这个夜晚的宁静，说是急诊科来了一个胎膜早破临产的孕妇。由于

来得匆忙，入院手续都没来得及办理就通过绿色通道直接被送了过来。产程并不顺利。由于是一个非常年轻的初产妇，平常又缺乏锻炼，在宫口开全后出现胎头下降停滞，再加上胎儿心率出现减速，为了孕妇和宝宝的安全，最终通过产钳娩出了一个五斤二两的女宝宝。这样的场景，小刘在产科早已司空见惯，但后续的发展却让小刘及同事措手不及，目瞪口呆。

男方交不起住院费，从最开始说是男朋友，后又说是好心路人，到最后就没再出现过。产妇则是在导尿管未拔除，会阴缝线未拆的情况下留下刚出生不到 24 小时的孩子，半夜就悄悄跑了。在那个时候，监控设备及安保措施并不完善，孕妇所留的电话也无人接听。无奈之下医院只能报警，但警察对于这种事情也是束手无策，只说不如送福利院。而福利院因担心孩子太小，无法存活，也不敢接手。看着饿得号啕大哭的小宝宝，小刘及同事们又气又心酸。气那对不靠谱的父母生了孩子却不养，心酸这个历经磨难来到世间的小宝宝，刚出生就没了父母。护士们心里清楚，如果她们不管孩子，孩子就没有办法生存下来，虽然嘴里喊着工作忙，没有时间和精力照顾孩子，但是当看到小宝宝那纯净、清澈的眼眸和稚嫩的脸庞，护士们还是不由自主地行动了起来：泡奶粉、换尿片、清洗衣物，反复如此。虽说在产科没少见新生儿，但亲力亲为地照顾小宝宝，对这群年轻的护士姑娘也是一个不小的挑战。由于没有母乳，在当时工资不高的情况下，小刘自掏腰包给宝宝买了品牌质量都比较可靠的奶粉，自此这群产房的姑娘们轮流给宝宝买奶粉、尿片，谁值班，谁就照顾这个孩子。查房时，不是婴儿车推着，就是抱着，虽说给本就繁重的工作平添了许多压力，但看着小宝宝一点点长大，护士们就充满了动力，同时对自己的工作又多了一份认同感，对来医院分娩的孕妇们也更加温柔、耐心，对待新生的宝宝多了一份责任感，希望每一个宝宝都能顺利降生，有一个幸福、美满的家。

这个可怜的孩子，也异常的乖巧坚强。日子一天天流淌，小宝宝从嗷嗷待哺，到抬头，微笑，翻身。每一个进步，大家都会互相告知，语气里就像自己的孩子一样，为之骄傲，自豪！终于，宝宝到了 100 天，白白胖胖，体重也有 15 斤多，达到了福利院的接收标准。福利院来接这个宝宝时，大家不约而同地都赶来科里，依依告别，鼻子酸了，眼眶红了，想要多看一眼这个大家的宝贝，虽然不舍，但心里更多的是对宝宝的祝福，祝愿宝宝日后能够在爱的环境中健康成长，怀着感恩的心勇敢生活。

一晃多年，小刘已变为老刘，也成了两个孩子的妈妈，但她始终都忘不了人生中养的第一个孩子，当年的小宝宝如今也应该长大成人了。如今的她可能在象牙塔里学习，可能步入社会，历练生活。或许她并不知道在她生命之初有过这样一段往事，但这件往事始终在科室内流传。

岁岁年年多少事，迎来送往何其多。这只是漫长的职业生涯里一件特别的事，平时的护理工作虽然平凡但又伟大，虽然琐碎却又不易。我们的温度蕴含在工作的每一个细节中，它体现在孕妇分娩过程中，我们耐心解释的话语里；体现在产妇宫缩剧烈，疼痛难忍，我们给她鼓励给她依赖的专业技能里。每一个新生儿的诞生，每一个宝宝的第一声啼哭，我们都能从内心里散发出喜悦感，成就感！因为从事护理行业的第一天我们就知道护士不仅要有坚实的基础，更应有贯彻一生的信念：燃烧自己，温暖别人。

（伍寒梅　王一丁）

3. 成长路上的一道光

护士是一个怎样的职业？从我踏进校园前就有初步了解，"脏、累、苦"的代名词，我似乎看到了自己以后苦痛的日子。但真的是这样吗？小时候我们经常为得到一颗糖果而心花怒放，经常为获得一句夸奖而喜上眉梢……长大了，反而不能简单地为开心这种情绪而敞开心怀了？

现在的我，是一个新入职场的小菜鸟，没有很多供我侃侃而谈的经验，也没有够我引以为傲的经历，未来还有很长的路要走。我还记得自己刚上临床时的忐忑和惊奇，实习期很长，那会儿真的对以后的生活一无所知，就这样懵懂地踏上了这条艰难的生存之路。

第一次以一个医护人员的身份接触患者是在一个寒风萧瑟的夜晚，第一次跟着老师深夜值班，监护仪一直滴滴地响着，有呼吸声，甚至有患者的呓语，神经外科患者的生活总是有那么多不幸。

印象最深刻的是一个四岁的小朋友，大家都喜欢叫他萌萌，在本应该无忧无虑的年纪，一辆飞驰的大货车打碎了他的梦，现在的他，躺在了监护室的病床上。医生的诊断是颅前窝骨折，他年纪小，动手术可能对智力有影响，不动手术也可以自己愈合，但时间可能会比较久，需要根据颅内出血情况而定。他总是昏睡，清醒的时间很短暂，父母每次见到他就总是哭，接着就是无休止的争吵。连续的发热让他看起来脆弱又无助，典型的熊猫眼征，有淡淡的血丝从鼻子流出，沾在护理垫上。他很安静，懂事得让人心疼，他总喜欢问为什么，为什么萌萌的眼睛睁不开？为什么萌萌想睡觉……他不喜欢陌生人触碰，第一次帮他换冰袋，毫无疑问被那乱挥的小手打了个正着，其实他在害怕吧！一整晚，所幸老师只让我看住这一个小病号，踢被子了就给他拉上，不愿意给他绑上毫无安全感的约束带，整晚握住他的手，这是我唯一能想到给他温暖的方法。他吸着氧气，总是不停地说不想要那根管子，我似乎积攒了所有的好脾气，不厌其烦地哄着。他是可以进食的，给他喂酸奶的时候乖得不得了。他在那天夜里问我，手术是什么，他说他听到妈妈说不同意手术，怕他变得不聪明，爸爸要求动手术，想要他快点回家，他说自己不乖才会被车子撞到了，这也许就是我心酸的原因吧！很幸运，在他住进 ICU 的第三天，颅内出血止住了，他也在一天天地恢复，最明显的是他的眼睛睁开了，那大大的眼圈也消失了。他出院的那一天，在监护室的门口，抱着我亲了一下脸颊，他说他知道那天晚上是我在陪他说话，说以后来找我玩儿。他就像是个小天使，在那个孤独又温暖的夜里，成了我坚持下去的信念。

即使遇到很多悲欢离合，他也是我成长路上的一道光，他让我知道自己被需要。很多人说护士是天使，会治愈，会照护，可我们又何尝不是在被温暖被肯定呢！我仅仅是希望给我温暖和肯定的那些人能够早日远离病痛，回到家人身边，给更多人幸福！

（陈吉利　许梅　陈丽珊）

4. 融　化

2018年的一天，晴，有阳光，暖暖的并不炙热，阳光透过开满绚烂三角梅的阳台，不偏不倚地照在了病床上，病床的一角蜷缩着一位瘦骨嶙峋的中年男子。他就这么静静地躺着，谁都不理。

这是一位罹患肝癌晚期并全身多发转移的患者，在病痛的折磨下从对谁都恶言相向到如今对谁都不予理会。因为长期卧床，他的骶尾部皮肤已经出现了严重的问题。尽管如此，他还是拒绝与任何人交流，拒绝翻身，更加拒绝护士帮助他翻身。

在众多护士碰了冷钉子的情况下，小段在众人的期盼下来到了他的病房，在推开门的一瞬间，小段感受到了与窗外截然不同的一种气氛，那是一种死亡的气息，从中年男子空洞的眼神里小段感觉到了令人窒息的绝望和一颗冰冷的心。"您好，李先生，我是小段，是专门负责伤口的治疗师。我特地来看您的伤口。"中年男子没有任何反应。"我知道您现在很难受，很不舒服，我希望可以帮到您。"中年男子只是瞟了小段一眼，很快闭上了眼睛。"我知道您翻身会很痛，但为了伤口好起来，我们必须要共同面对，面对疾病，虽然不能完全治愈，但我们希望让您的痛苦少一点，您愿意和我们一起努力吗？"小段说得真挚，中年男子缓缓地睁开眼睛。"现在让我看看您的伤口好吗？我会轻轻的。"中年男子下意识地一缩，小段坚定地点了点头看着中年男子"请您相信我"。中年男子终于没有拒绝，小段用软枕垫在中年男子的背后，认真查看伤口。"3期的压力性损伤，伤口不可以再压了，否则会烂到骨头，您也会更加痛苦，我现在帮您处理伤口好吗？"中年男子缓缓地点点头。由于疾病的原因，中年男子不能长久侧卧，所以清创的过程中，几次被迫中断，平卧休息片刻才能再继续。这一处理就是一个多钟头。小段用手机拍下了伤口，拿给中年男子看，详细解释了自己将打算如何处理伤口，也叮嘱了饮食等相关注意事项。中年男子听着小段的解释，眼里闪着一丝丝的希望。

接下来的每一天，小段都来帮中年男子处理伤口，休息的日子也如此。中年男子依旧不能长时间侧卧，换药中依旧会有几次中断，小段也依旧鼓励着中年男子，依旧每一次都把伤口拍照给他看。就这样一天、两天、一周过去了，伤口开始有了明显的好转，小段兴奋地拍照给中年男子看，意外地看到了他眼里的泪花。小段知道他冰冷的心终于开始融化了，眼泪止不住地在眼眶里打转。

这一天小段惯例来处理伤口，在处理伤口的过程中，中年男子因无法控制而排出了大便，小段怕污染伤口本能地用双手接住了大便。中年男子羞涩万分，小段看出来了，打趣道："今天的大便排得真好，这么多，得排出了多少毒素啊，您是故意表现给我看的吧？给你点赞喔。"中年男子竟然不好意思地笑了，小段也笑了……

阳台的三角梅迎着风摇曳着，阳光照进来，似乎在翩翩起舞，小段说如果不是在病房她都想起舞了，忘了有多久男子不再冷漠，这一笑，尽管羞涩，却暖暖的。小段作为一名最普通的护士，却是众多医护人员的缩影，每位医务工作者都在用自己的方式照护着不同的患者，也许就像这样，通过一次次地向患者展示他病情慢慢好转的过程，不断地帮患者建立信心，不厌其烦地向他解释自己如何处理伤口，慢慢地增加信任，只为挽救一颗陷入绝望的心，最终，那颗冰冷的心融化了……

（段彬　许梅　陈丽珊）

5. 暖意

2018 年的 12 月，是我在重症监护室学习的日子。那是一年中最冷的月份，寒风凛冽，整日没有阳光，人们的心情也像是蒙了层雾似的，不见暖意。

一叠叠消毒浆洗过的隔离服、一排排闪着荧光工作中的呼吸机、一张张痛苦而又麻木的面庞、一次次惊心动魄的抢救……构成了重症监护室独特的生活序曲。慢慢地适应了这样压抑的日子，直到上班时经管了一位特别的患者……他只有两岁，跟妈妈在斑马线等红绿灯时被一辆违反交通规则的卡车碾过了双腿。幸运的是他活了过来，妈妈也没受什么伤，不幸的是他的左腿不得不被截掉了，身上有不同程度的伤，医生在尽力保住他的右腿，从手术台上下来后他身上已经插了三四根不同用途的管道。跟想象中不一样的是他太安静了，不哭不闹，每天睁着黝黑又明亮的眼睛看着我们这些"奇装异服"的叔叔阿姨们，好像在好奇我们整天围着他在做什么。每次看到他纯洁的眼神，我就忍不住内心深处的难过，他才两岁啊！学会走路才一年，以后他再也不能像个正常的小朋友一样蹦蹦跳跳，生活甚至站起来了。我开始在治疗之外的时间给他讲故事、用手套做一个小小的气球逗他开心、唱摇篮曲哄他入睡……他也越来越依赖我，总是伸出小手要抱抱，看着他天使般的笑容，我仿佛提前有了当妈妈的感觉。经过一段时间的治疗，宝宝右腿确认保住了，病情也稳定了，过两天可以转到康复科继续治疗，而且出院后可以根据不同阶段的身高制作义肢再站起来！听到这个好消息，看着宝宝恬静的睡颜，握着他软软的小手，一丝暖意涌过心头，希望他今后的人生再无风雨，健康快乐地成长！

（蒋鑫　许梅　陈丽珊）

6. 我们就是天使

今晚值班，很意外遇到一位患者，一堆人中他站在那里，戴着口罩，弯着眼睛看着我……

好熟悉的样子，我猛然间想起……"胖了耶。""小梅，好高兴见到你。""真的是你？""是呀，5 个月了。"走近，我才发现他是典型的库欣综合征，其实我真的忘了他得了白血病了。"我吃了激素，我做完移植了，没想到能再见到你，小梅，我好开心，哇，你变两条杠了哦，你还是这样，真好！"好细心，我想起他了，是一位很风趣阳光帅气的患者，在最鼎盛的年纪被确诊为白血病，有个漂亮的女儿，温婉的妻子，在节奏快的深圳管理着一家中外合资银行，确诊的那段时间，恰巧由我负责。

印象中他在科里住了很久，化疗、发烧、稳定后继续化疗、又发烧，就这样循环重复着……中间因为粒细胞缺乏加感染病重，他的哥哥们轮流来照护他，精神好的时候，我会跟他聊天，大部分时间我安静地听他说，关于疾病他了解得透彻，他给我分享他妻子和女儿的故事，告诉我在他确诊前，妻子刚刚查出有身孕，而他告诉妻子和孩子他要出差很长一段时间了。只是这次"出差"太过于艰辛，我能感受到他的思念以及想活下去的渴望。有时他烧得迷糊，我拿杯子用吸管喂给他温水，他会努力想坐起来表达谢意，我示意他可以舒适地躺着，不用言谢，他就弯着眼睛对我微笑；有时出汗太多了，我给他换衣服，感觉到他疲惫不堪，会握一握他的手，问问他可以吗？他会用力握握我的手给我回应，他可以。我在想他这样的心思细腻，该是个多么温暖的父亲，他问我他能否看到弟弟的出生，我说弟弟会等着他一起周游世界！我休息的时候叮嘱科里的姐妹，不要忽略每一个细节，即便病情危重，也要稳妥些，再后来病情稳定些，他风趣地跟护士长说，他最喜欢看着我们工作，好羡慕护士长，带着一帮温柔阳光的小姑娘们，像天使一样在病房里飞来飞去，对于赞美和鼓励他毫不吝啬，觉得整个团队温暖极了。护士长打趣道，"如果你愿意，欢迎加入我们的团队。"逗得他哈哈大笑，笑起来眼睛弯弯的。那个时候他的状态最好，恰巧跟哥哥也配型成功了，一切准备就绪后，就转去隔离仓准备移植了，去之前他说会回来看我们，一晃原来有了那么久。

"时间好快哦，原来都5个月了。"我不太敢问，你好吗？

"是啊，很想念你们，那个时候你们对我太好，让我以为我都可以，结果进仓之后，2个月，我以为熬不过去了，躺在同一个病房的人，一起开始，却不断有人掉队，我们剩下的人只能相互鼓励，心里的煎熬太难了，所以，真的，现在才明白，无论有什么，有天大的事情，一定要多陪陪家人，爱惜身体……"我才知道，他唤的小梅，见到你好开心，是什么样的感觉，发自内心的欢喜，或许我们见得太多，很多时候都是淡然，很多病友来来回回之后便不再来，我们的好在他们生命的旅程里显得如此珍贵，在挣扎的边缘，我们就是天使……

"见到小梅了，小薇还在吗？"5个月，对他来说像极了5个世纪。

"我们都在……"

"说真的，很想你们……"

"我知道……"

（许梅　陈丽珊）

7. 花开不只在春天－叙事护理之我见

　　生命的意义如此厚重，无论我们怎样努力都不足为过。在广州一月份的天气里，温度没有如同北方一般冷得彻骨，四处都充斥着元旦的喜悦，那天的病房里、走廊上依然和往常一样人来人往。那是我第一次见到她，脸上毫无血色，苍白的脸上看不到一点瑕疵，全身足足带了6根管，其中有5根腹腔引流管就集中在她的腹部，而且虚弱无力，似乎每一次身体上的移动都会耗尽她全身的力气。

　　她叫蓓蓓，36岁，是一名较复杂的重症急性胰腺炎伴腹腔积液患者，就在刚刚过去的两个月里，她已经辗转多家医院进行抗感染、抑酶治疗，甚至还进行了一系列的血液透析治疗以及腹腔穿刺引流管冲洗治疗，但是仍伴有反复高热和腹痛。那天陪同她一起来的是一位身材高大，头上偶有几许白发的父亲，在他的眼中，可以明显看到对于生病女儿无微不至的关爱，同时还有脸上挂满了的忧虑和担心。

第一天，我对蓓蓓进行了一次简短的常规询问，但是她并未能够很好地配合，回答问题也总是爱理不理，全身上下都充满了一种远离治疗的抗拒，仿佛拒人于千里之外。从她的父亲那里了解到，蓓蓓是个独生女，从小很少有朋友，但是她很独立，而且成绩优异，现在是一家银行的副行长，而且有了一个5岁的儿子，在她生病之前的人生可以说是一帆风顺。接下来的几天，她总是拒绝让我们为她翻身，每天24小时都固执地保持着同一个体位，我们担心骶尾部会有压疮发生的可能。后来，每当我问起她原因，她也总是说"因为害怕翻身所带来的疼痛！"但是，我们很快便发现无论是医生在为她的伤口冲洗换药，或是进行不同的注射穿刺时她也从未说过一句痛，于是我们同他聊起儿子，问她是分娩痛还是每次翻身所导致腹部伤口的牵拉更痛？她略加思索地说："分娩的痛是一种短暂的痛，如同一座独木桥，等过了桥，我知道就不痛了。但是翻身牵拉到伤口的痛，就像是站在桥的中央，后面已经没有退路，但是前方又看不到尽头，只能永久地徘徊在疼痛里，不知道要翻到何时。"我点点头又问她说："在过这座桥时是我们推着你走，你不使劲快一点，还是你主动挽着我们的手一起走更快一点？"

她没有回答我的问题，而是选择了逃避，但是第二天，她便自己开始慢慢地移动了，从一开始只能挪动一点点到每天定时的翻身；从只能在床上翻身，到可以挽扶着站立，她战胜了疼痛！那段时间，在我们每天给她进行抗感染和腹腔穿刺管的冲洗治疗的同时，也不断地鼓励她，她的病情逐渐好转，人变得开朗了很多，脸上也时不时挂着笑容。

就在所有人以为事情即将结束的时候，但是风偏偏又在平静的湖面吹起了一阵波澜。我们在蓓蓓的腹腔引流液里培养出了多重耐药菌，医生只能为她选择了不同的抗生素，但是随之而来的却是一系列药物的不良反应，蓓蓓一次又一次地出现恶心、呕吐，食欲也一天一天地下降，但是更为让她绝望的还是以前让她无比自信的脸上，现在长满了斑点。

每天她都对着镜中的自己沉默良久，或者看着窗外，渐渐地她开始讨厌这样的自己，也不愿意与家人沟通，更不想别人看见她的脸。那几日的蓓蓓在我的记忆里没有了以前对抗疾病的决心，整个人也开始郁郁寡欢。从那以后，她逐渐减少了家人的探视，却也将自己孤独地封闭在了"笼子"里。我问她："你现在是处于一种什么样的状态？"她低头缓缓地说："我现在全身插了6根管道，每天总是有许多疼痛还在缠着我，而且现在引流液里也培养出了耐药菌，抗生素的不良反应也一天一天地加重，我现在活着的每一天都沉浸在自卑和痛苦当中。"我又问她："那你觉得你现在的状态对于别人有什么影响吗"她思考了一下说："我的父亲他每天都在不断地为我加油，告诉我可以的，可是生病的4个月里，我却总是让他一次次的失望，还有我的儿子，我也觉得对不起他，因为我每次都在跟他说妈妈快回家了，你再等等。"随后我们又询问她："那你觉得父亲和儿子眼中的你跟以前的你有什么不一样的吗？"她没有看我，而是略加思索地看着窗外，嘴里微微地说："父亲眼中的我从小到现在一直都是优秀的，从未轻易地放弃过什么，以前无论面对多大的困难，我都会选择坚持再坚持，而我也从未让他们失望过。包括儿子，我也总是告诉他要勇敢，不要轻易地放弃，可是现在……"她没有再说了，像以前一样轻易地选择了逃避，当我问她："那你喜欢现在这个状态吗？"她很快就告诉我说："我不喜欢。"

是的，没有人会喜欢一直深陷绝望，在绝望里仰望晴空，后来我问她："那以前的自己和现在的自己，你更希望家人看到的是哪一个？"她似有所悟地说："我希望家人眼中的我永远都是那个一直都在不断努力的自己，我也希望告诉儿子他的妈妈是不管面对什么样疾病，都能笑对如常，而不是选择一味地自怨自弃。"随后我也告诉她，药物的不良反应只是暂时的，等抗生素停用以后会慢慢恢复的，而我们所需要做的仅仅只是不要轻言放弃。

后来有一天，蓓蓓真的出院了，在一个广州木棉花开的季节，她告别了四个月以来的疼痛，勇敢地向过去说了一声再见。的确，我们每个人的一生，也总是会和不同的痛苦不期而遇，我们需要面对疾病时的顽强，却也需要静看生命如常的淡定。

王小波说："一个人拥有此生此世是完全不够的，他还应该拥有一个诗意的世界。"而这个诗意的世界，不是一味地放弃，也不是一味地将自己困守于一座孤城，就像花开不仅仅是在春天，它应该遍布春夏秋冬，生命亦复如斯，而诗意的世界，不正是需要自己去追逐找寻的从未丢失的，对于生命的一种尊重吗？

（王莉慧　刘先平）

8. 潘爷爷的故事

"28 床呼叫，28 床呼叫……"

"您好，有什么需要帮助的吗？"

"请帮我继续灌肠吧。"

"好的，稍等。"

铃声的呼叫、患者的咨询、家属的谈话，等等，各种声音充斥着消化内科病房的走廊上。在结束为 28 床潘爷爷清洁灌肠的时候，老人家跟我说："谢谢你啊姑娘，我现在基本上已经拉干净了，辛苦了，辛苦了！"

"爷爷，您客气了！这是我应该做的！"

也许你会觉得这是一个普通的为患者清洁灌肠的故事，其实不然……

潘某，78 岁，退休人员，曾就职当地某公司行政级高管，本该是风风光光退休安养的老人，却在他 75 岁的时候被诊断为乙状结肠癌，潘爷爷回忆当时那段时间，除了感到意外、迷茫，更多的还是不能接受这从天而降的噩耗。在老伴的鼓励下，潘爷爷还是进行了肿瘤切除术，术后接受回肠造口术，腹部留置一结肠造口袋。2017 年 9 月，因为不能忍受外观形象及身体气味上发生的变化进行了小肠造口还纳术，两年多以来辗转几家医院进行化疗与其他对症治疗。后于 2018 年 1 月开始，因为手术吻合口的增生，肠腔开始渐渐变得狭窄，为了能够排便通畅，潘爷爷需要返回医院行内镜下乙状结肠扩张或支架置入术，而且随着吻合口的不断增生与肠道的蠕动，每次放置的支架都会有不同程度的移位或脱落，所以潘爷爷几乎每个月都会来医院消化科进行一次内镜下扩张术或支架置入术，现已行乙状结肠扩张术或支架置入术多达12次。

潘爷爷家中有一儿一女，儿子定居新加坡，女儿是某银行职员，平日家中只有比他小2岁的老伴陪伴，因每次住院都担心打扰到儿女的工作和生活，并没有告知他们，而且每次过来都是自行驾车二十余公里，载着老伴来院就诊，老伴前前后后陪伴着他，他们感情深厚，结婚50年来鲜少拌嘴。

还记得当时，潘爷爷刚住进我们科的时候，他严肃、木讷，对待他本身的疾病也是抱着一种消极的心态，但是他很有主见，甚至是固执、倔强，医从性也很差……当时为潘爷爷做入院环境讲解和疾病宣教时，他也总是漠不关心，懒言少语，在他年老的脸上，显得心事重重。

潘爷爷在每次做扩张术前只选择清洁灌肠，客观来说对于肠道清洁，喝泻药是比灌肠要更彻底一些的，而潘爷爷他从来都拒绝喝泻药，他觉得灌肠一样会干净，没有必要喝。经医护人员讲解原委，潘爷爷仍然坚持他自己的看法，拒绝喝泻药清洁肠道，医生考虑到手术的位置稍低，也就同意术前行清洁灌肠，可是潘爷爷灌肠时一定要选择他指定的护士，他才会灌肠，不愿意尝试其他护士操作。

甚至于有一次在准备给他打针的时候，他跟我说："我不打这个针，打这个针很辛苦，请帮我退了它。"表情坚决，我跟医生反映了这个情况，我们共同劝说他："这个是营养的，爷爷你年纪大又比较瘦，最好是补充点营养，不然营养跟不上的。"虽然潘爷爷同意了，但是仍然不积极地去配合很多治疗。

有一天，我见他愁容满面，于是抽出时间了解情况，他跟我说："唉……姑娘啊，我这个病没办法治了，每个月都需要过来一次，好不了的，要不是我老伴坚持要治疗，我又怕她担心……唉。"我对他说："您不想老伴担心，是非常正确的！"停顿了一会，他又说："16年以前，我带老伴一起游历欧洲许多国家，同时我们也一起走遍亚洲，甚至为了可以去美国，在我老伴70岁高龄的时候，我们还一起报培训机构学习英语，可是这一切所有的美好，却停止在16年的夏天。为了可以让老伴过得轻松、开心，那时候每天我都会主动承担家里的家务活，我们还一起在家中种植了很多植物、蔬菜。在我生病之后，其实我曾经也很忧郁，但是因为我对老伴的不放心，怕自己故去之后，徒留她一人，怕她不会做家务，不会照顾自己，一个人会很孤单……所以我还是坚持并积极地接受治疗。"感觉一向"冰冷"的潘爷爷那一刻是那么的温暖和温情，我说："奶奶跟您在一起的每一天都是美好而又有意义的！您接下来将会怎么做？"潘爷爷说："我会积极和病魔作战，直到生命的最后！"

之后潘爷爷每次过来，我们都会跟他聊天，问问他现在身体状况怎么样？跟她一起说说她的老伴，我们教会奶奶坐地铁，帮忙购买烹饪书籍，奶奶戴着老花镜在家时也慢慢练习蒸鱼、炒菜，奶奶也学会使用智能手机，微信支付，手机查找资料和美图秀秀来记录他们的点点滴滴，等等。我们看到奶奶在潘爷爷住院期间每天晚上都会将他换洗的衣物，拿回家中进行清洗，照顾家中的植物、蔬菜，然后在第二天早上奶奶又赶最早的一趟地铁，从黄埔区赶到医院这边为潘爷爷送来早餐和干净的衣物。在病房里，潘爷爷经常和老伴在一起，有时候会谈论当天发生的新闻事件，有时候谈论疾病治疗的情况，有时候也会坐着不说话。现在的潘爷爷也没有以前那么固执了，人也变得开朗了，每次做治疗操作他会积极主动地配合，有时候灌肠时，他也会提前自己铺好橡胶单和中单，然后再喊护士们为他灌肠，他很少挑剔护士的操作了。

平时做治疗的时候我们也会跟潘爷爷讲解一些成功的病案，介绍一些相同疾病的患者给潘爷爷认识，但看到更多的却是潘爷爷用他的乐观心态影响着同病房周围的每一个患者，他没有了当初对于医务人员的那般抵触，内心也逐渐开始慢慢接受疾病为他所带来的影响。在此期间潘爷爷的心情也不再像以前一样充满消极和不满，现在的他有时间还会去参加一些娱乐健身活动，有时候他会去下象棋，去打太极，回家之后也会和老伴一起做家务，种种花。

潘爷爷的故事很简单，他和许许多多的肿瘤患者一样曾经因为疾病而痛苦过、愤怒过和压抑过，但是只要内心有一个牵挂的人，只要他从未停止对于生命的执着追求，那么他就从未失去过什么。人生对于每个人虽然只此一次，明天和意外也没有人会跟你说谁先来临，但是这一切都并不可怕，可怕的是本有生的希望，可你已经忘记怎样去追求。

（王莉慧　刘先平）

9. 人间有爱，叙事有心

——赶走内心的"麻烦"和"累赘"

您走后，我才看到医院宣传栏有一封"来自天堂的感谢信"，是您临终时交代家人写给医护人员的感谢信，此刻信在人却不在了……

这几年来，您对我说过最多的话就是"谢谢林护士!"，就连当时您生命垂危的时候，还奄奄一息地对我说"你们对我太好了，我没什么可以回报的，但是我的眼睛还是好的，请你答应帮我捐给有需要的人……"那一刻，我禁不住落泪了。临终前您始终不愿意拖累家人，不希望再麻烦医护人员，强烈要求放弃治疗。后来家人商量后尊重您本人的选择，满足您临终前的唯一要求：您放弃所有治疗就想回家休息。我含泪默默地送您上了急救车，此刻唯有希望坚强的意志力能支撑着您一路平安到家。愿，花开一路，平平安安……

记忆回到那个再平凡不过的夏日，我如同寻常在病房忙碌着，向病房的几位肾脏病患者进行健康宣教。当走到您病床前跟您打招呼，却看到您不同于前几日慈祥的笑颜，取而代之的是一筹莫展及沉默。

"黄阿姨，今天怎么了，平日里您最喜欢和我聊天了。今天是遇上什么不开心的事了吗?"

"小林，我决定不治疗了，我，我想出院了!"

据我了解，黄阿姨是因为血肌酐升高，全身乏力，呕吐5天入院的，入院后经一系列检查，确诊是高血压3级，慢性肾功能不全、尿毒症期，目前需长期肾脏替代治疗——血液透析。

"为什么这么沮丧呢? 阿姨，您的主治医生已经帮您制定了周密的治疗方案，建议您选择居家腹膜透析，很适合您目前的状况，您在犹豫什么呢"?

　　她又一次陷入沉默。这时我想起了之前自学过的叙事护理，灵机一动，也许我能用叙事护理的方法帮一帮黄阿姨走出困境？

　　"阿姨，如果用一个词来形容您此刻的心情，您觉得是什么？"

　　"麻烦和累赘，还不如趁早离开这个世界算了！"

　　"阿姨，您为何会这么想呢？"

　　"我现在得了这个病，不想选血液透析，一周要跑医院三次，老公要上班，根本就没人接送。选腹膜透析吧，虽然可以在家自己做，可是每天又要进行换液操作三四次，可能不能再去厂里打零工了！它就是个麻烦！我老公虽然对我很好，可是家里两个小孩毕竟刚上大学，本身经济上就有很大压力，加上现在患尿毒症长期治疗要负担几千块的治疗费，更是雪上加霜。你说，我不是个累赘，还能是什么？"

　　"阿姨，那您想过没有，您的两个小孩学习成绩那么好，如果您现在放弃治疗，那么这等于您放弃了看到小孩顺利毕业、参加工作的场景，没有机会看到小孩成家立业。这么多年您和叔叔不就是盼着那一天吗？"

　　"是啊，他们俩是我们的骄傲，挺懂事的，我本来想辛辛苦苦熬过这几年，一切就都会好起来，我多想陪伴他们久一点，可我现在的存在，带着麻烦，还是个累赘……"她欲言又止，泪光开始闪烁。

　　"阿姨，您先别急着选择回家，我们一起来想办法对付这个'麻烦'和'累赘'吧！"

　　"真的有办法吗？"

　　"您看，腹膜透析这个'麻烦'它虽然每天要跑出来三四次，可是它跑出来的时间是可以由您自己自由控制的。您可以早上早点起床花半小时处理一下这个'麻烦'然后去上班，中午回来花半小时再处理一次'麻烦'，吃过午饭小憩半小时再去上班，傍晚回来再处理一次'麻烦'就开始吃饭，饭后还有时间出去散散步，晚上睡觉前再处理一下'麻烦'。计算一天总共花 2 小时处理三四次'麻烦'，请叔叔多分担点家务，这样问题不就解决了？"

　　"听你这么一说，好像这个'麻烦'还是比较容易解决的！"

　　我似乎看到她原先紧皱的眉头稍稍舒展了一些，于是接着说道："阿姨，那接下来我们讲讲如何不成为'累赘'好吗？"

　　"据我所知，您的医保类别是农村合作医疗，现在尿毒症腹膜透析治疗的相关费用是可以纳入特殊疾病门诊统筹报销的，而且报销的比例比前几年提高了，如果您家庭收入符合低保家庭申请的范围，您还可以再申请低保，申请成功后医疗费经医保报销后只有一小部分需要自费。申请办理特殊疾病门诊和低保的疾病诊断证明书和化验单请主管医生帮您如实填写后再到定点医院审核，办理的程序主管医生也会详细讲解，您可以试一试！"

　　"这么说，我这个'累赘'就不需要每个月花费 5000～6000 元，而是可以减少到 1000元甚至几百元了？"

　　"是的，很多有医保的患者现在每个月自费的医疗费用大概就是这个数！"

　　"小林，你真是解了我的燃眉之急！我觉得我可以轻松地处理掉'麻烦'，也不会变成一个'累赘'了！"

"是的，阿姨，如果咱们再保持良好的心情，我们的生活还是可以像从前一样，只是各方面要稍微注意一些，每天多腾些时间完成腹膜透析，让它帮助您维持生命，更好地生活下去，这样看一点都不麻烦，您说是吧？"

"对对，我要保持好心情，积极配合治疗，没什么过不去的！"慈祥的她脸上又恢复了往日的笑容，从她重获希望的眼神里，我似乎看到了未来日子里，她坚持边上班边透析，含辛茹苦供小孩读大学，一家四口其乐融融的幸福模样。

第二天，她在主管医生的帮助下，顺利地完成了腹膜透析管植入术，住院期间她在医生、腹透护士的指导和帮助下，熟练掌握了腹膜透析操作和常见问题的处理，并顺利通过考核出院了，成为我的腹膜透析随访患者之一。

往后几年的日子里，我经常隔一两个月便通过电话随访她的病情和透析情况，偶尔她刚好在上班，总是跟我说一切都挺好的，谢谢关心。刚开始因为经济还是比较困难，她总是没办法如期返院复查。我了解她的情况，也只能在电话里千叮咛万嘱咐她腹透相关并发症的预防，等等。直到去年某一天，她主动打电话告诉我幸福地说道："林护士，我的两个小孩都毕业了，他们说要带我回医院进一步检查，调理身体"。

"可以啊，我先帮您预约随访时间，到时候通知您过来"！

再见面的时候，她说了很多感谢的话。她的两个小孩都毕业了，儿子现在是一名工程师，女儿是一位小学老师。她看着比过去瘦了一些，但脸上却洋溢着幸福的笑容。住院期间刚好遇上科室的肾友交流会，她还主动申请上台做了经验分享，告诉大家她这些年是如何处理"麻烦"的，让自己不成为家庭的"累赘"。而她的两个小孩也特别孝顺，主动加入我们的微信随访群，说母亲这些年辛苦了，要多了解腹膜透析的知识，和我们医护一起为母亲的健康身体保驾护航。

思绪回到今天，阿姨这次入院状况很差，感染难治性腹膜炎、呼吸衰竭、慢性心功能不全、感染性休克……一系列的诊断加在这位善良的母亲身上，几经治疗与抢救，病情仍无法得到有效控制，医生建议转重症医学科进一步治疗，或许会有转机。奄奄一息间她听到医生在与家属讨论医疗费用的时候，自己再一次要求放弃所有治疗。我站在床边，听她用微弱的声音一句句叮嘱着儿子和女儿，最后她女儿哭着转过身来对我说"林护士，我妈妈想要跟你说说话"。

我握着阿姨有些颤抖的手鼓励她："阿姨，您好！您要坚强点，千万别放弃"。

阿姨吸着氧气，声音微弱："林护士，这些年有你真好，谢谢你。儿女们毕业了，快成家了，能走到今天我已经很满足了，不能再拖累他们。我的身体我知道，你们对我太好了，我没有什么可以回报的，但是我的眼睛还是好的，请你答应帮我捐给有需要的人……"

那一刻，我肃然起敬，泪如雨下……

人间有爱，叙事有心。叙事护理，如同一把金光闪闪的钥匙，打开了我们通往患者内心深处的那扇门，让我们的心靠得更近，让我们在与患者的沟通交流中变得更加游刃有余。我是幸运的，能在这个平凡的护理岗位上，经历着一个个不平凡的故事。用心，用爱，浇灌着护理事业，看着一朵朵鲜花，或喜或悲，灿烂绽放……

（林炎虹　龚妮容　包涵）

10. 去往天国的坚强女孩

我是一名护士，在医院工作两年，短短两年里，我目睹了一名又一名的患者，有的疾病好转了微笑着离开，有的忧心郁郁地离开，有的生命戛然而止……面对生老病死，我感慨：生命是可贵的，但也是有限的，就如同时钟以固有的速度"滴答""滴答"地走着，生命正在一点点逝去，它对于勇敢者和怯弱者是一视同仁的。在短短两年中，一位勇敢的患者在我心底留下了深深的印象，虽然她已经去了另一个世界。

几个月前的她，刚刚毕业并成为一名英语教师，然而正当她信心满满想要大展身手时，她的身体出现不适，医院的一纸诊断"系统性红斑狼疮"如同晴天霹雳给她以沉重打击。从发病开始，她的病情急剧进展——系统性红斑狼疮合并多个脏器受累(肾脏、消化系统、血管系统、血液系统、神经系统)，直至住进重症医学科。我不知道她的心路经历是如何变化的，是接受了当下的自己？她从重症医学病科转到我们病房时已是恶病质状态：极度消瘦，体重仅仅36斤，贫血貌、视物模糊、胸闷、气促、全身乏力、麻木……就连翻身的力气都没有。但她在我们面前是一个乐观向上的患者。她一直跟我们说："我相信我自己可以好起来的，我还想去给孩子们上课。"如果不是看着她日渐消瘦，只听声音的话，我们会觉得这是一个幸福满满、活泼张扬的少女。每天查房时，她都热情地跟我们打招呼，甜甜地喊"姐姐们好！"有一段时间她视力下降到仅是光感的程度，后来经过治疗视力恢复到能看清近处物品的轮廓。在我们为她做治疗时他开心地跟我们说："原来姐姐们是长这样的啊！"甚至还点名要看谁；由于服用激素类药物，她的脸变成满月脸，护士长打趣说："你最近胖了啊"，她笑着秒答："哪有啊？是虚胖！"说完，大家都哈哈大笑。

有一天，我们突然发现她的床头贴着三个大字×××，她笑着告诉我们这是她的新的名字，原来是找大师算的命，这个新名字象征着新生，可以帮助战胜病魔。她担心我们记不住，为了让每个人一进来就看得到，便贴在显眼的位置。当时正好碰上护理部查房，查房护士长担心在查对上出现差错，委婉地跟家属沟通把床头的名字撕下来，她微笑着让家人取下来。我们商量后决定在非治疗期间喊她这个名字，满足她的小小心愿。

由于红斑狼疮已经累及到多个器官，尤其是心和肺，稍不留意凶猛的病魔便出来叫嚣。原本通过血液透析能够较好地控制病情，可是病情都一天比一天加重，甚至连床旁透析都不足以维持她体内循环的稳定。虽然每次血液透析超滤量并不多，但她仍然觉得全身难受，而不透析的话她会更难受，逐渐衰竭的心脏已经无法承受哪怕稍微多一点点的水负荷。有些时候，她向我们形容说感觉自己快要被抽干，就像一条在沙滩上垂死挣扎的鱼。让人听着心酸不已。

她非常善良，生怕麻烦家人，麻烦医护人员，有什么事都是一个人默默地承受着，有一次，交接班的时候，我问："你有没有哪里不舒服啊?"她回答说："没有不舒服。""我感觉你在跟我讲话的时候呼吸很急促?""护士姐姐，我已经习惯了。"这让我沉默了，心里忍不住一阵阵难过起来。有一天凌晨，她让家人按了呼叫铃，我忙走过去询问："怎么了?"她很慌张："护士姐姐，我觉得我的心脏跳得好快啊，甚至能听到它跳动的声音。

本来我努力入睡，想着睡着了就不会感觉难受了，可是我怎么努力也睡不着，心跳得太快了。"我赶紧喊来医生，医生初步检查后，医嘱给予降心率药物，科室没有备用药品，我脚步匆匆往药房取药，看着她顺利服下药物，告诉她："下次有不舒服及时说出来，我们能早点处理，你也会舒服一些。"她点了点头。看着她口服药物后安静下来，我才安心。尽管她的求生欲望很强烈，但随着病情的加重，她的生命体征越来越不平稳，她的血压、血氧饱和度进行性下降。我们采用一系列的抢救措施，随着监护仪上生命体征的波动，我们的心也随之紧张起来，她的血压一度低至78/46 mmHg，血氧低达65%，慢慢地，她的意识越来越淡漠，呼吸科、重症医学科会诊医生会诊后决定予以经鼻气管插管、纤维支气管镜灌洗后呼吸机辅助呼吸，在多巴胺组液体升血压以及咪达唑仑组液体镇静等处理后转入重症医学科治疗。

可惜，这个坚强乐观的女孩再也没有回来，这个消息是他父亲在她离开人世后的一天特地前来告知我们的。他父亲说她走了，对我们表示由衷的感谢，感谢我们在她住院期间给予她的关爱和理解。

她一直在顽强地与病魔进行斗争，憧憬向往着美好的明天。我不知道她在弥留之际最后想说什么，或许是这么一段：她没有遗憾，她是成功的，因为她曾努力过。生命是无常的，我们永远不知道下一秒会发生什么事，请珍惜生活中的点点滴滴，不要轻易放弃生命和生命中所拥有的！

（周朝休　郑佩庄）

11. 点亮"希望"之灯

2018年8月21日，一位19岁的小伙子，因"胸腔巨大占位"被南方医科大学南方医院胸外科紧急收治入院。入院后护士随即对其进行接诊。然而，面对护士的接诊，小伙子神情冷淡，坐在轮椅上一言不发，与站在一旁心急如焚的父母形成了鲜明的对比。

护士经过与其家属的一番悉心交谈后了解到，小伙子在2013年不幸患上了骨肉瘤，经过手术和化疗，病情得到了一段时间的控制。然而不久后，癌细胞突然又向肺部扩散，小伙子的胸腔内出现了一个巨大的肿瘤，生长速度非常凶猛，随时面临生命危险。这一噩耗，使这个原本已重燃希望的家庭，再一次经受沉重打击。孩子的病痛让一家人心急如焚，自确诊后，家人一直带着他辗转全国各地四处求医。由于小伙子胸腔内肿瘤巨大，手术风险高，以至于多家医院均不愿将其收治入院。面对着病痛的折磨和一次次求医无果的双重打击，小伙子渐渐变得消极，从一开始的不愿与人交流，到现在对自己的病情治疗也完全失去了信心。

交谈间，小伙子的母亲对护士说："从前孩子阳光热情，不管什么时候，对人总是面带着微笑。自从知道自己得了这个病后，本来很开朗的孩子慢慢变得越来越不吭声了……"说到一半，小伙子的母亲突然哽咽了，眼眶泛红，再也控制不住自己压抑了很久的情绪，突然转身失声痛哭。护士见状，连忙上前握住她的手，轻声地在她耳边安慰道："阿姨，您此时此刻的心情我们都很理解，眼前的这段日子是最困难，最难熬的，但我们要相信困难只是暂时的。父母是孩子求生的动力，您一定要坚强，您放心，只要好好地配合治疗，坚持下去，不放弃，孩子一定会慢慢好起来的，有什么困难我们都会和您一起面对。"常言道：可怜天下父母心！看着小伙子母亲忧伤无助的眼神和疲惫不堪的身躯，我们的心突然揪在了一起。在为小伙子安置好病床后，转身离开的那一瞬间，望着病房走廊的尽头，我们在心底默默地许下了一个愿望，希望小伙子能够重新找回战胜病魔的信心，顺顺利利地渡过这个难关。

住院后，我们的护士对小伙子十分关心。首先，在心理上，护士经常到小伙子的病床前与他谈心。鉴于小伙子病后不愿与人交流，护士姐姐们就从最初病情变化入手，用他身体各项指标的数据，用其他患者成功康复的病例，每天给予他一点点的鼓励，让小伙子切实感受到护士姐姐们的关爱，感受到成功入院后的身体变化，感受到生的希望；除此之外，护士们还从小伙子的兴趣爱好方面着手，与小伙子深入交流，互相分享趣事！通过一点一滴的相处，小伙子逐渐卸下心理防线，愿意主动地向护士倾诉自己的忧虑与烦恼，护士们也纷纷化身温暖的姐姐，倾听弟弟的呼声！渐渐的，小伙子开始积极地配合各项治疗。看着他一天天进步，护士们打心里为他高兴。其次，在专业上，为了让他尽快达到手术的各项指标，护士们积极主动对他进行术前呼吸功能锻炼、肢体功能锻炼等各项术前指导。最后，手术当天，所有的护士在护士站目送小伙子离去，在心里默默地为他加油，父母亲紧紧握着他的手，给予他战胜病魔的力量与信心。那个初见时一脸冷漠的小伙子，这一刻泪水突然夺眶而出。他对我们说："19岁的人生，却感觉做了19次手术，这一生，似乎比别人过得都要辛苦，但是，我很庆幸我不但有疼我爱我的父母的关怀，还有你们这些白衣天使的守护，我一定会平安回来，郑重的为你们鞠上一躬……"一旁的护士已经红了眼眶，接过小伙子的话，告诉他："小伙子，不要怕，在这里，我们好比你的亲人，我们都会给你加油的，无论如何都不要放弃，你的人生还要等你来规划，你现在最重要的就是要有战胜病魔的信心，我们会一直在这里等着你平安地返回病房，我们等你……"

经过了将近12小时的手术，小伙子的巨大肿物终于被成功地切除。然而由于肿瘤非常大，与胸腔粘连，结构复杂，为避免术中大出血，最后只能进行姑息性手术。姑息性手术对于患者来说，能够解除患者痛苦，改善患者生存质量，对于延长患者的生命也是很有意义和价值的。

术后在医护人员的严密监护下，小伙子成功地度过了危险期，在后续的治疗中病情也逐步平稳，经过几个月的治疗后，最终"康复"出院。小伙子出院那天，我们始终无法忘记他脸上重拾的微笑，那微笑宛如一盏明灯，照耀着我们每一位护士的心间，向我们传递着爱与温暖。

小伙子的"康复"也让我们明白，作为一名护士，除了要具有扎实的业务素质外，更应注重对患者进行人文关怀，注重培养护患情谊，这样才能让患者信任我们，减少护患纠纷的同时有助于他们的身体治疗。白衣天使，温暖人心，救死扶伤，铭记使命。在以后的从医路上，愿我们都如美丽的提灯女神南丁格尔，用自己纯真的信仰，点亮患者心里的"灯"——那盏无所畏惧，热爱生命，渴望活着的希望之灯。

（吴秋慧　李梅　周霞）

12. 护患一家亲

上班高峰期地铁 3 号线人潮拥挤，25 岁的小川正如多数青年人一样奔波在上班的路上。一年前，小川与朋友共同创办了一家公司，在小川的用心经营下，公司的发展较为顺利。不久前，小川也将家中年迈的父母接到城里，打算让他们留在身边安享晚年。在同事眼中，小川是敬业认真、谦逊友善的领导，更是善于倾听、乐于助人的朋友；在父母的眼中，小川是阳光开朗，孝顺懂事的好儿子。

然而，就在生活渐入佳境的时候，命运却对这个青年开了一个天大的玩笑。2018 年 9 月，小川被诊断出左股骨下段病变，被南方医科大学南方医院关节与骨病外科收治入院。原本平静的生活，就这样被这场突如其来的疾病搅得支离破碎。其实，早在一年前小川就开始察觉腿部不适，但那时并没有过多在意。如今病情已急剧变化，腿部屈曲活动已明显受限，腿部疼痛也越来越剧烈。自入院起小川的情绪就十分低落，不愿与人过多交流，极度封闭自我。入院一周后，小川的体重减轻了近十斤。消瘦的脸上，颧骨高耸，眼窝深陷，双眼无神，原本强健的青年现在已没有半分生气。

一天下午，我经过走廊时无意间看见小川的母亲在偷偷地抹着眼泪。我赶忙上前问道："阿姨，您怎么了?"小川母亲回答说："儿子心情不好，问他怎么了也不说，我们心里着急呀……"话音未落，眼泪就如断了线的珍珠，嗖嗖地往下落。看着小川母亲红肿的眼睛，我心疼不已，连忙安慰说："阿姨，您的心情我理解，您先平复一下心情，我一会就去看看小川。"我一边安慰，一边轻轻地帮小川的母亲擦去脸上的泪水。情绪渐渐平复下来后，小川的母亲向我详细地说了一下小川现在的情况。她说："现在小川已经是术后第四天了，前两天伤口没有渗血水，但这两天老是有血水渗出来，加上他心理又总是牵挂着公司的事情，情绪很不稳定，看着他难受，我心里也像刀割似的。"为了打消小川妈妈的担忧，我用专业知识安慰说："阿姨，不用担心，小川的伤口里植入了异体骨，渗液是因为产生排斥反应，但这对于异体移植来说都是很常见的。医生开了抗排斥的药物，我们会继续观察，相信情况会越来越好的。""唉，这伤口反反复复有渗液，他心理压力好大，刚开始创业就这样……"此次此刻，小川的母亲哽咽着已经说不下去了。"阿姨，我现在去看小川，跟他聊聊，您别太伤心了。"

随后我和阿姨一同来到小川的床旁，我对小川的伤口、肌力、活动度等情况进行了细致的检查后，开始尝试着与小川交流。他还是显得十分抵触，一头扎进被子里，沉默不语。望着枕角湿透的一隅，我知道这里隐藏着少年心里的倔强与痛苦。离开病房后，小川蜷缩的身影在我的脑海里久久挥之不去，我心想一定要尽全力帮助这个可怜的青年。接下来的日子里，根据小川的病情，我为他制定了专业系统的康复计划：按时观察小川伤口情况，监督小川做好功能锻炼，对于小川存在的心理问题，我专门请教了心理科的医生，在医生的指导下我由浅入深对小川进行心理疏导。跟小川聊天的时候我会比较留意小川的兴趣爱好，通过沟通我发现小川比较喜欢看电影，年轻人关注的一些网红美食店也是他创业参考的内容，于是我开始跟他谈一些比较轻松的话题，比如热播的电影、美食与养生之类。渐渐的，小川话多了起来，也愿意和我分享他的一些想法，他的脸上也绽开了久违的笑容，更重要的是，他很积极地配合治疗，他说，看着大家都为他担心、付出，如果他自己都放弃，真的是对不起大家，也对不起自己。看到他的转变，我的心里别提有多高兴了。

一天，我正在治疗室配液体，突然，一个熟悉的声音在叫我的名字："李护士，你好！"回头一看小川的母亲已站在了我的面前，小川的母亲紧紧地握着我的手，她噙着眼泪说："李护士，感谢你耐心的开导和专业的护理，小川现在心情好多了，愿意和我们沟通，笑容也多了，术后恢复得也很好，能下床走路，医生说明天就能出院了，只要回去注意休息、坚持康复锻炼，情况会越来越好的。李护士，你不但是帮了小川，更是帮了我们一家人，谢谢你，祝你好人一生平安。"我听了小川母亲的话，心里也感慨万分，我对她说："阿姨，我只是做了工作中我应该做的事，小川是个好孩子，他受痛苦我也心痛，我和你们一样都希望他好好的。"小川的母亲抹着眼泪笑了："李护士，你真的像天使一样，照亮了我们全家。"随后，他们一家邀请我与他们合照，纪念这美好的一天。小川出院时，将合照送给了我，照片中每个人都流露出舒心的笑容，望着照片中的小川，我仿佛又看到了之前那个意气风发的他，真心希望他以后的一切都能顺顺利利的。照片的背面还有小川留下的一首诗，诗的名字正是：护患一家亲。

(李笑银　包良笑　周霞)

13. 好领导好护士

76岁的王阿姨是一名退休的舞蹈老师。年轻的时候，王阿姨因为对这份工作的热爱与执着，经常进行高强度的舞蹈训练，结果使身体各个关节落下了不少病根，这次因膝关节骨性关节炎旧病复发被迫入院。入院一周后，王阿姨在医生的建议下做了左膝关节置换术。

王阿姨平常生活中是一位很精致的人，在住院手术前，每天六点就会早早起床梳妆打扮，为人乐观开朗，对我们护士也时常面带微笑。看着王阿姨对生活的乐观积极态度，我们都很佩服。然而在做完手术后，王阿姨像变了一个人似的，躺在病床上的她骨瘦如柴，满脸倦意，一言不发，无神的双眼再也没有往日的神采了。至此，病房气氛一度陷入低谷，我们再也没有听到过王阿姨舒适爽朗的笑声，再也没有见过王阿姨高谈阔论的激情，相反，只有时不时传来的呻吟声，整个病房都充斥着无尽的压抑与凄凉。

一天中午，在和同事吃饭时偶然聊到王阿姨的事情，我们一时不免心生感慨，心情低落，却又不知道该如何去帮助王阿姨。正当我们准备起身离去时，护士长突然出现在我们的面前，她急切地向我们询问起了王阿姨的具体情况。原来她从我们先前的谈话中了解到了王阿姨目前面临的处境与状况，并希望我们一起尽自己最大的努力帮助她脱离目前的困境。

第二天一早，护士长就带着全体护士对王阿姨进行查房。"阿姨，您今天感觉怎么样啊？有没有觉得哪里不舒服呀？您不要有什么顾虑，有什么要求尽管跟我们说，我们全体医务人员都会尽最大的努力帮您解决的，您只管在我们这里安心养病，其他的事都不要操心了。"护士长问。"腿还是好痛啊，动也动不了。""影响您睡眠吗？""整个晚上都没怎么睡，很痛。""阿姨，您要放松心情，不要有太多的思想负担，如果您觉得痛得睡不着觉就及时告诉我们，我们护士 24 小时在岗在位的，会及时为您处理，缓解您不舒服的感觉。""阿姨，您弯下腿看看您的活动度。"护士长说。"护士长，我不想练，等我好了再练吧，现在腿又肿又痛。"王阿姨还是抵触。"阿姨，您不能这样想的哦，功能锻炼要贯穿整个康复过程的呢，早期开始练习，能促进你的血液循环，关节恢复，伤口也能愈合得好一些的呢。要是等伤口愈合了再练屈曲就很困难了，因为里面组织也在愈合呀……"护士长耐心地和阿姨解释功能锻炼的重要性。细心的护士长及时发现王阿姨消极的情绪后，提议让王阿姨讲讲年轻时候的故事。王阿姨一时有了精神，回忆自己从前辉煌时光也很是兴奋，也提起了兴趣，向我们说了许许多多陈旧往事，脸上藏不住的激动与骄傲。我们似乎又看见了从前那个容光焕发的她。

随后，护士长又亲自做示范，一步一步指导王阿姨术后康复运动，一边做一边耐心地讲解康复训练的要点与注意事项。不知不觉中阿姨的弯曲度已经超过了 90 度。护士长微笑着说："阿姨，您看您练得多好呀，已经符合我们术后功能锻炼的要求了，您再加强一些很快就可以出院了。"王阿姨充满感激地看着护士长，激动地说道："护士长，您真的好有办法，要是没有你的指导，我一个人根本练不到这个程度，您真厉害！我之前在其他医院住院很少看到领导像您这样仔细认真，经常巡房，关心我们，还帮我做功能锻炼，真是位好领导，您这样带出的团队也一定很优秀。"护士长接过阿姨的话说："谢谢阿姨的夸奖，您的信任才是我们最大的动力与骄傲，我们再好好加油锻炼锻炼，您就又可以跳舞了。""那太好了，我最近几天做梦都在想着跳嘞。"王阿姨高兴的心情溢于言表。随后，王阿姨又继续对护士长说道："您真是个好领导、好护士长呀！"

病房的氛围一下子活跃了起来，每个人的脸上都洋溢着喜悦的笑容，我们彼此默契地相视一笑，随后有序地离开了病房，望着走在最前面的护士长，那一刻忽然觉得她的身影在人群中显得格外高大，耳边似乎又响起王阿姨对护士长的赞美，一切在护士长身上似乎都那么契合……

（李笑银　包良笑　周霞）

14. 你很美

3 月 1 日周五凌晨 0：50，夜班护士小羊如往常一样巡视病房，准备为乳腺癌术后患者放松引流。静谧的深夜，静得能清楚地听到每位患者的呼吸声，经过 1 号病房的时候，细心的小羊听到 1 号病房内传来吱吱的声音，轻轻推开房门，小羊发现 2 床患者在床上辗转反侧。"您是哪里不舒服吗？"小羊问道。"我马上要手术了，我睡不着……"小羊能从患者的语气中听出焦虑与不安。"护士，病房里有镜子吗？我想照照镜子，看看现在的自己，留住这一刻美好的自己，明天过后，我都不敢想象我会是什么样子……"患者带着哭腔，显然，她还没有为即将到来的手术做好心理准备，非常害怕与焦虑。小羊本来想好的安慰的话语都不知道如何说出口了，只是告诉她护理站有镜子，并默默协助她穿好了衣服，静静地陪着患者。患者来到护理站对着镜子上上下下、仔仔细细打量着自己，时而侧身照，时而有意挺起胸，泪水在眼眶里打转，久久不想离去……

过了好一会儿，患者才从思绪中回过神来，带着一丝焦虑与担忧向小羊问道："我还这么年轻，下午医生找我谈话，说我的情况建议我做假体植入术，可是我真的好害怕，做完手术我还能像正常人一样吗？我以后还能有幸福的生活吗？""您不要太过担心，您看您在我们科住院也有一段时间了，咱们病区进进出出都是这个病，但您还是能在病区听到患者的说笑声，也能看到她们脸上的笑容，对不对？她们并没有因为这个病就失去了对生活的热爱，也没有因此失去信心。相对于普通人您可能是不幸的，可是相比其他患者您是幸运的，您虽然乳腺做了手术，但是您还能做假体植入术，现在医疗技术水平很发达，外观上和正常乳腺也差不多的，并且您也不会遭受后期化疗的折磨。您现在要做的就是需要把心态调整好，多关注自己幸运的一面，遗忘自己不幸的一面。对着镜子里的自己笑一笑，看是不是觉得自己依然很美？该有的咱都有，咱并没有任何缺陷，真的很美！"她对着镜子，终于给镜子中的自己一个大大的微笑，并说道："确实，我是家里最美的！"转身对护士小羊说："谢谢你，咱们都很美！谢谢你让我转变心态，手术我会加油的，手术回来我还是那个独一无二的我，最美的我！"

患者慢慢地回到病床准备入睡，护士小羊俯身正准备为她关上床头灯，只听到她轻轻地在护士的耳边道了一句"晚安"。从这两个字小羊知道她真的把心放下了。离开病房后，护士小羊望着窗外繁星点点，似乎在跟她说："小羊，你也很美，给你点赞。"小羊转身微笑着向护理站走去……

作为护士，又同为女人，设身处地地站在女人的角度开导患者，怀着同情之心、怜爱之情，传递着白衣天使的温暖，爱与奉献，是护士们无悔的选择。

（杨惠　李文姬　周霞）

15. 人间的天使，最暖的守护

2018 年 12 月 07 日那个夜晚，那时，杨阿姨因为右侧乳腺癌术后来我科进行后续化疗，但在化疗后的 3 个小时左右，杨阿姨突然出现了心慌无力、心悸等不适表现，化疗后，整个人感觉非常不舒服，像是要虚脱了一样。上夜班后，当我接到交班护士的交代后，轻轻来到杨阿姨床前，我看到了杨阿姨双眉紧皱，面色苍白，一副很难受的样子，像个小孩子一样，显得那么无助。看到我来了，杨阿姨无助地看着我，眼神里充满了恐惧与不安，站在一旁的杨阿姨的大姐和儿子也是焦头烂额，毫无办法。我轻轻安抚着杨阿姨："阿姨，你不用太焦虑与担心，你的这些症状可能是化疗后患者常有的不良反应，我们这里都是最有经验的医生与护士，肯定会让您快点好起来的，我这就去联系医生，让你及时减少不适，缓解不舒服的症状。"我又轻轻告诉了家属："你们要多陪陪杨阿姨，多开导开导她，让她不要有沉重的心理负担，家人的陪伴才是最重要的，如果发现什么问题，要及时与我们沟通，我们一定以最快、最专业的水平给您处理。"

随后，经过我们的详细了解与检查后，我们得知杨阿姨是因为低钠血症而引起的心悸与心脏不适。我立即来到病房，告知他们这个情况，让他们不要太过于担心，医生已经开始处理了。一旁的杨大姐焦急地问我："有其他的患者出现过这种情况吗，我妹妹她是不是很严重啊？会不会好起来？我们都好担心啊！"我见状直接弯下腰，蹲在了杨阿姨的床旁，握着杨阿姨没有输液的手，耐心地说："杨阿姨，您放心，我们护士和医生都很专业，都在您身边，您的情况我们已经清楚了，已经在给您处理了，您很快会好起来的"。"我相信你！"杨阿姨终于露出了久违的笑容。杨阿姨的大姐和儿子听到我说了这句话，悬着的心也稍微放松了许多。杨大姐紧接着说："我妹妹几年前做过左侧乳腺癌手术，现在又转移到了右侧。好不容易熬了一次又一次的大手术，今天打了化疗就变成了这样，我们真的好担心，也很害怕。"我非常理解杨大姐的心情，也想尽力地去安抚她的紧张与不安情绪，我轻轻地握着杨大姐的双手，说："阿姨，您放心。我刚才问过医生了，也详细地了解过阿姨的病情，杨阿姨是低钠血症引起的不适，刚才也做了心脏彩超，结果显示无其他异常，您放心好了。我是今晚的值班护士小黄，我和值班医生都在，杨阿姨有什么不适，您及时按铃告诉我们。"杨大姐听了我的一番话后紧张的眉头稍微舒展，紧紧地握着我的双手，哽咽地说："那就好，太谢谢你了，姑娘。有你们在，我们家属就放心了呀！"

过了一会，我遵医嘱将新增的口服药递给了杨阿姨，叮嘱说："杨阿姨，这是医生给您开的口服药，您一定要及时吃哦。医生还说了，您现在有些水肿的症状，所以，您现在要配合我们的治疗，要将您的床头和下肢抬高起来，这样有利于您水肿的消退。这样的姿势会让您有些不舒服，但为了您快快好起来，您还是要听医生的话，积极地配合我们的治疗，相信您一定会好起来的。"杨阿姨慌乱的心渐渐开始平复下来，她看着我轻声地说："姑娘，谢谢你，我好多了！"

当天晚上，我的心还是紧紧地提起的。每隔一个小时就会去杨阿姨的床边观察她的病情，并及时记录她的生命体征以及补液排尿的情况。杨阿姨的情绪逐渐稳定后，开始进入了梦乡，甚至还打起了小呼噜。一旁的杨大姐见到病床上熟睡的妹妹渐渐好转，心里既宽慰又激动。她握住我的手压低声音说："姑娘，今晚谢谢你，真的太感谢你了，是你给了她信心！"一旁的我微笑着说："杨阿姨很棒的，她很勇敢，我相信她会好起来的。您也是，一定要相信杨阿姨！这也是您给她的信心！"随后，我悄悄地离开病房，将病房门轻轻带上，生怕惊扰杨阿姨的睡眠。那一夜，杨阿姨的大姐和儿子彻夜未眠，一直守候在阿姨的病床，而病房外我们的护士也一直在忧心注意着杨阿姨的情况。夜渐渐深了，只留下病房长廊微弱的灯光，柔柔地洒在我的白衣上。

第二天交班的时候，杨阿姨精神状态都有所缓解，气色好转了许多，也逐渐没有了昨晚痛苦的表情。我心里的石头也终于落了地。随后与白班护士交接道："杨阿姨昨天出现了低钠血症，经过补液治疗逐渐有了好转。在我班上时，杨阿姨状态都很好，凌晨2点左右也慢慢睡着了，现在各项指标都很正常，生命体征也很平稳。"说罢，我微笑地向杨阿姨竖起了拇指，病床上的杨阿姨也展露出舒心的笑容。一旁的杨大姐说："这姑娘昨晚也辛苦了，都没有休息，一直跑上跑下。"我淡淡地微笑道："不辛苦，这是我们应尽的职责。"

　　三天后，杨阿姨的病情逐步稳定，身体也恢复了健康。在一家人的陪伴下开心出院了。

　　如今，我再次随访杨阿姨了解到，杨阿姨在 2019 的 2 月 13 日已经结束了化疗疗程，而且水肿的手臂也逐渐有所好转。当她再次回想那晚的情形，她对我会心一笑说："那晚我做了一个梦，梦见一个天使来到我的身边，她一直鼓励我让我加油好起来，当我睁开眼睛时，看见你就在我的身边，那一刻我觉得仿佛有一道光正洒在我的心间，让我感到无比的温暖。"

（黄春婷　李文姬　周霞）

参考文献————————————————————————

[1]杨晓霖.医学和医学教育的叙事革命：后现代生命文化视角[J].医学与哲学，2011，32（9A）：64-65.

[2]杨晓霖.医学与叙事的互补：完善当代医学的重要课题[J].医学与哲学，2012，33（11）：12-14.

[3]杨晓霖.叙事医学人文读本[M].北京：人民卫生出版社，2019.

[4]杨晓霖，刘杰.论叙事医学与高水平医科大学人文教育体系构建[J].南方医科教育，2017（3）：18-23.

[5]杨晓霖，贺劭丹，王华峰.虚构叙事中的医学人文启示：从循证医学到叙事医学[J].中国医学人文，2019（4）：6-12.

[6]Charon R. The patient-physician relationship. Narrative medicine：a model for empathy，reflection，profession，and trust[J]. JAMA，2001，286：1897-1902.

[7]Charon R. Narrative Medicine：A Model for Empathy，Reflection，Profession，and Trust[J]. JAMA，2001；286（15）：1897-1902.

[8]DeBrew，J. K. Perceptions of liberal education of two types of nursing graduates：the essentials of baccalaureate education for professional nursing practice[J]. The Journal of General Education，2010，59（1），42-62.

[9]Macnaughton，J. The Humanities in Medical Education：Context，Outcomes and Structures[J]. Medical Humanities，2000，26：22-30.

[10]Peabody FW. The care of the patient[J]. JAMA，1927，（88）：877-882.

[11]Solomon M. Epistemological reflections on the art of medicine and narrative medicine[J]. Perspect Biol Med，2008，51：406-417.

[12]Taylor，J.，Irvine，F.，Bradbury-Jones，C.，McKenna，H. On the precipice of great things：the current state of UK nurse education[J]. Nurse Education Today，2010，30（3）：239-244.

[13]Thomas L. The Youngest Science[M]. New York，NY：Viking Press，1983.

[14]Valiga，T.，& Bruderle，E. Using the arts and humanities to teach nursing[M]. New York：Springer，1997.

[15]杨晓霖.疾病叙事阅读：医学叙事能力培养[J].医学与哲学，2014，35（11A）：36-39.

[16]杨晓霖.医学现实主义叙事的崛起：十九世纪医生与文学家之间的故事[J].中国医学人文，2019（2）：8-13.

［17］Charon R. Narrative medicine［M］. New York：Oxford University Press，2006.

［18］Darbyshire P. Lessons from literature［J］. Journal of Nursing Education，1995，34(5)：211-216.

［19］DeTornyay R. The tie between the liberal arts and nursing［J］. J Nurs Educ，1988，27：388-389.

［20］Frank A. The woundedstoryteller［M］. Chicago：University of Chicago Press，1995.

［21］Gunaratnam Y.，Oliviere D.（Eds.）. Narratives and stories in health care：Illness，dying and bereavement［M］. New York：Oxford University Press，2009.

［22］Freeman，L. H.，& Bay，C. Using literature and the arts to teach nursing［J］. International Journal of Nursing Education Scholarship，2007，4(1)：1-14.

［23］Gaydos，H. L. Understanding personal narratives［J］. Journal of Advanced Nursing，2005，49：254-259.

［24］Gottlieb，L. Broadening the dialogue［J］. Canadian Journal of Nursing Research，2013，45(2)：5-7.

［25］Miguéis，JR. Um homem sorri à morte com meia cara［M］. Lisboa：Estampa，1984.

［26］Peck ML，Jennings S. Student perceptions of the links between nursing and the liberal arts［J］. J Nurs Educ，1989，28(9)：406-414.

［27］Riessman，C. Narrative methods for the human sciences［M］. Thousand Oaks：Sage，2008.

［28］Sakalys，J. Restoring the patient's voice［J］. Journal of Holistic Nursing，2003，21：228-241.

［29］Lynaugh J. Nursing History Review［M］. New York：Springer Publishing Company，1999.

［30］李小寒，尚少梅. 基础护理学［M］.北京：人民卫生出版社，2017.

［31］汪红.浅谈人文学在护理管理中的应用［J］.海军医学杂志，2001，22(4)：376.

［32］高元红，谢华.人文学在军队护理工作中的应用［J］.中国疗养医学，2007，16(12)：741-742.

［33］姚志彬.让人文照亮医学［M］.广州：南方出版传媒花城出版社，2017.

［34］贺劲丹，杨晓霖.整体解读：从契诃夫到叙事医学［J］.叙事医学，2018(1)：46-55.

［35］杨晓霖，陈璇.契诃夫笔下的医生叙事［J］.叙事医学，2018(2)：133-140.

［36］杨晓霖.人文与叙事：文学中的医学［M］.广州：暨南大学出版社，2018.

［37］何桂平，柳韦华.叙事护理在临床及教学中的应用研究进展［J］.全科护理，2018，16(29)：3611-3613.

［38］付馨瑶，李世博.叙事教育在护理教育中的应用研究［J］.才智，2017，(26)：162.

［39］赵红，姚平波，唐羚羊，等.叙事教育在《精神科护理学》教学中的应用［J］.全科护理，2015，(29)：2976-2977.

［40］周则宇.论医学的人文精神［J］.中国科技投资，2018（35）：240.

［41］王娟，张惠蓉，张丽萍，等.护理人文在责任制整体护理服务模式中的体现［J］.中国卫生产业，2016，13(20)：170-172.

［42］程艳.叙事医学在临床护理中的应用研究进展［J］.全科护理，2019，17(6)：681-683.

［43］王一方，郭莉萍.我国广义叙事医学发展的文献研究［J］.中国医学伦理学，2019，32(2)：153-159.

［44］张鲁敏，顾芬.叙事护理在健康教育中的应用研究进展［J］.护理学报，2019，26(1)：28-31.

［45］黄柳.叙事护理践行：似远实近［J］.中国医院院长，2017(18)：73-75.

［46］于海容.叙事护理学理论构建及其课程开发与实证研究［D］.第二军医大学，2017.

［47］熊敏娟，杨晓霖(译).临床共情与叙事能力：将《塔木德》当作文学作品阅读的意义［J］.医学与哲学，2017，38(1B)：93-96.

［48］杨晓霖(译).丽塔·卡伦.身体的小说化：论医学与叙事的互补.叙事中国版［M］.广州：暨南大学出版社，2012.

[49]杨艳,姜安丽.叙事护理临床实践的国内外研究现状[J].中国实用护理杂志,2017.33(24):1917-1919.

[50]余丹."叙事"概念的流变—关键词研究[J].华中师范大学,2009.11.27.

[51]黄辉,刘义兰.叙事护理临床应用的研究进展[J].中华护理杂志,2016,51(2):196-200.

[52]马婉贞,顾平.基于Pub数据库的叙事护理研究热点分析[J].护理研究,2018,32(19):3018-3024.

[53]杨艳杰主编.护理心理学[M].北京:人民卫生出版社,2013.

[54]闵司晨.国外叙事医学情报的发展与启示[J].中华医学图书情报杂志,2015,24(2):21-23.

[55]郭莉萍.叙事医学及其在临床医学的实践[J].中华骨与关节外科杂志,2017,10(6):488-491.

[56]叶云婕,黄紫薇.叙事医学的发展现状及前景[J].循证医学,2015,15(2):108-112.

[57]郭莉萍,王一方.叙事医学在我国的在地化发展[J].中国医学伦理学,2019,32(2):147-152.

[58]王一方.整合循证医学与叙事医学的可能与不可能[J].医学与哲学,2014,35(1A):15-61.

[59]郭莉萍.叙事医学:医学人文的新形式[N].光明日报,2013-12-10(12).

[60]张静,张晓义,何红.叙事医学临床应用研究[J].护理研究,2013,27(8):2439-2440.

[61]朱婷婷.国内外叙事医学研究演进、现状、热点分析[J].医学与哲学,2018,39(11A):75-79.

[62]张新军.叙事医学—医学人文新视角[J].医学与哲学,2011,32(9):8-10.

[63] Kalitzkus V, Mattiessen PF. narrative-based medicine:Potential, pitfalls and practice [J]. The Permanente Journal, 2009, 13(1):80-85.

[64]熊宇等.消化内科护士对基于Watson关怀理论之护理人文关怀认知的现状调查[J].中国医学伦理学,2018,31(11):1431-1437.

[65]陈海花,胡德英,毕越英.我国护理工作实施人文关怀的现状[J].护理学报,2006(2):25-27.

[66]黄弋冰.护理专业大学生人文关怀能力评价的实证研究[D].福州:福建医科大学,2007.

[67]刘义兰,吴红艳,胡德英,等.护理人文关怀质量管理的思考[J].护理学杂志,2017,32(23):1-4.

[68]陈睿,刘义兰.护理人文关怀课程设置研究现状[J].中华护理杂志,2014,49(10):1249-1253.

[69]杨璨,史平,除海勤,等.护理人文关怀教育研究现状及进展[J].临床护理杂志,2016,15(6):66-68.

[70]张颖,单伟颖,李青,等.护理人文关怀教育研究现况及启示[J].中华护理教育.,2016,13(2):149-151.

[71]郭瑜洁,孟萌,姜安丽.护理人文关怀教育发展现状的分析与思考[J].解放军护理杂志,2010,27(17):1317-1319.

[72]范卢明,梁桂仙,董债佩娴,等.执业环境与临床护理人员人文关怀能力的相关性分析[J].护理研究,2016,30(20):2482-2484.

[73]刘伟,刘荣,宁愿,等.精神科护士护理专业核心价值观和人文执业能力的相关性研究[J].护理学杂志,2018,33(15):59-61.

[74]何雪梅,翟惠敏,颜海萍.护士人文执业能力测评指标体系的科学性评价[J].护理学报,2018,25(03):11-15.

[75]王贺芳,刘丽,张金华,等.护士人文执业能力测评问卷的编制[J].中国高等医学教育,2015(1):28-29.

[76]张金华,任红梅,王建英,等.护理人文执业能力现状调查分析[J].护理学杂志,2017,32(6):11-13.

[77]柏晓玲,楼婷,罗梅梅,等.住院患者护理人文关怀需求调查与分析[J].中国卫生事业管理,2015,32(2):102-104.

[78]吴为, 吕楚风, 刘义兰. 住院患者护理人文关怀体验研究进展[J]. 护理学杂志, 2016, 31(23)：96-99.

[79]吴为等. 住院患者对护理人文关怀标准观点的质性研究[J]. 护理学杂志, 2017, 32(10)：65-68.

[80]邹文君, 朱丽莎. 从医生心理看医院对患者的人文关怀[J]. 医学与哲学, 2006, 27(9)：54-56.

[81]王文卿, 宋志虹, 黄芳, 等. 以人文关怀护理助力和谐医患关系构建[J]. 全科护理, 2014, (31)：2950-2951.

[82]魏微. 医学人文视角下引入叙事教学对改善医患关系的作用研究[J]. 中国医学伦理学, 2019, 32(10)：1272-1276.

[83]Hayes-bautista, David E. Modifying the treatment：Patient comp liance, patient control, and medical care [J]. SocialmScience and Medicine, 1976(10)：233-238.

[84]Hayes-bautista, David E. Termination of the patient-practitioner relationship：Divorce, patient style[J]. Journal of Health and Social Behavior, 1976(17)：12-21.

[85]Richard M, William C. Yoels. Reconciling theagendas of doctors and patients [C]. PP. 29-48 in Socio medical Perspectives on Patient Care, J. Clair and R. Allman (eds). Lexington, KY：University of Kentucky Press.

[86]Szasz, Thomas and Marc Hollender. A contribution to the philosophy of medicine：The basic models of the doctor-patient relationship [J]. Journal ofthe American Medical Association, 1956：585-588.

[87]Watson J. The philosophy and science of nursing [M]. Colorado：Colorado Associated University Press, 1985.

[88]Wilkes L. & Wallis M. A model of professional nurse caring：Nursing students' experience [J]. Journal of Advanced Nursing, 1998, 27：582-589.

[89]李秋萍. 护患沟通技巧[M]. 北京：人民军医出版社, 2010.

[90]李惠君. 医患沟通技能训练[M]. 北京：人民卫生出版社, 2015.

[91]王彩霞. 医患沟通[M]. 北京：北京大学医学出版社, 2013.

[92]马一波, 钟华. 叙事心理学[M]. 上海：上海教育出版社, 2006.

[93]田向阳, 马辛. 医患同心——医患沟通手册[M]. 北京：人民卫生出版社, 2014.

[94]黄辉, 刘义兰, 何娇. 护士对患者叙事认知的质性研究[J]. 护理学杂志, 2015, 30(20)：74 76.

[95]姜安丽. 叙事护理的发轫与探究[J]. 上海护理, 2018, 18(1)：5-7.

[96]刘梦苑. 聆听疾病背后的声音[J]. 中国医学人文, 2016, 12：56-59.

[97]郭丽萍. 临床工作中的叙事伦理[J]. 医学与哲学, 2018, 39(5A)：15-18, 46.

[98]何裕民. 叙事医学"要旨"之追问：努力"复原真相"？[J]. 医学与哲学, 2018, 39(5A)：10-14.

[99]张业芳, 曾铁英. 护理教育反思性教学研究进展[J]. 护理研究, 2015, 29(5A)：1548-1550.

[100]陈莹, 王华枝, 马羽, 等. 临床护理教学中反思的回顾及反思日记的撰写[J]. 中国当代医药, 2013, 20(28)：145-147.

[101]李明着. 叙事心理治疗[M]. 北京：商务印书馆, 2016..

[102]李春. 叙事护理[M]. 内蒙古：内蒙古科学技术出版社, 2016.

[103]赵君, 李焰. 叙事治疗述评[J]. 中国健康心理学杂志, 2009, 17(12)：1526-1529.

[104]Taylor EJ. The story behind the story：The use of storytelling in spiritual caregiving [J]. SeminOncolNurs, 1997, 13(4)：252-254.

[105]Kerfoot K, Sarosi GM. Hero making through storytelling：The nurse manager's challenge [J]. NursEcon, 1993, 11(2)：107-108, 102.

[106]Bunkers SS. The power and possibility in listening [J]. NursSci Q, 2010, 23(1)：22-27.

［107］Nowaczyk MJM. Narrative medicine inclinical genetics practice［J］. Am J Med Genet Part A, 2012, 158A：1941-1947.

［108］Boud D, Keogh R, Walker D. Reflective：Turning experience intolearning［M］. New York：Nichols Publishing Co, 1985.

［109］Charon R. Narrative Medicine：Attention, Representation, Affiliation［J］. Narrative, 2005, 13(3)：261-270.

［110］Schon DA. The reflective practitioner：How professionals think in action［M］. New York：Basic Book, 1983.

［111］Aloi JA. The nurse and the use of narrative：an approach to caring［J］. J PsychiatrMent Health Nurs, 2009, 16(8)：711-715.

［112］Bruner J. Actual minds, possible worlds［M］. Cambridge, MA：Harvard University Press, 1986.

［113］肖来付.家庭叙事疗法及其启示［J］.医学与社会, 2009, 22(2)：57-59.

［114］陈华莉, 姜安丽.生命的颜色——一群护理学专业女生的成长日记［M］.北京：人民卫生出版社, 2013.

［115］王一方.叙事医学导论(一)丽塔·卡蓉：叙事医学的创生［J］.中华医学信息导报, 2012, 27(14)：22-23.

［116］刘薇薇, 王媛媛, 刘奕君等.在叙事中看到的医学景象——医学人文化的回归［J］.医学与哲学, 2014(24)：5-7, 13.

［117］邱萍萍, 胡蓉芳, 林晓云等.叙事教学在本科妇产科护理学课程中的应用［J］.中华护理教育, 2019, 16(2)：114-118.

［118］屈欢, 姜桂春, 董雯, 等.叙事心理治疗应用研究新进展［J］.护理学杂志, 2017, 32(3)：99-102.

［119］于海容, 刘霖, 张静, 等.《叙事护理学》课程的开发与应用［J］.解放军护理杂志, 2018, 35(22)：18-22.

［120］于海容, 姜安丽.国外叙事医学教育发展及其对护理学的启示［J］.中华护理杂志, 2014, 49(1)：83-86.

［121］于海容, 姜安丽.叙事护理学课程知识体系的构建研究［J］.中华护理杂志, 2016, 51(7)：832-835.

［122］赵文雅.叙事医学在老年病房护士关怀能力培养中的应用［J］.齐鲁护理杂志, 2018, 24(17)：90-92.

［123］杨柠溪, 李小燕, 燕虹, 等.叙事医学教育对临床医学专业学生共情能力和学业成绩的影响：一项随机对照试验［J］.中国临床心理学杂志, 2018, 26(3)：556-560.

［124］Charon R.叙事医学尊重疾病的故事［M］.郭莉萍, 译.北京：北京大学医学出版社, 2015.

［125］胡德英, 刘义兰.医院护理人文关怀叙事集［M］.武汉：湖北科学技术出版社, 2014.

［126］Cepeda MS, Chapman CR, Miranda N, et al. Emotional disclosure through patient narrative may improve pain and well-being：results of a randomized controlled trial in patients with cancer pain［J］. J Pain Sym Manage, 2008, 35(6)：623-631.

［127］Charon R, Hermann N, Devlin MJ. Close reading and creative writing in clinical education：teaching attention, representation, and affiliation［J］. Acad Med, 2016, 91(3)：345-350.

［128］Charon R. Narrative medicine：form, function, and ethics［J］. Ann Intern Med, 2001, 134 (1)：83-87.

［129］吴茜, 张若柏, 张书怡, 等.临终关怀需求的研究进展［J］.护理研究, 2015, 29(11)：1291-1293.

［130］李德玲, 卢景国.从需求方特点看临终关怀与姑息护理的融合［J］.护理研究, 2010, 24(35)：

3197-3198.

[131]施榕. 21 世纪中国乡村家庭临终照护的伦理展望[J]. 苏州医学院学报, 2000, 20(2): 97-99.

[132]孙君君. 医务社工介入临终关怀服务的实践研究[J]. 劳动保障世界, 2015, (S1): 130-131.

[133]李映兰, 欧阳玉燕. 我国的临终关怀模式探讨[J]. 现代护理, 2002, (11): 880-881.

[134]沈月, 王益平. 中国临终关怀现状与发展策略研究进展[J]. 西部医学, 2016, 28(3): 441-444.

[135]Listed N. Managing pain at the end of life[J]. Nurs Clin North Am, 2001, 64(7): 779-794.

[136]王卫红, 杨敏. 护理伦理学[J]. 北京: 清华大学, 2006.

[137]李欢欢. 癌症晚期患者的临终关怀护理要点[J]. 首都食品与医药, 2018, 25(20): 95-96.

[138]赵德华. 肿瘤晚期患者的临终关怀及护理干预[J]. 全科口腔医学电子杂志, 2019, 6(2): 16.

[139]钟国坚, 杨润莲, 容兆珍. 叙事疗法技术在双相情感障碍抑郁发作患者中的应用[J]. 护理实践与研究, 2018, 15(16): 132-134.

[140]李明, 高颖. 叙事疗法的生命伦理学关怀[J]. 医学与哲学(A), 2013, 34(4): 23-26.

[141]伊丽莎白·库伯勒·罗斯. 论死亡与临终[M]. 邱谨, 译. 广州: 广东经济出版社, 2005.

[142]张云龙, 瞿平, 贺苗. 临终患者的文化叙事分析——基于哈尔滨市 x 社区医院临终关怀病房的田野调查[J]. 中国医学伦理学, 2017, 30(9): 1085-1088.

[143]唐咏. 叙事医学视角下的临终关怀研究[J]. 医学与哲学, 2018, 39(07): 72-75.

[144]尹梅. 护理伦理学[M]. 北京: 人民卫生出版社, 2011.

[145]李志荣, 杜渐, 王昊. 叙事医学视角下的生死观及在中医临床中的应用[J]. 现代中医临床, 2016, 23(5): 27-29.

[146]邓帅, 李义庭. 我国临终关怀医疗服务相关政策的现状研究[J]. 中国医学伦理学, 2015, 28(3): 402-404.

[147]PARKEs c M, PRIGERsON H G. Bereavement: studies of g"ef inadult life[M]. Oxford: Routlee Press, 2013.

[148]HOLMEs T H, RAHE R H. The social readjustment rating scale[J]. J Psychosom Res, 1967, 11(2): 213- 218.

[149]PRIGERsON H G, MAcIEJEwsKI P K, REYNOLDs C F, et a1. Inventory of Complicated Grief: A scale to measure maladaptivesymptoms of 10ss[J]. Psyc hiatry Res, 1995, 59(1—2): 65-79.

[150]郗超毅. 叙事护理在 ICU 非可治愈患者中的应用体会[J]. 健康周刊, 2017, (25): 16, 28.

[151]方雪花. 心电图碎裂 QRS 波在急性心肌梗死诊断及预后中的应用价值[J]. 当代医学, 2016, 22(11): 74-75.

[152]朱小玲, 何红, 张晓义等. 叙事医学在糖尿病中、高危足患者健康教育中的应用[J]. 江苏医药, 2015, 41(11): 1330-1332.

[153]管燕. 现代医学模式下叙事医学的价值[J]. 医学与哲学, 2012, 33(6A): 10-11.

[154]景雪冰, 刘红, 房晓杰. 临床护士叙事医学知识认知状况调查[J]. 护理研究, 2015, 29(3B): 1004-1005.

[155]朱彤华, 朱菁菁, 李健卫. 从叙事医学视角下浅谈舒缓疗护中死亡教育体会[J]. 当代护士, 2018, 25(5): 133-135.

[156]李芸等. 临终关怀护理对护理人员、患者及其家属临终关怀态度的影响[J]. 中华现代护理杂志, 2017, 23(20): 2668-2671.

[157]王燕. 浅谈对晚期癌症患者开展家庭临终关怀护理的可行性及必要性[J]. 实用临床护理学电子杂志, 2017, 2(9): 178-179.

[158]李玲, 郭万如. 护理伦理与卫生法律法规[M]. 北京: 人民卫生出版社, 2014.

[159]秦敬民，吴红. 医学伦理学[M]. 北京：人民卫生出版社，2013.

[160]胡宇琳，王瑞云，朱丽. 护理伦理与法规[M]. 北京：北京出版社，2015.

[161]曹志平. 护理伦理学[M]. 2 版. 北京：人民卫生出版社，2011.

[162]孙福川，王明旭主编. 医学伦理学[M]. 北京：人民卫生出版社，2013.

[163]王英姿，杨朝晔. 人际沟通与礼仪[M]. 北京：中国科学技术出版社. 2011.

[164]张新庆. 护理伦理学——理论构建与应用[M]. 北京：学苑出版社，2014.

[165]Generoy. B. Death & dying：Life & living(2nd ed.)[M]. Berlin：springer science and Media，1998.